"互联网+"老年人中西医整合长期照护研究

李春艳 李 潘 陈敬胜 著

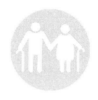

湖南科学技术出版社

·长沙·

李春艳教授简介

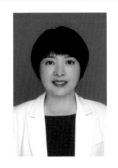

　　李春艳，女，汉族，湖南郴州人，中南大学医学博士研究生毕业，香港中文大学访问学者，现为湖南中医药大学教授，主要研究方向为老年护理、长期照护、护理教育。现为中华护理学会护理教育委员会专家库成员，湖南省第三届护理教育专业委员会副主任委员，湖南省循证护理专业委员会常务委员。湖南省121创新人才工程第三层次人选，湖南省普通高校青年教学能手，湖南省普通高校青年骨干教师。主持并完成教育部人文社会科学规划青年项目、湖南省哲学社会学科基金项目、湖南省教育厅重点科研项目等省部级科研及教改项目13项。发表论文60余篇，其中SCI、EI、CSCD、中文核心论文16篇；参与国家专利4项，出版学术著作2部、教材10部。曾获湖南省第十二届高等教育教学成果二等奖1项（排名第一），第十五届全国多媒体课件大赛微课组（三等奖）2项，湖南省微课大赛团队二等奖2项（其中排名第一1项）、个人二等奖1项。

李潘副教授简介

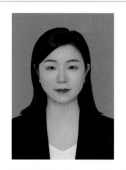

　　李潘，女，汉族，湖南浏阳人，菲律宾圣保罗大学护理学博士在读，现为湘南学院副教授。主要研究领域为养老护理、社区护理、护理教育。现为湖南省青年骨干教师，郴州市十佳创业培训师，SYB高级讲师，IYB讲师，郴州市创新创业指导专家，郴州市养老机构等级评定专家。主持省部级等课题12项；以第一作者或通讯作者发表学术论文共32篇，其中SSCI、SCI、EI、CSCD收录共18篇；申报7项实用新型专利，参与发明专利2项；主持湖南省普通高校创新创业教育中心1项；主持湖南省线上线下混合式一流本科课程1门。

陈敬胜教授简介

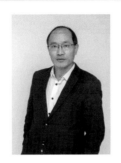

  陈敬胜，男，湖南永州人，瑶族，中山大学人类学博士毕业，现为湘南学院教授。主要研究方向为南岭走廊族群与文化、医务社会工作。近十年累计发表学术论文40余篇，其中核心期刊论文10篇，出版学术著作5部。主持完成国家哲学社会科学基金项目1项，以核心成员身份参与完成国家哲学社会科学基金项目1项；主持省部级以上课题6项，市厅级项目多项。主持湖南省一流课程一门，湖南省新文科研究与改革实践项目负责人。

前　言 》》

根据 2020 年第七次全国人口普查结果，全国人口中 60 岁及以上人口为 2.64 亿人，占总人口的 18.70%，其中 65 岁及以上人口为 1.90 亿人，占总人口的 13.50%。与 2010 年第六次全国人口普查相比，60 岁及以上人口的比重上升 5.44 个百分点，65 岁及以上人口的比重上升 4.63 个百分点。这意味着中国即将进入中度老龄化社会。2015 年，国务院印发《关于积极推进"互联网＋"行动的指导意见》，明确提出了"促进智慧健康养老产业发展"的战略目标。老年人长期照护主要指针对失能老年人提供一系列健康护理、个人照料和社会服务项目。相关研究显示，中西医整合长期照护比单纯的西医长期照护具有独特优势。本书基于"互联网＋"的背景，系统介绍老年人中西医整合长期照护的相关理论与实务。

本书以"互联网＋"背景下的老年长期照护为研究对象。将传统西医长期照护服务与中医长期照护服务相结合构建中西医整合长期照护模式，同时将"互联网＋"信息技术与中西医整合照护相结合，形成独特的"互联网＋"背景下老年人中西医整合长期照护理论及实践体系，实现研究内容的整合、优化和创新。

本书主要内容分为理论及实务两个部分，理论部分系统阐述我国人口老龄化现状、"互联网＋"老年长期照护概述、相关理论、应用现状，中医药在老年长期照护中的应用，及"互联网＋"背景下老年人中西医整合长期照护模式的构建。实务部分围绕老年人日常生活照护、饮食照护、用药照护、安全与意外照护、康复照护、心理照护、慢性病照护、临终照护等方面展开研究。研究的主要观点包括：高质量的老年长期照护有益于降低老年人的死亡风险，提高老年人的生命质量；中西医整合长期照护比单纯的西医长期照护更具独特优势，有助于提高老年人长期照护的质量；"互联网+中西医整合长期照护"可满足失能老年人的各种长期照护服务需求，既节约社会资源，又提高养老服务的质量。

由于本人能力有限，研究有待进一步深入，书稿有待进一步完善，敬请批评指正！

李春艳

2022 年 6 月 8 日

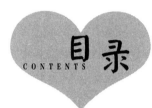

目 录

CONTENTS

第一篇

"互联网+" 老年人中西医整合长期照护理论研究

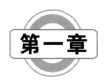

第一章　我国人口老龄化现状

第一节　人口老龄化现状

一、人口老龄化概念

人口老龄化是指人口生育率降低和人均寿命延长导致的总人口中因年轻人口数量减少、年长人口数量增加而导致的老年人口比例相应增长的动态。其中包含两个含义：一是指老年人口相对增多，在总人口中所占比例不断上升的过程；二是指社会人口结构呈现老年状态，进入老龄化社会。根据 1956 年联合国《人口老龄化及其社会经济后果》确定的划分标准，当一个国家或地区 65 岁及以上老年人口数量占总人口比例超过 7％时，则意味着这个国家或地区进入老龄化。1982 年维也纳老龄问题世界大会，确定 60 岁及以上老年人口占总人口比例超过 10％，意味着这个国家或地区进入严重老龄化。国际上通常把 60 岁以上的人口占总人口比例达到 10％，或 65 岁以上人口占总人口的比重达到 7％作为国家和地区进入老龄化的标准。根据 2020 年第七次全国人口普查结果，全国人口中 60 岁及以上人口为 2.64 亿人，占 18.70％，其中 65 岁及以上人口为 1.90 亿人，占 13.50％。与 2010 年第六次全国人口普查相比，60 岁及以上人口的比重上升 5.44 个百分点，65 岁及以上人口的比重上升 4.63 个百分点。这意味着中国即将进入中度老龄化社会。

二、人口老龄化趋势

迅速发展的人口老龄化趋势，与人口生育率和出生率下降，以及死亡率下降、预期寿命提高密切相关。目前中国的生育率已经降到更替水平以下，人口预期寿命和死亡率也接近发达国家水平。随着 20 世纪中期出生高峰的人口陆续进入老年，可以预见，21 世纪前期将是中国人口老龄化发展最快的时期。中国发展研究基金会发布《中国发展报告 2020：中国人口老龄化的发展趋势和政策》，报告预测中国将在 2022 年左右，由老龄化社会进入老龄社会，届时 65 岁及以上人口将占总人口的 14％以上。这一过程仅用约 22 年，速度快于最早进入老龄社会的法国和瑞典，这两国分别用了 115 年和 85 年实现向老龄社会的转变，也快于其他主要的发达国家。2025 年"十四五"规划完成时，65 岁及以上的老年人将超过 2.1 亿，占总人口数的约 15％；2035 年和 2050 年时，中国 65 岁及以上的老年人将达到 3.1 亿和接近 3.8 亿，占总人口比例则分别达到 22.3％和 27.9％。如果以 60 岁及以上作为划定老年人口的标准，中国的老年人口数量将会更多，到 2050 年时将有接近 5 亿老年人。

2020 年全国第七次人口普查数据显示：近 10 年间，中国已跨过了第一个快速人口老龄化期，我们很快还需应对一个更快速的人口老龄化期。2020 年，大陆地区 60 岁及以上的老年人口总量为 2.64 亿人，已占到总人口的 18.7％。自 2000 年步入老龄化社会以来的 20 年间，老年人口比例增长了 8.4 个百分点，其中，从 2010 年"六人普"到 2020 年第七次全国人口普查的 10 年间升高了 5.4 个百分点，后一个 10 年明显超过前一个 10 年，这主要与 20 世纪 50 年代第一次出生高峰所形成的人口队列相继进入老年期紧密相关。而在"十四五"时期，20 世纪 60 年代第二次出生高峰所形成的更大规模人口队列则会相继跨入老年期，使得中国的人口老龄化水平从最近几年短暂的相对缓速的演进状态扭转至增长的"快车道"，老年人口年净增量几乎是由 21 世纪的最低值（2021 年出现）直接冲上最高值（2023 年出现）。

三、 积极应对人口老龄化

中国政府高度重视和解决人口老龄化问题，积极发展老龄事业，初步形成了政府主导、社会参与、全民关怀的发展老龄事业的工作格局。国家成立了全国老龄工作委员会，确定了老龄工作的目标、任务和基本政策；

颁布了《中华人民共和国老年人权益保障法》，制定了《中国老龄事业发展"十五"计划纲要》，把老龄事业明确纳入了经济社会发展的总体规划和可持续发展战略。党的十九届五中全会应势而为地将积极应对人口老龄化上升至国家战略的高度。党的十九届五中全会通过的《中共中央关于制定国民经济和社会发展第十四个五年规划和二〇三五年远景目标的建议》，提出"实施积极应对人口老龄化国家战略"，这在历次党的全会文献中是第一次，是以习近平同志为核心的党中央总揽全局、审时度势作出的重大战略部署。实施积极应对人口老龄化国家战略，事关国家发展全局，事关百姓福祉，对"十四五"和更长时期我国经济社会持续健康发展具有重大和深远的意义。

第二节 人口高龄化现状

一、 人口高龄化的概念

在社会发展过程中经济增长、环境改善、社会进步推动了人口老龄化，而人口老龄化又折返向社会发展提出严峻的挑战。至于高龄老年人的年龄起点，目前尚无公认的量化指标，但不论是人口学和老年学研究需要还是老年保健需求，对高龄老年人的界定很有必要，因为在人口日益老龄化的形势下，高龄老年人群的变化对卫生保健以及社会养老服务都构成极大的挑战。根据人口学的 Gompertz 曲线定律，可将 80 岁及其以上老年人称为高龄老年人（Logeuity 或 Oldest old Elderly），90 岁以上称超高龄老年人（Super Logeuity Elderly），95 岁称次百岁老年人（Nonagenarian），100 岁以上称百岁老年人（Centenarians），110 岁以上称超百岁老年人（Supercentenarians）。因为在 80 岁后人群的生存曲线随增龄已呈现典型的几何级数衰减，80 岁及其以上高龄老年人因体弱多病需要经常性特别照料的比例达到 65～79 岁老年人的 5 倍左右。

人口高龄化是指高龄人群在总人口中所占的比例呈不断增长的过程，常用的高龄化评估指标有 80 岁及其以上老年人年增长的数量和年增长率，或 80 岁及其以上老年人在 65 岁及其以上老年人中占多大比率。

二、 人口高龄化趋势

50 年以来，许多总体死亡率水平较低的国家，80 岁及其以上高龄老年人死亡率下降速度与幅度大大高于其他年龄组。20 世纪 50～60 年代初期高出生率的婴儿潮人口如今已陆续进入老年人群，80 岁及其以上高龄老年人成为 21 世纪老年人群中增长速度最快的年龄组。

据调查资料显示，80 岁及以上高龄老年人因体弱多病需要经常性特别照料的比例相当于 65～79 岁老年人的 5 倍左右。显然，高龄老年人照料是老龄工作的重点和难点。按照中死亡率预测方案，我国 80 岁及以上高龄老年人从 1990 年到 2050 年的每年平均增长速度为 4.12％，分别等于英国、美国、法国、德国与日本的 2.17、1.19、2.16、2.15 与 1.18 倍。如果低死亡率假定成为现实，我国 80 岁及以上高龄老年人从 1990 年到 2050 年的每年平均增长率为 5％，即平均每年递增 5％，持续 60 年。在中死亡率方案下，我国 80 岁及以上高龄老年人占 65 岁及以上总体老年人口的比例将从 1990 年的 12.12％增加到 2020 年的 19.10％与 2050 年的 34.16％。2050 年高龄人口占总体老年人口的比例大约等于 1990 年的 3 倍。我国本世纪高龄老年人数量增加如此迅猛的主要原因是我国 20 世纪 60 年代生育高峰期出生的庞大人群在 2030～2040 年前后陆续进入高龄年龄段。另外，随着人类寿命的延长，老年人，尤其是高龄老年人死亡率下降速度将加快。

三、 人口老龄化和高龄化的地域差异

人口老龄化和高龄化有明显的地域差异，与当地的社会发展水平紧密相连。就全球而言，人口的老龄化和高龄化首先出现在工业化的欧美地区。我国则是东南沿海地区先出现，随后向西北地区扩散，由中心城市向农村推进，如上海是我国最先进入老龄化的地区（1979 年），既是老龄化程度最高（28.8％）和预期寿命最长（82.29 岁，2014 年）的地区，也是目前高龄化最高的地区。《2019 年上海市老年人口和老龄事业监测统计信息》结果显示，截至 2019 年 12 月 31 日，全市户籍人口 1471.16 万人，其中 60 岁及以上老年人口 518.12 万人，占总人口的 35.2％；80 岁及以上高龄老年人口 81.98 万人，占 60 岁及以上老年人口的 15.8％，占总人口的

5.6%。值得注意的是，100 岁及以上老年人口 2729 人，其中男性 678 人，女性 2051 人。从 2018 年末至 2019 年末，100 岁及以上老年人口增加了 213 人，增长 8.5%；每 10 万人中拥有百岁老年人数从 17.2 人增加到了 18.6 人。全市各区 100 岁及以上老年人口列居前三位的依次是浦东新区、黄浦区和徐汇区，分别有百岁老年人 560 人、261 人和 243 人，占全市百岁老年人比重分别为 20.5%、9.6% 和 8.9%。结合前述的长寿地区标准评估，上海不仅是老龄化，而且也是高龄化发展快的地区和长寿地区。

四、 高龄老年人的长期照护需求

高龄老年人是一组脆弱的人群，根据两周内新发病率持续时间及卧床天数研究显示，急性呼吸道感染占近半数，且病程明显迁延，所需恢复期较长。因此，加强预防工作就可明显地降低两周内新发病率，其次发展社区短期的居家托老式医护帮助也是解决高龄老年人暂时丧失生活自理能力的一种社会途径，也有助于高龄老年人家属短期外出时老年人得到照料。所谓"长期照料"也可成为社区或养护机构的一种新型工作方式。

1. 健康和保健需求

（1）主要目标：维护和促进高龄老年人健康，延缓衰老，维持良好的独立生活能力，提高生活质量。

（2）主要方式：周期性体格检查和健康教育。

（3）主要要求：发挥家庭人员的养护和保健职能，积极消除各种对人体有害的因素，保护好人体对外环境的适应力，掌握一些常见病的预防方法，提高自我保健的意识和能力，学会自我保健的本领。

2. 预防和医疗需求

（1）主要目标：老年期新发生疾病的防治（老年期感染、药物不良反应、精神心理障碍的预防），慢性病的及时诊治和坚持治疗，防止发展和恶化。

（2）主要方法：直接向社区老年人提供一级医疗服务，如门诊、出诊、巡回医疗、家庭访视（包括设置家庭病床）。

（3）主要要求：提供和承担首次服务（老年人出现卫生问题时的首次服务，或称一级接触）、综合性和连续性的医疗服务。

3. 护理需求

（1）主要目标：使高龄老年人能得到一般护理（清洁卫生、饮食、睡眠、服药等护理）和疾病防治要求的特殊需求护理服务。

（2）主要方式：采用社区的医院、卫生站和家庭中能开展的适宜护理技术。

（3）主要要求：除社区专业卫生保健人员执行外，指导家庭人员和高龄老年人学会在自己能力范围内实施的照护技术。

4. 康复需求

（1）主要目标：保持健康高龄老年人机体功能，延缓衰退，促进病残机体功能的恢复和代偿功能的发挥。

（2）主要方式：多种形式的体育锻炼和功能体操、简易康复器的使用、康复器材和手术方式的康复、高级精神活动康复。

（3）主要要求：以推广适合高龄老年人本人、家庭人员能开展的康复技术为主，专业医疗机构要提供有效的康复服务、康复指导和康复评估。

5. 心理健康服务需求

（1）主要目标：保持高龄老年人最佳的心理健康状态，减少不良因素对心理健康的损害。

（2）主要方式：开设心理咨询业务和配合社区活动进行心理健康教育，帮助高龄老年人认识心理健康和身体健康的关系、维持良好心态的重要性。

（3）主要要求：重点使高龄老年人和家庭人员对疾病有正确理解，尽量减少因疾病而带来的多种心理、精神障碍。

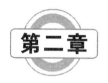 老年长期照护概述

　　人口老龄化是社会经济发展到一定阶段人口年龄结构出现的一种必然趋势，当前已经成为世界各国共同关注的问题之一。人口老龄化是贯穿我国 21 世纪的重要国情，有效应对人口老龄化，事关国家发展全局，事关亿万百姓福祉。近几年来，我国人口老龄化程度仍在不断加剧。健康是保障老年人独立自主和参与社会的基础，推进健康老龄化是积极应对人口老龄化的长久之计。随着人口老龄化日趋严重，老年长期照护的服务需求日益增加。老年长期照护是涵盖老年人日常生活服务和医疗服务的一种照料服务，具体是指老年人由于生理或心理受损生活不能完全自理，因而在一定时间内甚至终身都需要别人在日常生活中给予广泛帮助，包括日常生活照料、医疗护理和社会服务。老年长期照护制度是当今社会保障制度的必要补充，且随着全球老龄化问题的日益严重而显示出越来越独特的作用。由于我国社会保障制度不完善，加之在老年照护方面缺乏丰富的经验，致使我国老年长期照护服务发展严重滞后，远不能适应不断增长的老年健康服务需求。党的十九届四中全会提出，要"积极应对人口老龄化，加快建设居家社区机构相协调、医养康养相结合的养老服务体系"。建立具有中国特色的老年长期照护服务体系，已成为人心所向、大势所趋的事情。

第一节 老年长期照护概念、发展历程及发展趋势

一、长期照护的概念及特征

(一) 长期照护的概念

长期照护的概念起源于西方发达的老年社会,其服务对象是具有慢性病的病人和残障的人,而老年人则构成此类人中的绝大多数。在美国,长期照护被定义为:提供给体力上和精神上不能独立照料自身的人们以广泛的医疗和非医疗服务。在我国,所谓长期照护,是指"在持续的一段时间内给丧失活动能力或从未有过某种程度活动能力的人提供的一系列健康护理、个人照料和社会服务项目"。世界卫生组织(WHO)在 2000 年的世界卫生报告《建立老年人长期照护的国际共识》中对长期照护做了定义,即长期照护是由非正式照护提供者(家庭,朋友和/或邻居)和/或专业人员(卫生,社会和其他)开展的活动系统,以确保缺乏完全自理能力的人能根据个人的优先选择保持最高可能的生活质量,并享有最大可能的独立、自主、参与、个人充实和人的尊严。

老年长期照护则指针对身体、心理或认知障碍/失调的老年人提供的通常持续时间 6 个月以上的健康相关支持性服务,包括基本生活照护、饮食照护、心理照护、疾病照护、安全与意外照护、用药照护、临终照护等,其服务地点包括养老机构、社区、家庭等场所。高质量的老年长期照护有益于降低老年人的死亡风险,提高老年人的生命长度和生命质量。

长期照护系统可以维护老年人的功能发挥,以符合他们的基本权利、基本自由和人权,确保老年人的内在能力得到最优发挥,并且能够有尊严地完成实现其福祉所需的基本任务。例如,早期保健可减少能力衰退,包括家属鼓励并帮助老年人变得更加积极并且进餐合理;晚期保健可支持老年人完成基本任务,如洗衣做饭,但这应该与卫生系统充分整合以保证能力得以优化。老年人居住于有利环境(例如家中轮椅可以通行、痴呆关爱社区)中,可以使这些任务变得更加简单。

（二）长期照护服务的特征

1. 综合性　长期照护往往需要向被照护者提供一系列长期性的健康服务，包括医疗护理和生活帮助等，但是其重在提高生活质量而不是解决特定的医疗问题。

2. 专业性　长期照护的对象是因年老、疾病、残疾所导致的失去自我照护能力的人群。失能老年人由于身体机能退化而占据了其中的绝大部分，长期照护可以满足他们对保健和日常生活的基本需求。

3. 长期性和持续性　长期照护是相对于临时照护或短期照护而言，目前对于长期照护的照护时间长短暂无统一标准。

二、长期照护的发展历史与展望

（一）国外长期照护的发展历史

20世纪60年代，瑞典将社区照顾作为老年福利政策中最关键的部分加以强调和实施，开启了老年长期照护的先河。20世纪80年代末和90年代初，美国长期照护保险发展迅速，成为美国健康保险市场上最重要的产品之一。1991年，英国发布了《社区照护白皮书》，强调建立以"促进选择与独立"为总目标的老年照护体系。1994年，德国正式立法通过《护理保险法》，使社会性护理保险成为并列于健康保险、意外保险、年金保险及失业保险的第五种社会保险。1998年，日本颁布了《护理保险法》，实施强制性互助型的护理保险制度。上述国家在老年长期照护服务方面取得的成功经验值得我们国家进行研究、应用和推广。

（二）国内长期照护的发展历程

我国的长期照护服务近年来发展迅速，发展过程有四个阶段：第一阶段是以计划经济时期供养五保户的养老服务为主阶段；第二阶段是家庭和社会相结合的机构化发展阶段；第三阶段是居家为主、社区为依托的长期照护政策阶段；第四阶段是以构建体系为目标的长期照护服务政策阶段。完善长期照护服务专业人员培训及监管政策是构建长期照护系统中的一个重要部分。

从20世纪末开始，上海、广州和北京等国内较发达城市在借鉴国外老年护理服务体系建设经验的基础上，结合我国国情开始兴办福利院、敬老院和老年护理院，也陆续兴办了一些商业化的养老服务机构并提供一定的保险服务，使得老年长期照护事业得到了一定程度的发展。但由于没有国家宏观政策的引领和专项资金的支持，我国老年长期照护的整体发展举步维艰，体系建设远不能适应快速增长的老年长期照护服务需求，尤其是在经济欠发达地区，受经济落后、家庭养老功能弱化、农村劳动力输出、社区养老服务功能不健全等影响，老年长期照护的供需矛盾进一步加剧。因此，大力发展老年长期照护，加快老年长期照护的社会化进程，是我国应对人口老龄化挑战的迫切要求，对构建和谐社会和实现中华民族的伟大复兴具有重大的现实意义。

（三）老年长期照护的发展展望

1. 老年长期照护服务需求持续增长　2020 年 9 月 8 日，民政部发布了民政事业发展统计报告。报告显示，我国正处于人口老龄化快速发展阶段，截至 2019 年底，全国 60 岁及以上老年人口 25388 万人，占总人口的 18.1%，其中 65 岁及以上老年人口 17603 万人，占总人口的 12.6%。80 岁以上高龄老年人增速是 65 岁以上老年人口的 2 倍，到 2050 年，中国将有 1.03 亿 80 岁以上高龄老年人。在这样的背景下，老年人口中需要长期照护的人数将持续增长，以老年人口中 9% 需要长期照护的比例推算，目前需要为 1800 万老年人提供长期照护服务。

2. 将逐步建立和完善老年长期照护服务制度　在社会保障制度不断完善的前提下，我国将会出台长期照护的法律和制度，全面推进老年照护方面的人才培养、家庭成员照护政策支持、老年照护和服务的科学研究、长期照护需求常规统计制度的建立、老年照护需求与服务的评估等工作，来缓解每个人在老年阶段可能遭遇的长期照护的顾虑，保障失能老年人及其家庭的生活质量。政府应积极参与建立长期照护保障制度。

（1）建立健全相关政策与制度：长期照护体系是以社区为依托，但整体架构不完善，相关管理规章制度仍属空白。政府应制定各级机构照护操作性政策，协助宣传和推动失能老年人的长期照护工作；对整合性的长期照护服务进行监督；投资兴建基础服务设施，整合社会资源，扶持民办机构；对机构服务进行规范，明确收住范围，制定针对不同照护类型机构的质量控制标准；开展对专科及非专业照护人员的培训及支持，使各项工作有序运转。

（2）加大资金的投入：我国的失能老年人长期照护存在资金有限、补贴标准低等问题。随着失能老年人的快速增加，长期照护费用也将迅速提高，仅仅依靠政府的力量不足以应付日益增长的失能老年人长期照护开支。首先要充分认识到资金不足是制约社区老年人长期照护发展的重要因素，加大投入力度；其次政府需要引导社会力量开发各种资源提供资金支持，形成多途径的资金筹集机制。

（3）建立失能老年人长期照护的评价机制：长期照护考核监督体系的缺失，影响了各级长期照护服务水平的继续完善和提升。政府要对各类长期照护机构建立服务需求的评估、监督管理、投诉受理机制，制定出一套评价长期照护服务质量的指标体系。

3. 开展"互联网+护理服务"试点工作　建立完善以机构为支撑、社区为依托、居家为基础，以老年人需求为导向的老年长期服务网络，推进中医医药与老年护理院、康复疗养机构等开展合作，开展老年人康复、护理服务。推动"互联网+长期照护"，扩大长期护理服务供给，为老年人提供治疗期住院、康复期护理、稳定期生活照料、安宁疗护一体化的健康和养老服务。贯彻落实《关于促进护理服务业改革与发展的指导意见》，指导各地加快推动发展护理服务业。持续深化优质护理服务，不断提高护理服务水平。开展"互联网+护理服务"试点工作，规范引导"互联网+护理服务"健康发展。通过推动护理领域改革与创新，完善相关体制机制，促进护理服务业持续健康发展。

4. 将逐步建立老年长期照护服务机构　国家卫生健康委员会提出，将进一步加快发展老年长期护理和老年照护，在规划、完善医疗卫生服务体系和社会养老服务体系中，加强老年护理院和康复医疗机构的建设。政府重点投资兴建和鼓励社会资本兴办具有长期医疗护理、康复促进、临终关怀等功能的养老机构。根据《护理院基本标准》加强规范管理，地（市）级以上城市至少要有一所专业性养老护理机构。

5. 将逐步建立老年长期照护保险制度　长期照护制度的实施，是解决人口老龄化难题的重要举措，能够减轻家庭负担、提高资源利用率、促进老龄化服务行业的发展。当前我国长期照护保险制度的实施仍存在一些问题，需要构建政府主导的多部门联动机制，形成资金保障制度，完善老年人救助机制，提高从业者素质。

6. 加强老年长期护理需求评估和规范服务　印发加强老年护理发展以及加强老年长期护理需求评估和规范服务的指导性文件，进一步加快发展老年长期护理和老年照护，重点增加失能老年人的护理服务供给，提高老年人群幸福感、获得感。印发加强医疗护理员培训和管理的文件，增加老年护理服务人员数量，提升医疗护理员职业技能，扩大社会就业。

第二节　长期照护的内容

长期照护服务的目标是尽可能提高病人的生命质量，维护病人的自尊，提高病人的自信。对于老年长期照护而言，要实现"老有所医、老有所养、老有所尊和老有所乐"等老年医学目标。老年长期照护服务的内容主要包括照护对象的选择、老年综合评估、老年照护服务、转介服务和随访服务等。

一、　长期照护的服务对象

长期照护服务是为永久失能（躯体功能障碍）、失智（认知能力丧失）、长期或慢性功能受限（或残障）的人群提供的医疗护理服务、精神慰藉服务、生活照料服务和社会服务。简言之，老年长期照护的服务对象是失能老年人。失能老年人是指因年迈虚弱、残疾、生病、智障等而不能独立完成穿衣、吃饭、洗澡、上厕所、室内运动和购物等其中任何一项活动的老年人，即丧失生活自理能力的老年人。2019年底，人口调查结果显示我国60岁及以上人口数量已达2.54亿，占总人口的18.13%，其中处于失能或半失能状态的老年人超4000千万人。按照国际通行标准分析，吃饭、穿衣、上下床、上厕所、室内走动、洗澡6项指标，1～2项"做不了"的，定义为"轻度失能"，3～4项"做不了"的定义为"中度失能"，5～6项"做不了"的定义为"重度失能"。在通常的工作中，一般将失能分为部分失能和完全失能两种，部分失能老年人可以实施居家照护或社区照护，而完全失能的老年人则应尽可能实施机构照护。

二、 长期照护的具体内容

关于长期照护的具体内容，《国际共识》提出：长期照护的重要内容包括但不限于以下9个方面：

（1）保持参与社区、社会和家庭生活。

（2）以住房和辅助设备的环境适应性弥补功能减退。

（3）对社会和健康状况进行评估和评价，从而制定明确的照护计划，并由适当的专业人员和准专业人员进行后续行动。

（4）通过降低风险和提高质量保证的措施来减少残疾或防止进一步恶化。

（5）接受机构照护还是居家照护须视需要而定。

（6）提供便利并满足精神、情感和心理需要的服务。

（7）必要和适当的姑息治疗和哀伤辅导。

（8）对家庭、朋友和其他非正式提供照护者的支持。

（9）由具有文化敏感性的专业人员和准专业人员提供支持性服务和照护。

同时，此次"倡导长期照护国际共识会议"的参会者认为，相关政策最低限度必须解决以下9个问题：

（1）个人的和公共的价值观念。

（2）私营部门和公立部门的作用和责任。

（3）公众信息和教育。

（4）正式和非正式照护的提供，包括向正式和非正式照顾者提供培训。

（5）长期照护系统的基础设施，以提供社会服务和健康服务。

（6）收入保障和筹措长期照护的资金。

（7）当前和未来技术。

（8）研究、数据收集和战略分析。

（9）质量保证，并考虑到接受照护者和提供照护者的满意度。

三、 长期照护的理念

长期照护系统的充分整合、建设是所有国家应对人口老龄化的深入发展的迫切需要，同时还应树立和推行长期照护的新思维方式，将长期照护融入优化其健康老化轨迹的努力当中，将核心目标转变为使失能者实现其功能的最大化发挥。

照护依赖随着年龄增长而增加，对于无论处于何种经济发展水平的国家，人口老龄化都将大幅增加需要社会服务人员的数量和百分比，而能够提供这种照护的年轻人的比例却可能下降。尽管目前为止女性扮演着主要照护提供者的角色，但是这一情况也正在发生改变。

2015 年世界卫生组织《关于老龄化与健康的全球报告》中指出构建长期照护系统的路径和条件包括：①长期照护系统条件或基础的构建：包括明确意识形态，实施行动计划和建立筹资机制 3 个方面。②长期照护专业队伍的构建：专业人员队伍培育；工作待遇、条件和职业发展的保障；家庭照护者的支持；社区照护的建设。③长期照护的服务质量监管：服务标准和人员认证机制建立，建立质量管理系统，长期照护与卫生保健服务的协同工作机制的建立等。其中，长期照护服务专业人员培训及监管是构建长期照护系统的主要环节。

四、 老年长期照护服务的内容

老年长期照护服务主要包括医学护理服务、日常生活照料服务和社会服务等。

（一）医学护理服务

主要包括对各种慢性病的护理、常见留置管道（如引流管、静脉通道、胃管、导尿管、造瘘管）的护理、常见老年综合征和老年照护问题的护理等。

（二）日常生活照护服务

主要包括以下几个方面的照护问题：

1. 基本日常生活活动能力的照护，如行走、上下楼梯、穿衣、吃饭、移位、如厕、洗澡、梳洗和大小便等方面的照护。

2. 复杂日常生活活动能力的照护，如购物、家务、洗衣、理财、备餐、使用交通工具、使用电话和服药等方面的照护。

3. 日常饮食照护，如各种营养管路的照护以及一般疾病、癌症和失智等病人的饮食照护。

4. 清洁照护，如头颈部清洁照护、全身清洁照护、排泄的照护、指甲修剪、衣服更换和寝具的更换等。

（三）社会服务

长期照护中的社会服务，既包括由国家和政府为失能病人开展的各种社会活动，又包括由志愿者、慈善机构和福利机构为失能老年人提供的服务。

（四）转介服务

承担长期照护服务的机构或医护人员应为失能病人提供转介服务。转介服务一般应遵循以下原则：

1. 被照护对象有急性疾病或危重疾病发生时，应将病人转介到急性期疾病治疗医院进行救治。

2. 被照护对象在某些方面仍具有一定的康复潜能时，应将病人转介到中期照护机构或老年康复院进行康复治疗，或转介给康复师进行康复治疗或康复训练。

3. 被照护对象处于生命末期时，可转介病人到临终关怀机构接受临终照护和舒缓治疗。

（五）随访服务

长期照护服务机构对于出院的病人应进行定期的随访服务，这样不仅能为失能病人提供持续性的服务，充分体现人性化的服务理念，表现出对病人的亲情关怀和爱心呵护，还可构建良好的医患沟通渠道，改善医患关系，提高病人及其家属对照护机构的满意度，为照护机构树立良好的形象，提高照护机构的社会知名度。随访服务的方式主要包括电话随访、上门随访和信函随访等方式。

第三节　长期照护服务模式

一、国外老年长期照护服务模式

（一）日本老年长期照护服务模式

日本是亚洲关注和研究老年照护最早的国家之一，它的长期照护服务起步于30多年前，到目前为止已经建立了一整套完善的老年长期照护（介护）体系，具体体现在以下几个方面：

1. 有职业化的照护服务机构。

2. 有专业化、标准化的照护人才，如老年病医生、护士、介护士、营养师、理疗师和义肢装具师（士）等。

3. 建立了规范的流程、标准和质量控制体系，照护的等级按需求分为6级。

4. 有系统的法律保障制度和老年长期照护保险制度。

（二）美国老年长期照护服务模式

美国老年长期照护采用的是全方位的老年照护服务模式，它由多学科成员组成的照护协作团队提供服务，团队成员包括内科医师、照护实践医师、注册护士、助理护士、健康助理、社会工作者、生理康复治疗师、生活技能康复治疗师、语言康复治疗师、药剂师、营养师、牧师、司机及其他后勤人员。他们共同评估服务对象的需求，制订出个体照护计划，并以此提供全方位的医疗、照护、康复、情感支持等服务和相关的社会服务。与之相匹配的有比较完善的老年医学和老年照护学教育体系，强有力地保障了老年照护的质量与教学科研水平。

（三）意大利老年长期照护服务模式

意大利是世界上开展老年长期照护服务较早的国家之一，它的长期照护服务具有以下特点：

1. 多学科团队提供综合评估服务　由医师、康复师、照护人员、社会—心理工作者组成的老年服务团队，定期对社区老年人进行综合评估，并将全部资料实行信息化管理，根据老年人生活自理情况决定实施居家照护还是进入老年长期照护机构。

2. 量化管理与合理配置 资源对入住长期照护机构的老年人,定期进行老年综合评估,依据评估的结果提供相应的服务,并对服务项目和服务强度实施量化管理,合理配置服务资源。

3. 规定明确的照护时间 规定每个老年人每周最低照护时间为 90 分钟,其中医生、护士、社会心理辅导员和照护人员所提供的服务时间都有相对明确的标准。

4. 规范的资质认证 老年长期照护机构的从业人员均需经过规范的老年医疗、照护和心理等相关的专业教育,并获得资质证书。以专业护理人员为例,护士需接受 3 年的本科教育,然后通过一级进修,即进行老年照护专业进修后才能从事老年照护协调员工作,包括策划、运行、组织、指导、评估和监督工作。照护协调员通过二级进修获得老年照护硕士学位后才能胜任老年照护机构护士长职务(相当于综合医院的业务副院长),护士长组织协调全面工作,负责人力资源的管理,根据入住老年人类型采取特定的组织形式开展工作,监督照护质量。

二、 国内老年长期照护服务模式

我国长期照护服务体系是指为失能、失智、衰弱等有需求的老年人提供日常生活照料、基本医疗、心理疏导和经济援助,按照服务标准和规范进行监管的综合服务体系。根据老年人居住场所和照护服务提供主体,将其分为居家、社区和机构照护三种类型。

(一)居家照护(home care)

居家照护在过去主要由女性家庭成员提供给失能老年人长期照护,但随着家庭小型化、离散化,家庭照护能力正在下降。居家照护主要依托社区,以社区服务为保障,照护延伸到家庭。居家照护的服务形式包括专业及非专业照护服务。非专业照护人员是为失能老年人提供照料服务的主要群体,包括其家人、老年人本人及家庭聘请的保姆等照顾者。非专业的居家照护主要侧重生活方面的照顾。医疗专业人员提供的居家照护主要是疾病及健康相关问题的照护。居家照护满足失能老年人喜欢在自己熟悉的家中与亲人生活在一起的需求。不仅照护所需费用偏低,还有利于缓解老年人不良情绪，减轻机构的压力，有效合理地利用照护资源，但是会加重家庭照顾者的身心负担。如果专业照护参与不足，老年人的不适症状未及时发现，将严重影响照护质量。

（二）社区照护（community care）

社区照护介于机构照护及居家照护之间，是长期照护的主要服务形式，是我国养老照护体系的依托。开展的形式有：日间医院、日间护理站、小时工替代服务，接受过老年医学专业培训者可以为老年人提供家庭随访，给与老年人综合评估及健康教育，为老年人进行营养管理、定制配餐、送餐服务，老年人有突发情况时提供交通护送服务、社会援助等配套活动。社区照护还提供了其他服务形式：日间护理、家务服务、医疗保健、应急支援、综合性社区服务中心等。社区照护充分利用社区资源为失能老年人提供方便可及的照护，服务人群广泛，照护方式丰富多样。一方面老年人居住在自己熟悉的社区，彼此之间相互了解，相互之间更容易交流互动，可减轻老年人孤独感的产生；另一方面有利于减轻失能老年人照顾者的身心负担。但是我国社区照护的专业性、细致性、全面性较医院与机构还有待提高。

（三）机构照护（institutional care）

机构照护是指专业的养老机构为失能老年人提供专业化、全方位服务的照护模式，是社会化养老服务体系的补充。该照护形式适用于老年人在急性机构或者亚急性照护机构出院后，仍存在家庭无法完成的疾病管理或者生活照护问题的老年人，也针对社区中自理能力下降、有照护或功能康复需求的失能老年人。由老年人家庭、个人和社会提供资金，由机构中照护人员、志愿者和社工等为失能老年人提供照护。我国照护机构按照所有制类型，可分为公办养老机构（社会福利院）、集体办养老机构（福利院或敬老院）和民办养老机构三类提供照护的机构。机构照护能够为失能老年人提供专业、全面、连续的生活照料和医疗护理服务，机构中的老年人互相帮助，减少老年人焦虑、抑郁、孤独等不良情绪的产生，同时也减轻了家庭照顾者的压力。但照护条件较好的机构收费较高，会加重家庭和社会经济负担；照护条件较差的机构环境和专业能力相对滞后。在机构中若家人及朋友参与不够，容易造成亲情、友情的淡化和缺失。

（四）其他相关照护模式

1. 社区老年活动中心照护 是为了满足老年人多样化的照护需求而提供的养老服务设施，其服务对象是自理老年人和半失能老年人（利用辅助器具可以自主完成活动的介助老年人）。社区老年活动中心主要为自行可达范围内的居民提供照护服务，服务对象覆盖各个年龄段的老年人，服务内容针对最普遍的日常活动需求。目前是以文体娱乐、健身、健康教育等服务功能为主的使用频繁的养老照护服务形式。

2. 医院延续居家照护 通过医院、社区照护、养老机构、家庭通力合作，共同构建"医院—社区—家庭"养老照护模式，形成医养双向转诊机制，确保失能老年人能够继续享受延续的医疗护理服务，让失能老年人在社区和家庭同样能享受医院同质化的医疗护理服务，为失能老年人提供连续无缝隙的照护服务。

3. "抱团养老"照护 是近几年才兴起的新型照护模式，是一种自发、互助、自足的将居家和社区结合在一起的混合照护模式。老年人有充分的生活空间和自由，自理的老年人可以帮助照护半失能老年人，体现了居家照护与社区照护的自助和互助的结合。现有的"抱团养老照护"基本类型有合居共同开销、乡村低成本、基地养老和旅游养老等几种照护方式。

第四节 老年长期照护的管理与服务体系

一、老年长期照护的相关政策和法规体系

从老龄化程度比较高的发达资本主义国家的发展历程来看，解决好老年人的长期护理服务问题是一项基本国策，也是一项老年卫生服务的系统工程，需要从国家的层面宏观调控和统筹解决。需要由全国老龄委办公室牵头，协调人保部、卫健委、民政部、财政部、教育部和科技部等各有关部门，共同研究和制定我国老龄化的发展战略，切实做好我国老年长期护理服务体系建设的顶层设计，尽早出台科学合理和符合国情的老年长期护

理服务政策。

（一）建立老年长期护理保险制度

从保险制度选择来看，应以法定社会护理保险为主，商业护理保险为辅，把护理保险制度纳入到整个社会保险体系中去；从护理保险的路径选择来看，应当坚持渐进式推进，首先建立老年互助会，其次逐步发展成为准老年护理保险形式，最后在将来条件成熟时正式建立老年护理保险制度；从保险基金的来源看，应当采取三位一体的方式即保险基金由个人、企事业单位和政府各自缴纳。

（二）确立老年长期护理服务模式

应将老年医疗服务模式和养老服务模式有效衔接，建立以居家长期护理为基础、社区长期护理为依托和以社会机构护理（医院、疗养院、护理院和日间医院等）为补充的老年长期护理服务模式。

（三）建立老年长期护理的法律保障制度

应在《老年权益保障法》的基础上制定适合实际的《老年长期护理保险法》。在调查的基础上，做好老年护理需求的预测，结合不同收入人群的实际情况，研究制定老年护理保险缴费的起始年龄、缴费标准和缴费形式（如缴纳护理保险费或劳务储蓄型护理保险），划分长期护理服务等级，逐步建立比较完善的老年长期护理法律保障制度。

二、 老年长期照护的行政管理体系

（一）国家与政府

国家应从老年发展战略的角度制定老年长期护理服务体系建设的政策和规划，出台相应的法律、法规或条例；各级政府部门应明确职责，充分发挥其主导作用，将构建老年长期护理服务体系作为应对人口老龄化的重要举措，更好地服务于老年人群和社会，有力保障失能老年人能得到日常生活照料服务和医疗、康复和护理服务。

国家和政府应做好以下工作：

1. 要健全政府公共财政投入机制。建立起长期护理服务的整体预算制度，包括护理机构基础设施建设投资、服务机构运行经费补贴、困难老年人医疗与养老服务补贴等，并规定以不低于国民收入增长的比例逐年增加，从而保证对护理服务的持续投入。

2. 要坚持社会福利社会化的方向，制定并落实扶持政策。动员社会力量，大力开展老年长期护理服务项目，逐步形成政府主导、社会各方积极参与的社会化老年人护理服务格局。

3. 要加强老年护理服务事业的法制化、制度化、规范化建设，建立专门的长期护理服务管理部门，协调不同供给主体提供的长期护理服务，制定长期护理服务分级指标体系和受益人准入制度，加强对服务质量的监督检查，以确保护理服务的有序开展。

4. 政府对不同主体提供的长期护理服务实行统一管理，统筹安排居家、社区和机构长期护理服务。在鼓励居家和社区长期护理服务的同时，应逐步扩大老年长期护理院等护理机构的规模和增加服务的种类，改变目前服务项目零散不全的状况，根据老年人的具体需要提供一揽子服务计划，使服务更具针对性。同时，制定居家和社区型长期护理和部分生活护理服务的有利配套政策。应利用社区卫生服务机构自身专业化的硬件和人员配备的优势，积极主动地为老年人提供更多灵活的、人性化的长期护理服务。

（二）社会与组织

提供老年长期护理服务不仅仅是家庭的责任，更是社会的责任。延续传统的仅仅依靠国家福利系统来提供长期护理服务的模式，势必会给政府造成沉重的负担，不利于长期发展，还很难形成规模。社会上的各级各类组织机构都应积极参与到老年长期护理服务的行列之中。

在国有资产保值增值、维护老年人合法权益的前提下，我国应采取公办民营、托管、合资和合作等多种形式，加快福利性养老机构或长期护理服务机构的改革、改组和改造；应逐步淡化养老机构或长期护理服务机构的行政色彩和事业单位的属性，逐步实现向非营利性企业转变；应积极扶持民办老年长期护理服务机构，使其成为老年照护服务的主力军和社会事业、国民经济新的增长点。政府要实现职能转换，逐步实现老年照护服务的社会化，可向民办服务机构购买护理服务，允许护理服务机构适当收费。

社会力量应积极参与长期护理服务的供给，可引入竞争机制兴办各级长期护理服务机构，既可从市场中直接购买长期护理服务，也可向长期护理需求者提供不同方式的经济资助或咨询服务。各级护理机构可开展灵活多样、等级不同的长期护理服务，应积极探索一条产业化的发展道路。

（三）教育机构

国家教育部和卫生部应将老年学与老年医学学科建设作为今后的一项重要工作来抓，各级各类高等医学院校应逐步建立老年医学院或老年医学系，逐步开展老年医学专业的教育和培训，各级护理教育机构应加强老年护理人才和养老护理员的培养，逐步建立老年长期护理服务人才队伍。

（四）科研机构

随着我国老年医学学科的发展，国家自然科学基金委员会、发改委、科技部、原卫生部和教育部等各级各类科研管理机构应逐步扩大老年医学方面的科研投入，从老年政策、老年医疗卫生服务模式、老年基础医学、老年临床医学、老年预防医学、老年康复医学和老年社会医学等多方面进行研究，从而揭示老年病的发生发展规律，更好地为老年人谋福祉。

（五）学术团体或行业协会

老年长期护理是老年医疗卫生服务的一种模式，应该成立有关老年长期护理方面的学会、协会或专业委员会。老年长期护理方面的学术团体有助于学术理论的交流、护理服务模式的推广、行业标准的制定和学科建设的发展。建议在中华医学会或中国老年学学会下成立老年长期照护专业委员会，从而引领我国老年长期护理专业学科的发展方向，逐步建立和完善老年长期护理服务体系。

（六）职能管理与监督网络的建设机构

老年长期照护服务需要由保险机构提供照护服务中的经费支持，需要由民政部门提供长期护理服务设施建设与护理机构的管理，需要由卫生部门提供老年功能状况的综合评估、医疗保健、康复护理和精神慰藉等服务，保险机构、民政部门和卫生部门分别构成老年长期护理服务中经费筹资的主体、经营的主体和服务提供的主体。目前还未建立老年长期护理保险制度，老年长期护理服务涉及卫生和民政两套不同管理部门管理，两者间存在严重的交叉和分割。最好能建立一个制度完善、高效运行的老年长期护理服务管理机构来进行统一管理，但根据我国管理体制只能是建立不同部门之间的分工协作机制，具体分工如下：

1. 保险机构的管理职能　根据卫生部门对老年长期照护服务申请者健康状况（尤其是功能状况）的综合评估，结合民政部门对其申请者照护需求的具体分析，确定老年长期护理保险支付的形式和比例，并予以保险费用的拨付与管理。保险机构由国家和地方各级人力资源和社会保障部门进行管理，逐步将养老保险、医疗保险和长期护理保险统一管理，并进行合理调配，使其协调发展。

2. 民政部门的管理职能　负责组织实施老年长期护理服务设施的建设、护理机构的经营与管理、养老护理员的配备与使用。民政部门主要从事养老服务和部分老年长期护理服务。

3. 卫生部门的管理职能　负责对老年长期照护服务申请者健康状况（尤其是功能状况）的综合评估，并对确定的服务对象提供居家、社区或机构的老年长期照护医疗卫生服务，主要包括医疗保健、康复护理和精神慰藉等服务。卫生部门主要从事老年医疗卫生服务和部分老年长期护理服务。建议我国的各级卫生行政管理部门应自上而下建立老年医疗卫生管理机构，逐步将老年长期护理服务纳入到医疗卫生服务之中去。

老年长期护理服务需要卫生部门和民政部门协调管理，因此，在老年长期护理服务中的"医养结合"就显得非常重要。国家和政府应结合卫生与民政部门，充分调研老年长期护理服务中存在的问题或弊端，明确定位，合理分工，高效协调，尽早建立我国的老年长期护理服务体系。

（七）监督、检查机构的建设体系

建立监督、检查机构，专门负责老年长期照护服务质量的监督和检查，从而保证护理服务的水平和质量，保障老年人能够安享晚年。

1. 对护理服务质量的监督　卫生行政管理部门建立老年长期护理服务的监督和检查机构，负责对护理机构服务质量的评估和对医护人员的考评。应在全国范围内统一评估标准，对护理服务机构的评估，重点调查护理机构的资源配备、护理措施的有效性和及时性、被护理对象及其亲属对护理服务质量的满意度等；对于护理人员服务质量的考评，不仅要注重护理人员护理操作的规范性、护理知识的专业性和护理时间的有效性，更应该注重护理人员是否真正以护理对象为中心，实施以人为本的人性化服务。

2. 对老年护理保险资金使用的监督　在各省市的人力资源和社会保障局下设置老年护理保险资金使用的监督检查机构，负责对老年长期护理服务的经营主体进行老年护理保险资金使用的监督和检查。监督、检查机构应加强与财政、审计等相关部门的联系和合作，逐步完善老年护理保险资金使用的监督和检查制度。本机构应建立老年长期护理服务的申请程序和对申请人进行综合评估的专家团队。只有这样，才能有效保障老年护理保险参保对象的合法权益，对老年长期护理服务经营主体起到制约作用。

3. 对老年护理服务需求的监察　民政部门建立调研老年长期护理服务需求的监察机构，负责对老年照护服务需求的调查和监察。对老年护理服务需求的监察不仅能够有效避免过度的长期护理服务消费，而且可以避免出现老年护理服务的不足和护理保险资金的不到位，有利于有效地利用老年长期护理服务资源，避免老年护理保险经营机构为了逃避赔保责任或故意减少保险金的支出，而降低老年护理服务的水平。

（八）建立长期照护服务的行业协会和监督委员会

当大量的各种长期照护服务机构涌现、大量长期照护服务产品出现的时候，国家就需要设立特定的监管机构对服务机构的行为进行监督。例如，英格兰地区建立了国家照护标准委员会（National Care Standards Commission，NCSC）。这个委员会从 2002 年 4 月起负责管理英格兰的长期照护服务标准。2003 年又通过修订的《健康与社会照护法》设立了社会照护督察委员会负责检查、监督社会照护服务。由此，我国也可以设立相应的机构针对长期照护进行必要的监督和检查。构建我国老年长期护理服务的监管网络，政府组织机构应合理分工、紧密协作，有效配置有限的护理服务社会资源。一是要建立长期照料服务行业协会以加强行业指导和行业管理。二是应在地方建立长期照料服务监督委员会，由政府管理部门、老年人协会和失能老年人家属代表组成，对长期照料服务质量实行监督。

综上所述，我国正处于社会转型期，面对迅速发展的人口老龄化和未富先老的主要特征，我国必须建立一个以居家护理为基础、以社区护理为依托和以社会机构护理为补充的多元化的老年长期护理服务体系。该体系从服务内容上讲可分生活护理和医学护理，前者主要包括日常生活护理和家政服务，如帮助配膳、喂饭、洗澡、陪送看病、洗衣、聊天和读报等服务；后者主要包括专业性的医疗、康复、护理和精神慰藉等服务，如常见老年慢性疾病的治疗、各种留置管道的护理、预防性的老年康复训练、常规的医学照护和排解孤独与烦恼等。要进行老年长期护理服务体系的建设，必须全面构建老年长期护理服务的职能管理与监督、服务机构、人才队伍、信息化管理和保障支撑5大网络，只有各级各类相关部门的密切合作和共同努力，才能使失能老年人尽享夕阳之美。

在发达国家，除了国家设立的养老院外，还存在着大量的营利性的养老机构。而对于我国长期照护的需求状况而言，现有的民政体系下的福利院和私人兴办的养老服务机构根本无法满足日益增长的需要。因此，国家应当在政策上倡导此类机构的设立，并简化此类机构的设立程序，避免其设立受到过多的行政审批拖累。同时，一方面提供税收上的适当减免，另一方面可以提供优惠的低息或无息银行贷款。在人员方面，国家可以免费提供护理和生活照料的基本培训，以满足其照护人员应有的相关专业知识的需要。

居家的老年人长期照护服务的比例在近年的发展中呈上升趋势。越来越多的老年人更愿意在家中接受照护服务，而不是采用机构照护模式。这要求我国必须尽快修改目前的建筑行规，增加强制性的要求以适应这样的发展趋势。

建立我国自己的老年人长期照护制度虽然不是一朝一夕就可以完成的，但其迫切性已是显而易见。目前，如若在立法上积极推进相关法律的修改和制定，建立起一套基本的老年人长期照护制度，则可以避免在以后老年人口超过30％再来制定对策时的唐突，从而在老年人长期照护问题上占据主动地位，也可以在国家立法层面更深入地继承和发扬"孝道"这一传统美德，使美好的道德传统与先进的法律制度进一步紧密结合，以彰显具有我国特色的法律制度的巨大魅力。

三、 老年长期照护的服务体系

构建不同层级的老年长期护理服务模式，应综合考虑病人的健康状况、机体功能、自理程度、个人意愿、需要社区提供的服务量和社会经济条件等具体情况。不同的服务模式应适应老年人的失能水平、居住格局、接受服务的偏好以及收入和教育水平。由于老年长期护理的服务模式主要为居家护理、社区护理和机构护理，所以老年长期护理服务机构的网络包括居家护理的家庭、社区卫生服务机构、老年长期护理院和老年医院等。

（一）承担居家长期护理任务的家庭

无论在哪一个国家，居家照护都是不可替代的，尤其是在我国"未富先老"的情况下，不管是对政府还是对老年人自身，家庭是长期护理服务的最宝贵资源，家庭的温暖和自然的照护环境是社区和机构长期护理所不能替代的。因此，家庭长期照护是整个长期护理服务体系建设的基础，家庭成员是老年长期护理服务的主要提供者。当然，家庭成员也需要接受一定的专业护埋培训。

家庭赡养老年人不仅是我国传统道德伦理的要求，同时也是我国宪法和《老年人权益保障法》的要求，居家长期护理符合我国老年人的养老观念，容易被人们所接受。家庭作为长期护理单元，家庭成员在机构或社区医护人员的指导下完成长期护理任务，主要承担对老年人的经济支持、生活照料和精神慰藉。专业化的医疗护理服务需要依赖于社区或专业医疗护理机构来完成。这种居家照护服务模式符合我国传统的"孝道"文化，是我国老年长期护理服务体系建设中首选的和最主要的服务模式。

（二）社区卫生服务机构

随着社会经济的发展和计划生育国策的实行，"空巢家庭"大量涌现，人口流动性增加，住房条件改善并趋向于小型化，加之长期护理专业性强（涉及医疗、康复、护理、心理以及管理等多个学科）等问题，家庭提供老年人长期护理的负担日益沉重，所以构建符合社会发展、满足老年人切实需求的社区长期照护势在必行。

社区长期照护模式是以社区卫生服务中心为依托，或在社区中心开设老年长期照料病床，或是为居家的老年人提供长期照护服务，便于与区域卫生规划协调发展，并可节约医疗卫生资源。社区作为老年人日常活动的主要场所，社区卫生服务中心可以依据本社区老年人的年龄分布、生理特征、居住特征和照顾来源针对性地设计不同层次、不同生活维度、不同专业化程度的长期护理服务。社区长期护理服务内容既包括对失能老年人个体的日常生活照料、医疗护理服务和精神慰藉，同时也包括对社区失能老年人的统一管理；服务提供者可分为专业和非专业人员，分别负责解决老年人不同的服务需求。

社区长期照护是"一站式"的连续照护，社区卫生服务机构和社区内的养老设施联合协作，将居家长期照护纳入其中，为社区老年人提供慢病防控、急危重症救治、康复护理、长期照护和临终关怀等连续性的服务。社区卫生服务机构可以根据失能老年人的具体情况进行个案管理，科学地为其提供更加综合性和专业化的长期护理服务。因此，社区长期护理服务将能够成为家庭护理最有力的补充和后援支持，是老年长期护理服务的重要依托。

（三）老年长期护理院

在国家和地方有关政策的支持下，必须大力发展以政府为主导、以民营为补充的老年长期护理院。国家和政府应加大对老年护理院的投资力度，严格按照原卫生部《护理院基本标准（2011版）》进行老年长期护理院的建设，合理配置医疗和护理资源，保证医疗、康复、护理、营养和临床药师等人员的数量和质量。国家和政府除应不断增加老年长期护理院的数量和功能外，还应不断提高其服务质量和逐步扩大其覆盖范围。

老年长期护理院是为长期卧床病人、晚期姑息治疗病人、生活不能自理的老年人以及其他需要长期护理服务的病人提供医疗、康复、护理和临终关怀等服务的医疗机构和养老机构。老年长期护理院为老年人提供全天24小时的住院服务，住院时间可达数月到数年，甚至到终身。服务的对象主要是心功能出现障碍、日常生活依赖度高而同时家庭照顾资源缺乏或无家庭照顾资源，且无法以社区或居家方式照顾的老年人。老年长期护理院是未来老年长期照护的中坚力量，各种层次和形式的老年长期护理机构会成为家庭护理和社区护理的有效补充。

（四）老年病医院

老年病医院以医疗为主体，可为居家长期护理、社区长期护理和长期护理院作技术支撑。长期护理体系的建设和发展离不开医疗服务的有力支持，两者相辅相成，不可分割。市级老年病医院应开设示范性的老年医疗专护病区，充分利用其医疗资源，承担各地区老年护理工作的指导和专业护理人员的培训任务。区县级老年病医院在病床比较富裕的情况下可设老年长期照护病区和老年临终关怀病区。

我国失能老年人数量庞大、结构复杂，孤、寡、独或失独者占有很大的比例，高龄失能者又逐年增加，不管其家庭是否有照护能力，这些失能的老年人既涉及养老服务问题，同时也涉及医疗卫生服务问题，给家庭、社区或社会都造成了巨大的压力和沉重的负担，需要国家卫生部门和民政部门密切配合、宏观调控和统筹解决，构建以居家照护为基础、以社区照护为依托、以机构照护为补充的老年长期护理服务体系已是大势所趋、人心所向。

四、 我国老年长期照护中存在的问题

我国的老年长期照护服务在 20 世纪末有了一定的发展，上海、广州、北京和青岛等较发达城市建立了具有一定规模的老年护理院和养老院等服务机构，引领了我国老年长期照护服务事业的发展。但由于我国是"未富先老"的国家，人口老龄化超前于现代化，失能老年人口的迅速增长始料不及，与发达国家相比，我国长期照护服务发展相对滞后，具体表现在以下几个方面：

（一）老年长期照护需求大，养老机构正式照护供求不平衡

中国人口老龄化速度快、老年人口数量巨大，也是失能老年人口超千万的唯一国家，长期照护需求远高于发达国家。正式照护方面，养老机构存在资源配置严重不足的现象。

1.服务机构数量不足 随着社会经济的发展，不同性质、多种形式的老年医疗服务机构和养老服务机构不断涌现，如老年医院、老年康复院、老年公寓、敬老院、托老所、老年服务中心等。然而，介于医疗服务机构

和养老服务机构之间的长期照护服务机构却严重短缺，现有服务资源难以与服务需求相适应，供需矛盾十分突出。根据相关研究数据显示，我国的长期照护呈现资源总量严重不足、床位利用率低和服务质量差等特点，如2008年我国失能老年人所需要的机构服务床位按最保守口径计算约为600万张，但实际供给只有不到200万张，供给缺口为400万张。有研究数据表明，2010年我国养老床位总数仅占全国老年人口的1.59%，不仅低于发达国家5%～7%的比例，也低于一些发展中国家2%～3%的水平，保障面相对较小，服务项目偏少。

2. 服务机构功能定位不清　老年长期照护服务应是介于老年医疗服务和养老服务之间的一种服务，服务的对象应该是失能的老年人。但由于我国尚未形成"分层管理、无缝衔接"的老年健康服务体系，致使绝大部分老年服务机构功能不明确，定位不清楚。

（二）护理服务人员严重短缺

当前，老年长期照护服务的一个重要问题是缺乏训练有素的护理人员，这对老年人的照护服务非常关键。

1. 缺乏长期照护的专业人才　我国几乎没有专业的老年护理人才。在现有的机构和社区长期照护服务项目中，从事服务工作的人员主要是企业下岗人员和来自农村的人员。这些人受教育程度相对较低，女性占绝大多数，来到服务工作岗位之前接受相关培训甚少，基本上是边服务边学。即使有关部门组织一些培训活动，也是不系统和非制度化的。目前，从事老年护理的护士大都学历低、人数少，且没有接受过老年护理的系统教育，知识老化和知识结构不合理，且只能从事一般的生活和医疗护理，缺乏专业性。

2. 缺乏长期照护的专业培训　许多养老服务机构内部的工作人员和管理人员没有经过相关专业培训，大多数工作人员学历是初中或初中以下，即使像北京这样的大都市，一些养老服务机构内55%的工作人员的学历水平也仅仅是初中甚至是初中以下，大学文化程度或者是专科学校毕业的所占比例极小。由于缺乏相关专业及岗位的技术培训和基本的医疗、护理知识，使一些本不应该死亡的老年人死亡，本不应该残疾的老年人残疾，更谈不上提高服务水平和质量，存在引发纠纷的严重隐患，甚至还会有不良事件的发生。

3. 缺乏对从业人员的准入制度　长期照护服务从业人员资格准入制度尚未建立，严重影响并降低了长期照护机构服务的整体水平。民办照护服务机构中大多数从事护理工作的人员为下岗女工或农民工，学历低，难以胜任护理工作。国家和政府主办的老年长期照护机构中从业人员素质较高，但其数量极少，难以满足巨大的长期照护服务需求。因无标准可依和无制度可循，养老机构和长期照护服务机构中的管理人员和护理人员普遍意识不到自身专业的重要性，致使服务队伍素质参差不齐，服务机构的管理缺乏制度化、规范化和科学化。

4. 缺乏服务机构准入标准和管理规范　因老年长期照护是对失能老年人的照护，因此其机构的建设应充分考虑到失能老年人的特点，在组织建设、设施设置和人员配备等方面应有相应的标准规范，但现状是管理制度不完善、准入标准缺乏和诊疗规范不健全。长期照护服务机构所提供的服务分为日常生活照料、医疗护理和特别照顾服务 3 大类，实践中一些机构往往以日常生活照料为主，而日常保健和康复护理等医疗护理、特别照顾服务功能没有得到充分体现。

（三）家庭养老功能弱化，存在养老缺失现象

国内"9073"养老格局中，90％为家庭养老照护。家庭照护符合中国养老传统，优势明显，但也凸显照护资源不足等问题。中国老年人"养儿防老"观念根深蒂固，有 75.7％的失能老年人选择居家照护，目前高龄和失能老年人基本以子女照护为主。研究显示，子女照护时间与老年人身心健康水平呈正相关。但家庭小规模化结构变迁、经济条件限制、子女照护时间冲突、生育率持续下降、空间距离阻隔，以及代际间价值观和生活习惯冲突、保姆非专业性及流动性等，给居家照护带来多重压力。一项对10575 位老年人的调查显示，老年人被虐待总体发生率为 7％，农村（9.2％）高于城镇（4.5％），其中属精神虐待的发生率最高，经济与自理水平是遭受虐待的重要因素。中国社会转型时期呈现一定孝伦理观念淡化、责任伦理意识缺位、风险互助氛围淡薄等养老伦理缺失的现状。

（四）职能监管体系不健全

在长期照护服务的监管方面，我国一直处于管理部门定位不明确的状态，即老年长期照护最终是由卫生部门还是由民政部门或是由其他部门来管理，没有明确的职责分工，监管混乱；同时还缺失长期照护服务的人力资格认证机制与服务质量监管机制，监管不到位。

（五）老年福利政策不完善

我国已经初步搭建了一个基本的老年福利政策框架，但从老年人社会福利事业发展的客观要求来看，我国老年人社会福利政策法规体系的建设还远远不够，不仅在总体上缺少法律层面的根本保障，老年人社会福利的政策法规体系建设也滞后于经济和社会的发展水平，老年人社会福利政策建设缺少配套和衔接体系。此外，老年人社会福利政策落实不到位和不落实的现象突出，特别是表现在财政资助、税收减免、用地划拨等方面。

（六）老年长期照护保险未建立

长期照护保险是为老年人提供长期照护的一种有效的筹资渠道，但限于我国相关政策法规的制约，多数省市老年长期照护保险的发展一直停滞不前。青岛在老年长期照护保险的实施方面做了大胆的尝试，其经验值得借鉴。

五、 老年长期照护人才的培养

（一）老年长期照护人才培养的现状

1. 长期照护护理人才的培养层次　美国目前已形成了学士、硕士、博士等多层次长期照护护理人才梯队，充分发挥专业人员在长期照护服务中的作用，使长期照护服务发展越来越成熟、规范。澳大利亚的老年护理教育大致可以分为4个层次：中专、高职、大学本科、硕士，其中中等专科教育是最主要的工作人员。日本非常重视长期照护服务的质量，具有健全、人性化的护理教育培训。日本已开办有专门的介护学校500所，介护专业的学生经过3年的正规学习，获得专科学历，通过国家介护资格考试取得执业资格证书才能从事介护养老工作。我国台湾地区于2010年开展长期照护专业人力培训计划，台北护理健康大学、台北医学院等多所大学设有长期照护研究所，培养长期照护方向硕士、博士研究生。大陆地区由于老年护理教育起步晚，社会化养老服务体系不健全，尚未建立专门的长期照护护理人才培养教育体系，现有养老护理教育主要针对养老护理员，部分护理院校开设了老年护理学课程，以培养具有专业护理技能的普通临床型护理人才为主，缺乏对长期照护护理教育方面的研究探索。

2. 长期照护护理人才培养的课程设置　日本培养介护士的课程体系由基础课程、专业课程、特色课程、实习课程 4 部分组成。学生毕业后，介护教育培训课程设置按照培养层次的不同分为 2 类：介护福祉士课程设置包括沟通交流技术、人间尊严、社会理解、生活环境、老化的理解、老年痴呆症的理解等必修课和手工、烹任等选修课；社会福祉士增加社会工作理论与实践教学内容，增设心理学、管理学等内容，老年专科护士开设公共课程、其他专业课程、老年护理学专业课程等。我国制定的《养老护理员国家标准》将养老护理员分为初级、中级、高级、技师 4 个等级，对养老护理员的工作从生活照料、技术护理、康复护理、心理护理等方面的工作内容、技能要求、相关知识均提出了具体标准。部分研究者对养老护理员的分层培训内容和课程设置展开研究。我国台湾地区长期照护专业课程体系相对完整，以职业导向进行课程设计，包括通识能力、专业基础、专业核心、专业选修 4 个部分，以专业知识和照护技能、情感、伦理与道德、长期照护政策及国际文化与环境为核心。

3. 长期照护护理人员的继续教育　韩国保健福祉部规定，护理师分为一级和二级。护理师一级主要职责是为患重症老年人提供全面护理服务。护理师二级主要职责是对患轻症老年人的照料及其他在老年人家务方面的帮助服务。日本以工作职能为依据，将从事主要介护工作的介护士分为 3 级：初级介护士、中级介护士、高级介护士。我国台湾地区长期照护护理人员分为进阶一级、进阶二级、进阶三级，各级证书有效期为 6 年，申请成功后各级有具体继续教育要求，各级认证具有明确的能力目标、年资、受训资格、专业能力训练重点、继续教育规定，由长期照护专业协会负责修订各阶段的能力提升要求。

（二）老年长期照护人才培养的思考与建议

1. 基于老年护理教育课程培养长期照护护理人才　我国近年来已经开始加快老年护理人才的培养，如在专业学位护理硕士研究生培养中加设老年护理方向，部分高职高专院校陆续开设老年护理专科方向人才培养项目，多数本科院校加设老年护理学课程，天津中医药大学还设置了老年护理方向。但整体上看，国内老年护理专业仍处于起步阶段，很多院校还没有条件开办老年护理专业方向。尽管多数院校设置了老年护理学课程，但多数课程侧重讲授老年护理知识、技能，理论课时比例大，与老年护理岗位工作对应性不强。胡燕等认为，老年护理方向的实践环节不仅要在综合医院学习基础护理操作和常见疾病的护理，还要进入养老机构、社区进行实践，且实践课程的比重应进一步加大。纵观国内目前教材，内容不一，多定位为医院老年护理需求，注重疾病护理和技术，以培养具有专业护理技能的普通临床型护理人才为主，长期照护机构管理、长期照护保险、老年社会伦理与法律、辅助老年人制订合理的生活方式等内容缺少或所占比例极少，远远不能满足老年人特别是失能、半失能老年人的长期照护需求。笔者建议，可以在现有老年护理学课程的基础上，增设长期照护需求评估与应用、养老机构服务质量评价、个案管理、老年人居住环境安排等长期照护相关知识，借鉴德国的老年护理培训的学习领域大纲，按照学习领域设置老年护理学课程，同时增加在养老院、社区护理服务中心等长期照护机构的实践，可以以活动课的形式增加实践教学比例，使学生全面系统地学习老年护理相关的知识，拓宽学生本土化及国际视野，培养未来长期照护政策发展所需的具有多元能力的长期照护护理人才。

2. 在培训过程中注重远程照护技能的渗透　随着人口老龄化及信息化社会发展，欧盟指出，未来卫生服务模式将由"医院—全科实践—护理院—家庭照护单人个体"这一模式转变为"医院全科实践—护理院—远程护理"。《国务院关于加快发展养老服务业的若干意见》等均要求大力发展居家网络信息服务，地方政府要支持企业和机构运行。

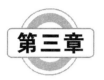 **老年长期照护的相关理论**

第一节　老年社会学理论

老年社会学是运用社会学的理论和方法对人的老龄化和老年社会群体进行研究的一门学科。它既是老年学的组成部分，又是社会学的一个分支学科。理论按微观层面和宏观层面进行相关学术的阐述，又按其不同角度分为功能派、互动派、冲突派。本研究内容主要关注其微观层面的相关理论。

一、需求层次理论

美国社会心理学家马斯洛（Abraham Harold Maslow）于《人类激励理论》论文中提出了需求层次理论，作为著名的人本主义科学的理论之一，其将人的需求按层次高低依次递进分为生理需求、安全需求、社交需求、尊重需求和自我实现需求。马斯洛认为需求的渴望是在满足了较低一层的需求后才会对上层需求产生渴望，并分析了人类需求的类型结构以及需求发展的一般规律。具体各层次需要内容如下：

1. 生理需求　人类最低层次需求即生理机能维持运作的需要，包括呼吸、水、事物、睡眠、生理平衡等生存方面的要求。如果上述需求无法得到保证，就会威胁其生命。在此层面上来看，生理需要是促使人类行动的最基础动力。就老年人来看，他们可能更多地考虑的日常生活方面的保障。

2. 安全需求　人们对于自身安全、身体健康和资产安全的保障需要。

就此需求对老年人而言就是表现在老有所养、病有所医、居有所住。需要有方便优质的医疗服务、舒适便利的居住环境，以及相对充足的资产安度晚年等。

3. 感情需求　此层次包含情感与归属两方面的需要。前者是对亲情、友情、爱情的人之常情的爱的需要。后者是对群体回归的需要，融入团体生活，彼此照顾。老年人在得到前两者需求满足的基础上对此层次的需求同样迫切。他们需要在子女亲人朋友的情感圈内生活，这就是老年人通常习惯于传统家庭养老模式的根本原因。

4. 尊重的需求　这一尊重需要可分为内部尊重和外部尊重。前者是指自己有能力、有信心、能独立自主的需要。后者是指受他人尊敬、肯定的需要。对于老年人而言，他们不仅希望自己能尽可能多地自理生活，也希望得到他人的尊重对待。

5. 自我实现需求　这一层次需求是最高层次的成就感满足的需要。老年人虽然年事已高离开了原有的工作岗位，但是，大部分人还是希望能够老有所乐，希望发挥余热来体现自身价值或完成未了心愿等。

二、相互作用理论

相互作用理论，主要包含象征性相互作用理论、符号互动理论、社会损害理论等内容，属于互动派的理论观点。讨论的是环境、个体及其相互作用对老年社会的影响。象征性相互作用理论，最早由美国学者 Eric Berne 在 1950 年提出，他分析了对老年群体友好环境且积极欢迎年长者参与活动的社会氛围，有利于老年的生活质量且能有效延缓老年人功能衰老。这一理论给老龄化进程不断加深的社会带来启示，社会老龄所带来的情绪低落和群体边缘现象是可以缓解的，通过老年人与友好的社会氛围互相作用得到变化，政府部门应尽可能调解老龄化下的积极社会环境，使得社会可以尽可能接纳老年人融入社会以及扩大其在社会活动的选择机会。

符号互动理论也称为标志理论，源自于象征性相互作用理论，主要阐述的是人们在社会环境中，通过与他人交往互动而认识自我。换而言之，人们根据他人对自己的评价、态度来审视自己。也就是人的社会资源越多，自己价值评价越高，相反由于老年人的生理功能衰退导致了其渐渐退出日常社会环境，使得其形成自我价值降低的认识，产生人老无用的消极认知。

社会损害理论，产生于标志理论的消极认知产生以后的恶性循环所形成的消极认知反馈。即在人老无用的消极认知下，容易使老年人产生刺激，使其做出过激负向行为，而为了继续社会生活，他们不得不屈服于这样的社会反应，进一步损害老年人的自我认知，长时间作用下影响其自理能力等生理功能。

根据老年社会学理论的启示，应该向老年人提供参与社会活动的更多机会，让老年人在一个积极面对老龄化的社会氛围下，保障老年人的自尊心以及独立自主的权利，尽可能避免由环境负面导向所形成的恶性认知循环，即调节老年人的社会客观生活环境以保护其自信心。社区是老年人生活的最主要环境，居家的老年人除了能与家人互动外，还需要与社会进行互动，社区成为了最佳的老年人参与社会活动的环境，可以为居家养老的老年人提供物质及精神生活，为其创造舒适的公共活动空间。居家老年人得到亲友及社会的情感需求满足，有助于减少因衰老带来的孤独和失落，令老年人的晚年生活更加丰富多彩，从而提高生活质量。与此同时，还可以将较年轻或较健康的老年人吸纳入老年服务的队伍中来，或者给有特殊技能的老年人更大的舞台，让其可以将其特长或余热更多地传播到社会，让老年人可以用积极主动的态度参与到社会活动中来，这不仅可以削弱老龄社会所带来的消极影响，更可以促进社会的和谐发展。

三、 活动理论

活动理论是功能派的理论观点，这一理论认为生活满意度受自我认知、扮演的角色的影响，而扮演的角色又受参与社会程度的影响。人在社会生活中一人饰演多个角色，角色是人与社会互动的形式，由此得到相应的自我认知，并在角色扮演中获得相应的地位和身份，并被赋予相应的权利、义务和责任。人在步入老年阶段的时候原来的角色不得不卸下，地位自然也会因此下降，内心的失衡自然是不言而喻。

由此可以得出，老年人角色变化体现在，一是，由劳动者成为了被供养者，不由地产生不安全感。二是，一家之主变为了服从者，家庭生活需要自己的子女来照顾,由此产生了失落感。三是,功能角色转为需求角色,即原本承担一定任务的人变为了感情索取的角色。由此老年人可能因为角色转变的不适应带来家庭冲突。四是,家庭角色转变,如子女离开原家庭分开居住、丧偶、自理能力减弱等家庭角色变故都会打击到老年人。因此,老年人解决在角色转变上的负面情绪需要社会参与进行正面引导。帮助其重新适应新角色,使其能够积极参与社会获得更多的新角色机会,以此来提高其生活态度的积极性。

此理论的提出,明确了上门护理服务可以是居家老年人需要继续融入社会、参与社会活动的互动需求,通过社区长期护理服务体系向住家老年人提供全面、多元及专业化的服务,可以帮助老年人解决在角色转换中所带来的不便,降低老年人在角色转变中的不适感,舒缓角色改变带来的不安全感,得到社会的支持与尊重,为社会性养老服务的理念转变及服务质量提升提供了新思路和新角度。

第二节 其他理论

一、 新公共管理理论

公共管理是指公共事务的计划、组织、协调及控制,为的是维护公共利益。新公共管理理论是替代旧行政模式的新理论。从 20 世纪 80 年代中期开始西方国家掀起了新公共管理改革运动,运动提倡以经济、效率和效益为目标,结合多学科相关知识形成了新公共管理理论,当前对于新公共管理的含义,学者们各有不同角度的阐释,但归结起来可以总结为以下七个方面:①向职业化管理的转变;②绩效的明确标准与绩效测量;③重视产出控制;④公共部门内部由聚合趋向分化;⑤公共部门向更具竞争性的方向发展;⑥重视和运用私营部门的管理方式;⑦强调资源利用要具有更大的强制性和节约性。

总的来说,新公共管理理论强调提高政府行政部门的公共资源配置及公众服务享受的效率。同时还提出制定以公众需求为导向的制度,引入竞争机制来提高行政效果等理念。并且,新公共管理理论提倡政府部门与民间组织合作。根据这一理论，考虑到社区老年长期护理服务体系的建设规模范围大的问题，建设过程中政府要采取积极的态度与民间相关服务行业采取合作，这样有利于减轻政府的负担。同时，建设的体系要更可能迎合老年人的服务需求以及提高获得服务的便利性，提供人性化以及多元化的长期护理服务产品，真正发挥公共服务资源配置的效益最大化，并引入竞争机制，提高服务质量的水准。

二、 福利多元主义理论

福利多元主义理论是资本主义社会国家在发展社会福利制度过程中而产生的社会福利理念。最早是 1978 年英国《沃尔芬德的志愿组织的未来报告》中出现的，沃尔芬德认为把资源组织也划入社会福利的供给者。而罗斯最早对社会福利多元主义进行阐述，认为社会福利不应直接与政府责任划等号。福利多元主义将社会服务供给者从原先唯一的政府部门扩大为由政府、民间组织、家庭、社区等多方同担，让民间力量更多地参与到社会福利事业中来，加强相互间的合作，提高福利服务供给的效率和质量；同时，民间组织补充政府福利责任的空白，而发挥其相对专业服务的优势，提高社会福利的服务效率，更好地应对民众对社会福利所提出的纷繁复杂的服务需求，扩大公共受众群享受到社会性服务，提高民众的生活质量。福利多元主义的两个重要理念是分权与参与，具体指将福利服务的行政权力下放以及福利需求与供给双方共同参与决策，成为民间力量参与社会福利服务供给的重要理论依据。

这一理论的代表人物是罗斯和伊瓦斯，他们分别将福利多元供给定为三元和四元。罗斯的福利三元提供者分别是国家、市场和家庭组成，并认为国家并不是承担社会福利的唯一供给者，并且三方作为单独的服务提供者都存在一定缺陷，只有三者相互配合协作才能最大限度发挥服务效用。政府可以调控市场失灵的弊端，而家庭和志愿组织可以弥补国家和市场两者的失灵。伊瓦斯的四元供给是国家、市场、社区、民间社会。区别于罗斯的是家庭作为公众，作为三元之一的供给，其将公众力量分为社区与民间社会，并且也特别提出民间社会对社会福利中的作用，他认为其可以协调其余三元间的利益，成为三元间的联系纽带。

从这一理论来看，与我国当前提倡养老服务鼓励民间组织参与社会养老服务事业的政策导向一致。根据这一趋势设计社区老年长期护理服务体系需要将服务最后提供者从政府向民间转移，将服务的供给者从一元变成多元，行政管理权力从中央政府下放到地方社区，从传统的机构式照顾变成社区居家式服务，从单一的服务方式变成多元的组合方式。

三、PPP 模式理论

PPP 模式（public-private-partnership），直译为公共-私人-合伙，可见广义的 PPP 模式是指公共部门与私人组织间的一种合作关系，具体是政府与民间资本通过特许权协议，即签署相应合同来明确双方的权利和义务，以此确认成为合作伙伴。模式的优势在于得到"1＋1＞2"的效果，即合作各方达到比预期单独行动更为有利的结果；而狭义的 PPP 模式更聚焦于项目实施中的资金筹集即一种新型融资模式的总称，更关注项目合作过程中的风险分担机制和项目的投资价值（value for money）。政府以特许经营权和收益权来吸引社会资本投入基础设施建设，以解决自身的财政紧张。其意义可以概括为以下 4 个方面：

1.PPP 模式是对项目融资方式的创新，是推动项目融资的活动，是实现项目融资的一种新形式，着眼于项目的预期回报、资产以及政府扶持政策的力度，因此融资不是由投资者或是项目发起者的资信来安排。项目经营的直接利润和通过政府扶持所转化的收益是偿还贷款的资金来源，项目公司的资产和政府给予的优惠承诺是借贷的信用保障。

2.PPP 模式能够让民间资产更多地参与到公共事业项目中来，以发挥市场在资本运作上的效率优势，从而降低政府单一投资风险，解决现行事业融资模式所遇到的服务投资弊端。国家的公共事业部门与民间组织通过特许权协议实现项目的全过程协作，公私各方共同负责项目全过程的各期间运行。PPP 模式使私营企业参与到社会事业项目的制定、规划和可行性调研等前期事业中来，这不仅减少了私营企业对投资风险的担忧，而且将私营企业的高效率管理方法以及技术在项目建设运营中发挥作用，同时将其加入对项目建设与运作控制全过程，更有推动增加项目建设投资的确定性的作用，相对地保障了公私两方的利益。同时有效缩短时间周期，对减少项目运作资本甚至资产负债率都有值得借鉴的积极意义。

3.PPP模式能够在相对意义上保证民营资本的投资收益。毕竟民间的私营企业的投资目标必然是获得既可以及时保本还贷又能够获得投资收益的项目,无利可图的项目一定不能吸引大量的民间资本的投入。然而PPP模式是政府公家以提供私有投资人相应的优惠扶持作为"诱饵"吸引其投入公共事业项目中来,从而卸下了私营企业对于这类公益项目蚀本的思想包袱,类似政策主要有减免税款、借贷保障、土地使用租用优惠等。通过给予扶持政策以及减少项目的进入难度,提高民间投资进入的积极性。

4.PPP模式既降低了政府在公共事业项目建设初期的投资负担和风险,又变向利用市场运作的高的服务质量优势,来解决政府单一运作的官僚主义下的服务质量低下的局限。在这一创新模式下,政府部门和私人企业联手协作项目的建设和运营,通过民间资本来进行资金融资任务,可以加大项目的资金池数额,进而减轻政府的资产负债,这样不仅可以分担政府的投资重担,还可以将一定的风险转换到私人企业的市场中去,从而减轻政府负担。同时能够促成双方互利的长期良性循环,有利于形成社会公共服务的生态圈。

第四章 中医药在老年长期照护中的应用

《全国护理事业发展规划（2016—2020 年）》指出：要大力发展中医护理，创新中医护理模式，提升中医护理水平。随着经济的发展和医学模式的变化，老年人对自己的健康水平和社会医疗管理的质感正在提高，为了提高我国老年人的素质和健康水平，有必要尽快建立健康护理体系，提高我国老年人的素质和健康水平；展示我国老年人护理的特点，积极地开展多样的中医护理服务，构建符合我国的社会医疗护理模式。自 2017 年 3 月国家中医药管理局发布《关于促进中医药健康养老服务发展的实施意见》以来，各地相继推出了带有中医药特色的医养结合模式，为中西医整合长期照护的发展提供了途径和机遇。

第一节 概述

一、概述

我国中医药作为传承千年的"岐黄之术"，以整体观念和辨证论治为核心理念，强调人与自然、社会环境协调统一，具有简便验廉、方便安全、实用有效的特点。随着信息化时代的到来，人们逐渐意识到中医护理和中医适宜技术在防治疾病、促进健康中的重要性，尤其是在老年群体中。中西医整合养老模式不仅可以满足老年人的诊疗、康复、养老需求，同时也可为中西医融合和中医药现代化、产业化发展提供可行路径，也是近年来重要的国家战略。2017 年 2 月，国务院印发《"十三五"国家老龄事业发展和养老体系建设规划》（国发〔2017〕

13号），提出要大力开发中医药与养老服务相结合的系列产品，鼓励社会力量举办以中医药健康养老为主的护理院、疗养院，建设一批以中医药为特色的医养结合示范基地。2017年3月，国家中医药管理局发布《关于促进中医药健康养老服务发展的实施意见》，提出了行业发展的原则、目标和重点任务。各省份也相继出台中医药服务文件，鼓励充分利用中医药特色，加快发展中医药健康服务。

中医药健康养老服务是运用中医药（民族医药）理念、方法和技术，为老年人提供连续的保养身心、预防疾病、改善体质、诊疗疾病、增进健康的中医药健康管理服务和医疗服务，包括非医疗机构和医疗机构提供的相关服务，是医养结合的重要内容。国内已有多个地区在探索中医药特色医养结合模式，计划在传统的家庭养老、社区养老、机构养老及互助型养老模式基础上，结合中医药自身特色，以"互联网＋中医药"服务为核心，推进智慧中医院、互联网中医院、智慧中药房、中医药培训和中医治未病健康管理平台建设，建立市、区、基层一体化中医药医疗服务信息化体系。将传统中医药特色融入医养结合是我国利用自身优势制定的养老战略，具有鲜明的中国特色，不仅有利于中西医长期照护的创造性结合、创新性发展，更有利于提升养老资源的集约利用效率。

二、 中医药在长期照护中的优势

中医药具有"医""养""防"的独特优势，在长期照护中发挥着重要作用。

（一）丰富的中医理论优势

中西医整合长期照护比现代单一的西医长期照护具有独特优势。中医具有深厚的理论基础，包括阴阳五行论、精气神论、情志论、脏腑经络论，强调全面综合一体化服务。脏腑经络论理论详细阐述脏腑与经络相互影响的关系，人体的中心归结于五脏，联络途径归结于经络，对疾病的病理性变化、临床诊断指导、中医照护治疗加以说明；阴阳五行论根据亢害承制、生克乘侮规律，让五行系统达到协调平衡的状态，让长期照护目的得以实现；精气神论中明确表明了精气神是人体生命活动的本源，以精气神论为基础，调摄老年人精神，怡心养神、调畅情志，拥有中医特色的长期照护也应注重调摄精气神。

（二）非药物治疗的临床优势

中医的非药物疗法非常丰富，包括针灸、推拿、刮痧、理疗等，在中西医整合长期照护中能够发挥助力老年人康复，避免药物副作用。外用治疗、针灸治疗、按摩等中医适宜技术已经广泛应用于恶性肿瘤老年人晚期疼痛的治疗。使用刮痧、拔罐、按摩、针灸等多项中医技术以及中医产品进行健康干预，坚持分类指导与突出特色相结合，提供个性化的诊疗方案。

（三）"治未病"优势

《内经》指出"治未病"的思想即指治疗要防患于未然，提前做好护理准备，防止疾病的发生与发展。"有病早治""先安未病之脏""病后止遗"及"愈后防复"在调治老年病时就显得尤为重要。"防重于治"是中医治未病理念的核心特色，其"未病先防"为老年人提供防病理念和方法。面对当前我国老龄化加速、养老负担沉重的现状，"治未病"的现实任务是健康养老。中医"治未病"理念可融入老年人饮食起居，发挥中医药预防为主的特色，引导老年人提高对身体健康的高度重视，满足健康老龄化需求。

（四）对重大疾病的诊疗优势

中医药在传染性疾病、恶性肿瘤、心脑血管疾病的诊疗方面卓有成效。在中药治疗传染病方面，针对新型冠状病毒感染肺炎疫情，中医药可围绕核心病期以及传变规律进行防治，起到了积极有效的作用。在中医治疗恶性肿瘤方面，中医药对气郁痰瘀证、热毒壅盛证、湿热瘀毒证、瘀毒内阻证、阴伤气耗证、气血双亏证这6种恶性肿瘤类型都有独特的论治方法。中医认为高血压的病因有内外因之分，外因主要为外感邪气、饮食不节、情志失调等，内因主要为禀赋不足、年老体虚、内伤虚损等，病位主要在肝、肾，可根据不同老年人的体质，进行辨证论治。

第二节　中医药在老年长期照护中的应用

在长期照护中应用中医药的目的是为了充分发挥中医在医养结合方面

的优势特色，为老年人提供全面、合理的治疗与中医预防保健服务，最大限度地维持和恢复老年人功能状态和生活质量；坚持预防保健、科学养生的原则，给予不同需求、不同体质的老年人以相应的护理照护。中医药在长期照护中的应用不单纯包括衣食住行、日常起居、精神文化、健康心理等服务，更包括老年人所必需的中医治未病预防保健、中医情志调理、中医运动导引、中医适宜技术、中医康复理疗、中医养生、健康体检、疾病医疗等多项综合中医医疗照护服务。

一、中医体质辨识

中医体质理论现已突破了基于疾病的诊断和治疗模式的范畴，并拓展到体质的识别和改进方面。目前已经有学者将中医体质辨识理论引入社区健康管理工作模式中，进行模式的创新。

1. 体质的概述　中医学理论认为，体质是指个体在生命过程中，由遗传和后天获得的基础上形成的形态结构、心理状态、生理功能等方面的固有特质。中医体质辨识则是指在中医学理论指导下，以体质为辨识对象，根据不同体质状态和分类特性，在把握健康和疾病的整体要素的前提下，从而制定相应的防治原则，选择相应的预防和治疗、养生保健的方法，是中医"三因制宜"理论在体质辨识的具体应用，契合"上工治未病"的理念。不同的医家对体质辨识的分类有着不同的理解，但目前绝大多数专家均认可北京中药大学王琦教授的观点，将体质分为以下 9 类：平和质、气虚质、阳虚质、阴虚质、痰湿质、湿热质、瘀血质、气郁质、特禀质。通过中医体质辨识，对不同体质进行辨证论治，实施行之有效的中医药干预，兼具经济性与实用性，技术简单易行，方便推广对老年人常见病、多发病、慢性病的预防方法。

2. 中医体质辨识的早期防治作用　早期发现和诊治亚健康，不仅是健康管理的重要责任，也是"健康中国"大战略实现的重要保障。中医认为亚健康归属于"治未病"范畴。中医体质辨识是发现亚健康的重要手段。根据《中医体质国家标准》的要求，由护士将症状登记到体质分类表中，由有经验的中医师将舌象和脉象以及体质特征填到表格中，最后经过录入中医体质辨识软件对体质分类进行评定。之后根据不同的体质类型进行辨证施治或者辨证施护，对亚健康者进行饮食习惯、生活方式的指导，有利于防止亚健康向疾病状态的转变，甚至可逆转至健康状态。中医体质辨识和现代健康管理的有机结合，再根据中医体质的分型制定相应的中医健康改善计划，以"治未病"为核心理念，运用大数据，进行亚健康的全程个性化管理，可以满足不同社区人群的健康需求。

中医体质辨识在健康管理的应用，不仅可以早期筛选发现亚健康人群，并根据体质偏颇进行饮食调理、生活方式、运动、药物治疗等延续性护理指导，防止亚健康向疾病状态转变。大数据计算机技术的进一步发展，也有利于各健康管理中心构建对体检人群更科学的管理模式。健康管理中心可以依托大数据的管理分析方法，将成千上万体检人群的中医体质数据进行处理分析，从而筛选出亚健康人群，发现高血压、糖尿病、冠心病、肿瘤等慢性病，将亚健康人群的体质类型和慢性病患病情况登记并追踪管理，并制定相应护理干预系列方案，护理人员利用微信、电话等方式随访指导，进行延续性护理，形成系统性的闭环式健康管理，有利于"健康中国"大战略的实现。

3. 中医体质辨识在慢性病管理中的作用　中医体质辨识在慢性病管理中发挥了重要的作用，具有鲜明的中医特色。慢性非传染性疾病（简称慢病），如糖尿病、高血压、慢性阻塞性肺疾病等，已经超越传染病，成为威胁我国中老年人群生命健康的最主要因素之一。中医体质辨识通过对社区中医体质类型的分布规律和特点进行大规模调查，然后根据不同的体质类型，予以饮食调理、生活方式、运动、药物治疗等指导，近年来广泛应用于老年人慢病管理中，而且被纳入我国公共卫生服务体系。

老年人常患有高血压、糖尿病、冠心病、高尿酸血症等慢性病，这些人群的中医体质均属于偏颇状态。中医体质辨识在糖尿病、高血压、慢性阻塞性肺疾病等慢性病的管理中发挥重要作用，可以丰富和完善公共卫生服务体系，体现中医"未病先防，既病防变"的理论思想。

二、个体化中医保健指导

不同体质的人，对不同的疾病具有易感性。痰湿体质的人，就特别容易出现肥胖（尤其是向心性肥胖），或者容易出现高脂血症、高血压、脂肪肝等代谢性疾病；气虚体质的人，容易出现低血压、低血糖、内脏下垂、慢性炎症、贫血等，对于环境的适应能力比较低；阳虚的人，容易感受寒邪，形成各种痛证、痹证、水肿；阴虚的人常内热上火，易感受热邪，常见咽喉疼痛、失眠、便秘、烦躁、泛酸等；瘀血的人容易罹患肿瘤、心脑血管疾病。因此中医健康管理要因人而异，体现个体差异，采用个体化保健方法。

1. 平和质保健方法

（1）情志调摄：在日常生活中保持平和的心态。可根据个人爱好，选择弹琴、下棋、书法、绘画、听音乐、阅读、旅游、种植花草等放松心情。

（2）饮食调养：不要过饥过饱，也不要进食过冷、过烫或不干净食物；粗细粮食宜合理搭配，多吃五谷杂粮、蔬菜瓜果，少食过于油腻及辛辣食品；注意戒烟限酒。季节饮食调养：①春宜多食蔬菜，如菠菜、芹菜、春笋、荠菜等。②夏宜多食新鲜水果，如西瓜、番茄、菠萝等，其他清凉生津食品，如金银花、菊花、鲜芦根、绿豆、冬瓜、苦瓜、黄瓜、生菜、豆芽等均可酌情食用，以清热祛暑。③长夏宜选用茯苓、藿香、山药、莲子、薏苡仁、扁豆、丝瓜等利湿健脾之品，不宜进食滋腻碍胃的食物。④秋宜选用寒温偏性不明显的平性药食。同时，宜食用濡润滋阴之品以保护阴津，如沙参、麦冬、阿胶、甘草等。⑤冬宜选用温补之品，如生姜、肉桂、羊肉等温补之品。

（3）起居调摄：起居宜规律，睡眠要充足，劳逸相结合，穿戴求自然。

（4）运动保健：形成良好的运动健身习惯，可根据个人爱好和耐受程度，选择适合的运动健身项目。

（5）穴位保健：用大拇指或中指指腹按压涌泉穴和足三里穴，做轻柔缓和的环旋活动，以穴位感到酸胀为度，按揉2~3分钟。每天操作1~2次。

涌泉穴：位于足底部，卷足时足前部凹陷处，约当足底第2、第3趾趾缝纹头端与足跟连线的前1/3与后2/3交点上；

足三里穴：足三里位于小腿前外侧，当犊鼻下3寸，距胫骨前缘一横指处。

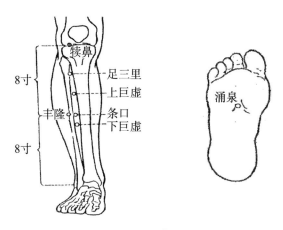

图 1-4-1 平和质穴位保健

2. 气虚质保健方法

（1）情志调摄：宜保持稳定乐观的心态，不可过度劳神。宜欣赏节奏明快的音乐。

（2）饮食调养：宜选用性平偏温、健脾益气的食物，如大米、小米、南瓜、胡萝卜、山药、大枣、香菇、莲子、白扁豆、黄豆、豆腐、鸡肉、鸡蛋、鹌鹑（蛋）、牛肉等。尽量少吃或不吃空心菜、槟榔、生萝卜等耗气的食物。不宜多食生冷苦寒、辛辣燥热的食物。

山药粥：山药 30 g，粳米 180 g。将山药和粳米一起入锅加清水适量煮粥，煮熟即成。此粥可在每天晚饭时食用。具有补中益气功效，适合气虚体质者食用。

黄芪童子鸡：童子鸡 1 只，生黄芪 9 g。洗净童子鸡，用纱布袋包好生黄芪，取一根细线，一端扎紧纱布袋口，置于锅内，另一端则绑在锅柄上。在锅中加姜、葱及适量水煮汤，待童子鸡煮熟后，拿出黄芪包。加入盐、黄酒调味，即可食用。具有益气补虚功效，适合气虚体质易自汗者食用。本方补气力量较强，对气虚表现比较明显者，可每隔半个月食用一次，不宜长期连续服用。

（3）起居调摄：提倡劳逸结合，不要过于劳作，以免损伤正气。平时应避免汗出受风。居室环境应采用明亮的暖色调。

（4）运动保健：宜选择比较柔和的传统健身项目，如八段锦。在做完全套八段锦动作后，将"两手攀足固肾腰"和"攒拳怒目增力气"各加做1～3遍。避免剧烈运动。还可采用提肛法防止脏器下垂，提肛法：全身放松，注意力集中在会阴肛门部。首先吸气收腹，收缩并提升肛门，停顿2～3秒之后，再缓慢放松呼气，如此反复10～15次。

（5）穴位保健：采用掌根揉气海穴、关元穴，每个穴位按揉2～3分钟，每天操作1～2次。这两个穴位还可以采用艾条温和灸，增加温养益气的作用。温和灸可每周操作1次。

气海穴：位于下腹部，前正中线上，当脐中下1.5寸。

关元穴：位于下腹部，前正中线上，当脐下3寸。

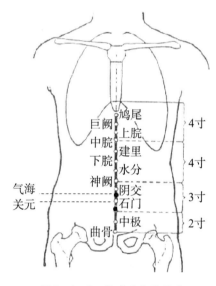

图1-4-2　气虚质穴位保健

3. 阳虚质保健方法

（1）情志调摄：宜保持积极向上的心态，正确对待生活中的不利事件，及时调节自己的消极情绪。宜欣赏激昂、高亢、豪迈的音乐，如《黄河大合唱》等。

（2）饮食调养：宜选用甘温补脾阳、温肾阳为主的食物，如羊肉、鸡肉、带鱼、黄鳝、虾、刀豆、韭菜、茴香、核桃、栗子、腰果、松子、红茶、生姜等。少食生冷、苦寒、黏腻食物，如田螺、螃蟹、海带、紫菜、芹菜、苦瓜、冬瓜、西瓜、香蕉、柿子、甘蔗、梨、绿豆、蚕豆、绿茶、冷冻饮料等。即使在盛夏也不要过食寒凉之品。

当归生姜羊肉汤：当归 20 g，生姜 30 g，羊肉 500 g。当归、生姜冲洗干净，用清水浸软，切片备用。羊肉剔去筋膜，放入开水锅中略烫，除去血水后捞出，切片备用。当归、生姜、羊肉放入砂锅中，加清水、料酒、食盐，旺火烧沸后撇去浮沫，再改用小火炖至羊肉熟烂即成。具有温阳补血、祛寒止痛功效，适合阳虚体质者食用。

韭菜炒胡桃仁：胡桃仁 50 g，韭菜 200 g。生胡桃仁开水浸泡去皮，沥干备用。韭菜摘洗干净，切成寸段备用。麻油倒入炒锅，烧至七成热时，加入胡桃仁，炒黄，再加入韭菜、食盐，翻炒至熟。具有温肾助阳功效，适合阳虚体质腰膝冷痛者。

（3）起居调摄：居住环境以温和的暖色调为宜，不宜在阴暗潮湿寒冷的环境下长期工作和生活。秋冬季节要暖衣温食以养护阳气，平时要注意腰部、背部和下肢保暖，每天以热水泡脚为宜。白天保持一定活动量，避免打盹瞌睡。夏季暑热多汗，也易导致阳气外泄，使阳气虚于内。建议尽量避免强力劳作和大汗，也不可恣意贪凉饮冷。睡觉前尽量不要饮水，睡前将小便排净。

（4）运动保健：宜在阳光充足的环境下适当进行舒缓柔和的户外活动，如慢走、太极剑、太极拳等，尽量避免在大风、大寒、大雪的环境中锻炼，不宜大汗。日光浴、空气浴是较好的强身壮阳之法。也可选择八段锦，在完成整套动作后将"五劳七伤往后瞧""背后七颠百病消"和"两手攀足固肾腰"加做 1～3 次。

（5）穴位保健：可采用温和灸灸关元穴、命门穴，可每周进行 1 次。关元穴还可采用掌根揉法。每穴 2～3 分钟，每天 1～2 次。也可配合摩擦腰肾法温肾助阳，以两手平掌的鱼际、掌根，或两手虚拳的拳眼，拳背着力，同时做上下左右摩擦两侧腰骶部。每次 15 分钟，每天 2 次，10 天 1 疗程。做坐式八段锦的"闭气搓手热，背后摩精门，左右辘轳转，两脚放舒伸。翻掌向上托，弯腰攀足频"。

关元穴：位于下腹部，前正中线上，当脐下 3 寸；

命门：位于腰部，当后正中线上，第 2 腰椎棘突下凹陷中。

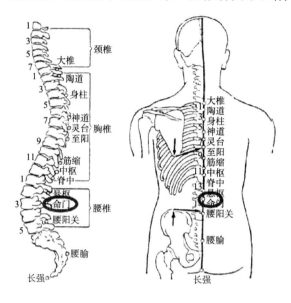

图 1-4-3　阳虚质穴位保健

4. 阴虚质保健方法

（1）情志调摄：宜加强自我修养、培养自己的耐性，尽量减少与人争执、动怒，不宜参加竞争胜负的活动，可在安静、优雅环境中练习书法、绘画等。有条件者可以选择在环境清新凉爽的海边、山林旅游休假。宜欣赏曲调轻柔、舒缓的音乐，如舒伯特《小夜曲》等。

（2）饮食调养：宜选用甘凉滋润的食物，如鸭肉、猪瘦肉、百合、黑芝麻、蜂蜜、荸荠、鳖、海蜇、海参、甘蔗、银耳、燕窝等。少食温燥、辛辣、香浓的食物，如羊肉、韭菜、茴香、辣椒、葱、蒜、葵花子、酒、咖啡、浓茶，以及荔枝、龙眼、樱桃、杏、大枣、核桃、栗子等。

蜂蜜银耳蒸百合：百合 120 g，蜂蜜 30 g，银耳 30 g。将百合、蜂蜜、银耳拌和均匀，蒸令熟软。具有养阴生津润燥的功效，适合阴虚体质常感咽干口燥、皮肤干燥者食用。糖尿病老年人不宜使用本方。

莲子百合煲瘦肉：莲子（去芯）20 g，百合 20 g，猪瘦肉 100 g。用莲子（去芯）、百合、猪瘦肉，加水适量同煲，肉熟烂后用盐调味食用。具有养阴清热、益气安神功效，适合阴虚体质常感虚烦失眠多梦者食用。

（3）起居调摄：居住环境宜安静，睡好"子午觉"。避免熬夜及在高温酷暑下工作，不宜洗桑拿、泡温泉。节制房事，勿吸烟。注意防晒，保持皮肤湿润，宜选择蚕丝等清凉柔和的衣物。

（4）运动保健：宜做中小强度的运动项目，控制出汗量，及时补充水分。不宜进行大强度、大运动量的锻炼，避免在炎热的夏天或闷热的环境中运动。可选择八段锦，在做完八段锦整套动作后将"摇头摆尾去心火"和"两手攀足固肾腰"加做 1～3 遍。也可选择太极拳、太极剑等。

（5）穴位保健：可采用指揉法按压太溪穴、三阴交穴，每个穴位按揉 2～3 分钟，每天操作 1～2 次。

太溪穴：太溪位于足内侧，内踝后方，当内踝尖与跟腱之间的凹陷处；

三阴交穴：位于小腿内侧，当足内踝尖上 3 寸，胫骨内侧缘后方。

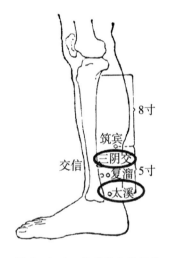

图 1-4-4 阴虚质穴位保健

5.痰湿质保健方法

（1）情志调摄：宜多参加社会活动，培养广泛的兴趣爱好。宜欣赏激进、振奋的音乐，如二胡《赛马》等。

（2）饮食调养：宜选用健脾助运、祛湿化痰的食物，如冬瓜、白萝卜、薏苡仁、赤小豆、荷叶、山楂、生姜、荠菜、紫菜、海带、鲫鱼、鲤鱼、鲈鱼、文蛤等。少食肥、甜、油、黏（腻）的食物。

荷叶粥：干荷、大米，具有祛湿降浊的功效，适合痰湿体质者食用。

冬瓜海带薏米排骨汤：冬瓜、海带、薏米、猪排骨（少量）、生姜，具有健脾祛湿、化痰消浊的功效，适合痰湿体质腹部肥满的老年人食用。

（3）起居调摄：居住环境宜干燥，不宜潮湿，穿衣面料以棉、麻、丝等透气散湿的天然纤维为佳，尽量保持宽松，有利于汗液蒸发，祛除体内湿气。晚上睡觉枕头不宜过高，防止打鼾加重；早睡早起，不要过于安逸，勿贪恋沙发和床榻。

（4）运动保健：坚持长期运动锻炼，强度应根据自身的状况循序渐进。不宜在阴雨季节、天气湿冷的气候条件下运动。可选择快走、武术以及打羽毛球等，使松弛的肌肉逐渐变得结实、致密。如果体重过重、膝盖受损，可选择游泳。

（5）穴位保健：可采用指揉法按压足三里穴、丰隆穴，每穴按揉2～3分钟。每天操作1～2次。

足三里穴：足三里位于小腿前外侧，当犊鼻下3寸，距胫骨前缘一横指处。

丰隆穴：位于小腿前外侧，当外踝尖上8寸，条口外，距胫骨前缘二横指处。

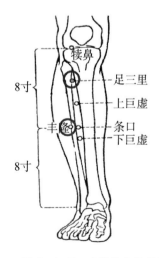

图1-4-5　痰湿质穴位保健

6. 湿热质保健方法

（1）情志调摄：宜稳定情绪，尽量避免烦恼，可选择不同形式的兴趣爱好。宜欣赏曲调悠扬的乐曲，如古筝《高山流水》等。

（2）饮食调养：宜选用甘寒或苦寒的清利化湿食物，如绿豆（芽）、绿豆糕、绿茶、芹菜、黄瓜、苦瓜、西瓜、冬瓜、薏苡仁、赤小豆、马齿苋、藕等。少食羊肉、动物内脏等肥厚油腻之品，以及韭菜、生姜、辣椒、胡椒、花椒及火锅、烹炸、烧烤等辛温助热的食物。

绿豆薏米粥：生薏苡仁 40 g，绿豆 40 g。浸泡一夜，放入锅内，加适量水，用文火炖至熟，焖数分钟即可。具有清热利湿解毒的功效，适合湿热体质易长疮疖者食用。

老黄瓜赤小豆煲猪肉汤：老黄瓜 1000 g，赤小豆 80 g，瘦猪肉少量，陈皮 10 g，生姜 1～2 片。赤小豆、陈皮洗净，陈皮刮去瓤，并一起浸泡；老黄瓜洗净，连皮切为厚块状；猪肉洗净，不用刀切。先放陈皮于瓦煲内，加入清水 3000 mL（约 12 碗水量），武火煲沸后再加入老黄瓜、猪肉、生姜，煮沸后改为文火煲约 2.5 小时，调入适量食盐和生油即可。具有清热利湿、理气和中的功效，适合湿热体质者食用。

（3）起居调摄：居室宜干燥、通风良好，避免居处潮热，可在室内用除湿器或空调改善湿、热的环境。选择款式宽松，透气性好的天然棉、麻、丝质服装。注意个人卫生，预防皮肤病变。保持充足而有规律的睡眠，睡前半小时不宜思考问题、看书、看情节紧张的电视节目，避免服用兴奋饮料，不宜吸烟饮酒。保持二便通畅，防止湿热积聚。

（4）运动保健：宜做中长跑、游泳、各种球类、武术等强度较大的锻炼。夏季应避免在烈日下长时间活动，在秋高气爽的季节，经常选择爬山登高，更有助于祛除湿热。也可做八段锦，在完成八段锦整套动作后将"双手托天理三焦"和"调理脾胃须单举"加做 1～3 遍，每天 1 次。

（5）穴位保健：可采用指揉或拍打支沟穴、阴陵泉穴，每穴操作 2～3 分钟，每天 1～2 次。阴陵泉穴处还可以选择刮痧。

支沟穴：位于前臂背侧，当阳池与肘尖的连线上，腕背横纹上 3 寸，尺骨与桡骨之间。

阴陵泉穴：位于小腿内侧，当胫骨内侧踝后下凹陷处。

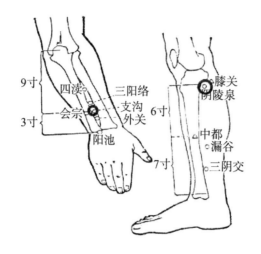

图 1-4-6　湿热质穴位保健

7. 血瘀质保健方法

（1）情志调摄：遇事宜沉稳，努力克服浮躁情绪。宜欣赏流畅抒情的音乐，如《春江花月夜》等。

（2）饮食调养：宜选用具有调畅气血作用的食物，如生山楂、醋、玫瑰花、桃仁（花）、黑豆、油菜等。少食收涩、寒凉、冰冻之物，如乌梅、柿子、石榴、苦瓜、花生米，以及高脂肪、高胆固醇、油腻食物，如蛋黄、虾、猪头肉、猪脑、奶酪等。还可少量饮用葡萄酒、糯米甜酒，有助于促进血液运行，但高血压和冠心病等老年人不宜饮用。女性月经期间慎用活血类食物。

黑豆川芎粥：川芎 10 g，黑豆 25 g，粳米 50 g。川芎用纱布包裹，和黑豆、粳米一起水煎煮熟，加适量红糖，分次温服。具有活血祛瘀功效，适合血瘀体质者食用。

红花三七蒸老母鸡：老母鸡 1 只（约 1000 g），参三七 10 g，红花 15 g，陈皮 10 g。将老母鸡宰杀，剖腹去内脏，洗净后，放入三七、红花、陈皮，文火蒸熟，至肉烂，加葱、盐、姜调味，分餐食之。具有活血行气功效，适合血瘀体质患有胸痹、痛证者食用。

（3）起居调摄：居室宜温暖舒适，不宜在阴暗、寒冷的环境中长期工作和生活。衣着宜宽松，注意保暖，保持大便通畅。不宜贪图安逸，宜在阳光充足的时候进行户外活动。避免长时间打麻将、久坐、看电视等。

（4）运动保健：宜进行有助于促进气血运行的运动项目，持之以恒。如步行健身法，或者八段锦，在完成八段锦整套动作后将"左右开弓似射雕"和"背后七颠百病消"加做 1～3 遍。避免在封闭环境中进行锻炼。锻炼强度视身体情况而定，不宜进行大强度、大负荷运动，以防意外。

（5）穴位保健：采用指揉法按压期门穴、血海穴。每个穴位操作 2～3 分钟，每天操作 1～2 次。

期门穴：位于胸部，当乳头直下，第 6 肋间隙，前正中线旁开 4 寸。

血海穴：屈膝，在大腿内侧，髌底内侧端上 2 寸，当股四头肌内侧头的隆起处。

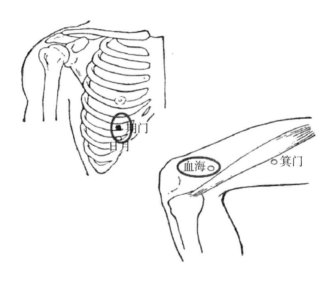

图 1-4-7　血瘀质穴位保健

8. 气郁质保健方法

（1）情志调摄：宜乐观开朗，多与他人相处，不苛求自己也不苛求他人。如心境抑郁不能排解时，要积极寻找原因，及时向朋友倾诉。宜欣赏节奏欢快、旋律优美的乐曲如《金蛇狂舞》等，还适宜看喜剧、励志剧，以及轻松愉悦的相声表演。

（2）饮食调养：宜选用具有理气解郁作用的食物，如黄花菜、菊花、玫瑰花、茉莉花、大麦、金橘、柑橘、柚子等。少食收敛酸涩的食物，如石榴、乌梅、青梅、杨梅、草莓、杨桃、酸枣、李子、柠檬、南瓜、泡菜等。

三花茶：茉莉花、菊花、玫瑰花各 3 g。沸水冲泡，代茶饮。具有行气解郁功效，适合气郁体质者饮用。

黄花菜瘦肉汤：鲜黄花菜 60 g（干品 20 g），猪瘦肉 500 g（切块），生姜 3 片，适量油盐。黄花菜需要先用开水焯一下，放少许油略炒，然后将黄花菜、生姜和瘦肉一起放进瓦煲内，加入清水 2500 mL，武火煲沸后改文火煲 3 个小时，调入适量盐、油便可。具有疏肝解郁功效，适合气郁体质者食用。

（3）起居调摄：尽量增加户外活动和社交，防止一人独处时心生凄凉。居室保持安静，宜宽敞、明亮。平日保持有规律的睡眠，睡前避免饮用茶、咖啡和可可等饮料。衣着宜柔软、透气、舒适。

（4）运动保健：宜多参加群体性体育运动项目，坚持做较大强度、较大负荷的"发泄式"锻炼，如跑步、登山、游泳。也可参与下棋、打牌等娱乐活动，分散注意力。

（5）穴位保健：可按揉合谷穴、太冲穴。每穴操作 2～3 分钟，每天 1～2 次。

合谷穴：位于手背，第 1、第 2 掌骨间，当第 2 掌骨桡侧的中点处。

太冲穴：位于足背侧，当第 1 跖骨间隙的后方凹陷处。

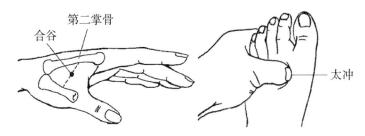

图 1-4-8　气郁质穴位保健

9. 特禀质保健方法

（1）情志调摄：过敏体质的人因对过敏原敏感，容易产生紧张、焦虑等情绪，因此要在尽量避免过敏原的同时，还应避免接触紧张情绪。

（2）饮食调养：饮食宜均衡、粗细搭配适当，荤素配伍合理，宜多食益气固表的食物，尽量少食辛辣、腥发食物，不食含致敏物质的食品，如蚕豆、白扁豆、羊肉、鹅肉、鲤鱼、虾、蟹、茄子、辣椒、浓茶、咖啡等。

固表粥：乌梅15 g、黄芪20 g、当归12 g、粳米100 g。乌梅、黄芪、当归放砂锅中加水煎开，再用小火慢煎成浓汁，取出药汁后，再加水煎开后取汁，用汁煮粳米成粥，加冰糖趁热食用。具有益气养血脱敏功效，适合过敏体质易发皮肤过敏者食用。

黄芪首乌藤炖猪瘦肉：首乌藤15 g，黄芪15 g，猪瘦肉100 g，食盐、葱、生姜、料酒、味精各适量。首乌藤、黄芪洗净，切片备用；猪瘦肉洗净，切成2 cm见方的块，放入锅内，加黄芪、调料、水适量。锅置武火上烧沸，用文火炖熬至瘦猪肉热烂即成。具有益气养血、祛风脱敏功效，适合过敏体质者食用。

（3）起居调摄：起居要有规律，保持充足的睡眠时间。居室宜通风良好。生活环境中接触的物品如枕头、棉被、床垫、地毯、窗帘、衣橱易附有尘螨，可引起过敏，应经常清洗、日晒。外出也要避免处在花粉及粉刷油漆的空气中，以免刺激而诱发过敏病症。

（4）运动保健：宜进行慢跑、散步等户外活动，也可选择下棋、瑜珈等室内活动。不宜选择大运动量的活动，避免春天或季节交替时长时间在野外锻炼。运动时注意避风寒，如出现哮喘、憋闷的现象应及时停止运动。

（5）穴位保健：神阙采用温和灸，每周1次。曲池采用指揉法，按揉2～3分钟。每天操作1～2次。

神阙穴：位于腹中部，脐中央。

曲池穴：位于肘横纹外侧端，屈肘，当尺泽与在肘横纹外侧端与肱骨外上髁连线中点。

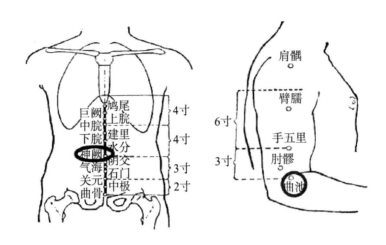

图 1-4-9 特禀质穴位保健

三、中医健康管理服务

1. **服务对象** 辖区内居住的 65 岁及以上居民。

2. **服务内容** 每年为老年人提供 1 次中医药健康管理服务，内容包括中医体质辨识和中医药保健指导。记录在健康档案中。

（1）中医体质辨识：按照老年人中医药健康管理服务记录表前 33 项问题采集信息，根据体质判定标准进行体质辨识，并将辨识结果告知服务对象。

（2）中医药保健指导：根据不同体质进行个体化中医健康指导。内容包括：对发现已确诊的高血压和糖尿病老年人分别纳入《高血压老年人中医健康干预》《糖尿病老年人中医健康干预》；对存在中医偏颇体质的居民进行有针对性的养生保健指导；对老年人告知日常的情志调摄、饮食调养、起居调摄、运动保健、穴位保健等养生保健方法。

3. **服务流程** 中医特色健康管理流程为：通过全面健康体检，给予中医体质辨识并经专业中医师中医四诊辨证分析后，建立个人健康信息档案，给予中医体质评估报告及指导、中医特色健康指导与干预，纳入中医特色健康管理体系，定期调整中医健康调养方案。以上流程均需在信息化管理平台基础上施行。

（1）中医健康状态信息采集与管理：中医健康状态信息包含传统中医诊断所需要的舌、面、脉、问等信息，也就是健康管理师或医护人员借助于现代化中医诊断设备采集健康状态信息，如体质问卷、舌诊、面诊、脉诊等，并对采集到的信息进行数字化分析。同时把信息存储于计算机中，从而建立被检测者的中医健康档案。

（2）健康状态辨识与评估：对采集到的中医健康状态信息综合分析之后，予以体质辨识、寒热、阴阳和虚实等属性的辨识及五态人格等相关中医特色辨识，并对被检测者的健康状态和发展转归有较客观准确的评估及相关危险因素的预警。

（3）健康养生与干预指导：根据检测结果，健康管理师或医护人员对于被检测者在饮食起居、情志调摄、食疗药膳、经络穴位、茶饮药浴、运动锻炼等生活各环节方面进行养生和干预指导，同时可提供相关中医特色疗法的建议。便于被检测者可以选择适合于自己的养生方式和方法，而且对于比较严重的健康问题引起重视并及时就医。

（4）干预效果评估：评估干预措施是否有效地改善了被检测者的健康状态，这就要求健康状态信息能够存储且能够进行干预措施前后的对比功能。随着现代中医诊断仪器的进步，为中医健康管理提供了很好的条件，目前已经可以将体质问卷、脉诊、舌诊、面诊等中医特色四诊结果做到"标准化""量化""图表化"，让被检测者和健康管理师们能一目了然。通过前后2次的检测结果的对比，被检测者可以明确自己的身体状况是否得到改善，哪些方面有明显改善，哪些方面还需要加强，让以前中医师那种"有理说不清"的局面变得十分直白明显。

（5）各种慢病管理的相关服务：对于高血压、糖尿病、冠心病等慢病老年人，中医健康管理也有其独特优势，通过社区和大量人群的基本信息采集，以及各种中医养生干预方法的实施，可以针对各种体质和各疾病阶段筛选出一套行之有效和适宜的保养方法，以提高慢病老年人群的生活质量，减少医疗支出。

4. 服务要求

（1）开展老年人中医药健康管理服务可结合老年人健康体检和慢病管理及日常诊疗时间。

（2）开展老年人中医体质辨识工作的人员应当为接受过老年人中医药知识和技能培训的卫生技术人员。开展老年人中医药保健指导工作的人员应当为中医类别执业（助理）医师或接受过中医药知识和技能专门培训能够提供上述服务的其他类别医师（含乡村医生）。

（3）服务机构要加强与村（居）委会、派出所等相关部门的联系，掌握辖区内老年人口信息变化。

（4）服务机构要加强宣传，告知服务内容，使更多的老年居民愿意接受服务。

（5）预约 65 岁及以上居民到乡镇卫生院、社区卫生服务中心接受中医药健康管理服务。行动不便、卧床居民如有需要，可提供预约上门服务。

（6）每次服务后要及时、完整记录相关信息，纳入老年人健康档案。

5. 考核指标

（1）老年人中医药健康管理服务率＝接受中医药健康管理服务 65 岁及以上居民数/年内辖区内 65 岁及以上常住居民数×100％。

（2）老年人中医药健康管理服务记录表完整率＝抽查填写完整的中医药健康管理服务记录表/抽查的中医药健康管理服务记录表×100％。

综上所述，中医健康管理运用中医学"治未病""整体观念""辨证论治"的核心思想，结合现代健康管理学的理论方法，通过对健康人群、亚健康人群及患病老年人群进行中医的全面信息采集、监测、分析、评估，可达到维护个体和群体健康的目的，有利于为中医方面提供健康咨询指导、中医健康教育以及对健康危险因素进行中医相关的各种干预。

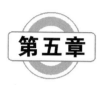

第五章 "互联网十" 老年长期照护的现状

随着科学技术的进步和发展，互联网被应用到各个学科领域中，社会的整体效率得以大幅提高，都是现代化技术被推广和应用的结果。2015年3月5日，在第十二届全国人民代表大会上李克强总理在政府工作报告中首次提出并强调"互联网十"行动计划，将"互联网十"行动计划提升为国家战略。国务院发布的《全国医疗卫生服务体系规划纲要（2015—2020年）》［国办发（2015）14号］也指出，要积极将互联网、物联网、云计算、大数据等用于开展健康中国云服务计划中，以促进智慧医疗的发展，从而提高医疗管理水平和服务能力。本章通过对国内外"互联网十"长期照护的现状进行综述，为建设多层次、多元化、全面的长期照护模式提供借鉴。2017年2月，工信部、民政部、国家卫生计生委联合印发《智慧健康养老产业发展行动计划（2017—2020年）》，提出运用互联网、物联网、大数据等信息技术手段，推进智慧健康养老应用系统集成，建立老年健康动态监测机制，整合信息资源，为老年人提供智慧健康养老服务。

第一节 "互联网十"养老的相关概念

一、智慧养老的概念

"智慧养老"的概念最早由英国生命信托基金提出，所谓"智慧"即打破传统养老模式受时空约束的缺陷，借助现代科技，比如移动互联网、物联网、云计算和大数据等，将服务参与各主体整合起来，形成一个有机整体，提高养老服务的质量。智慧养老开启了养老服务的新纪元，为解决全球养老问题提供了新思路。

国内智慧养老起步相对较晚，最早可追溯到 2007 年胡黎明提出的"数字化养老"概念。2013 年后，学术界开始统一使用"智慧养老"来代替"数字化养老"。国内研究智慧养老的学者在智慧养老领域进行深入探究与讨论，推动了智慧养老的发展。左美云认为"智慧养老是利用互联网、物联网、社交网、移动计算等现代科技为老年人提供安全、医疗保健、娱乐休闲、学习交流等服务，同时对涉老信息进行监测、上传、分析、处理，从而实现智能交互"。郑世宝认为"智慧养老是利用物联网、互联网、云技术等技术，实现老年人全方位、一体化、线上线下结合、医养结合的养老模式"。席恒等认为"智慧养老是利用物联网、云计算等技术，实现各类传感器终端和计算机网络的无缝连接"。综合以上观点，虽然不同学者的观点侧重点各不相同，但核心思想十分一致，可以将智慧养老定义为"将现代科技应用于养老服务中，实现社会资源的优化配置与精准管理，解决老人需求与供给的精准对接问题"。

智慧养老包括智慧助老、智慧用老和智慧孝老三个方面。智慧助老主要是指用信息技术等现代科学技术帮助老年人；智慧用老是指利用好老年人的经验智慧，帮助老年人实现人生的第二春。如老年人可在航天行业、中医领域的代际知识转移方面发挥重要作用；智慧孝老是指智慧孝老利用信息技术等现代科学技术，在老龄化问题日益加剧的今天，帮助年轻人以更恰当的方式感恩和回报老人，进而推动中华美德的传承和孝老文化的弘扬。

二、"互联网＋养老"服务模式

"互联网＋养老"服务模式就是将互联网信息技术与养老相结合起来，在养老这一传统业务领域内充分利用信息技术，借助互联网信息在大数据上的优势并通过计算机、移动终端设备等互联网高科技信息技术，给老年人提供生活照料、医疗护理、精神关爱、紧急救助等一系列的养老服务。"互联网＋服务"的养老服务模式就是将医疗机构、养老机构、家庭、个人等通过网络信息平台联系在一起，利用互联网信息技术以及智能化养老产品的优势给老年人提供便捷、灵活、多样、智能的居家养老服务。"互联网＋养老"服务模式就是在社区居家养老的基础上创建更合适的、更为便捷的养老机制,"互联网＋养老"模式的核心依然是以老年人为中心,再将互联网信息技术运用到服务中,满足老年人的各种养老需求。

第二节 国内外"互联网＋"老年人长期照护服务的现状

一、国外 "互联网＋" 老年人长期照护服务现状

许多发达国家已经初步建立起以长期照护保险为核心,以服务机构为主体,以服务标准和规范为准绳,并辅之以家庭成员、社会工作者和志愿者共同参与的长期照护服务体系,成为了整个社会保障的最后一道防线。

1. 法国的老年长期照护服务 法国的社会福利制度目前较为完善,其在老人长期照护方面主要有三大措施。一是保障老人的生活水平。法国政府的老年政策重心之一,就是帮助老年人居家生活自理,专门设立了老年生活自理个人津贴(APA),用于老年人维持居家生活或入住养老院所需的部分开支,于 2002 年 1 月 1 日开始生效。对于达不到最低保障水平的老人由政府财政给予补贴。二是改善老人居住环境。从 20 世纪 60 年代开始,法国就针对独居老人提供房屋修缮等,减少因居住环境而造成的老人人际交流中断,预防老人被社会孤立。具体包括为老人提供住宅补贴、房屋修缮服务、电话与紧急报警系统、家庭介护服务等。三是改良社会养老机构。早期法国照护失能老人的机构主要是医院及其附设养护中心,自 1970 年以后,法国开始建设老人之家取代医院的养护中心,为老人提供住宿、餐饮和其他服务,不再局限于原来的看护功能,除了日常的看护、送餐等,社区健康网络也逐步建立,社会福利与医护机构共同为居家养老提供服务。"互联网＋"时代的来临,为老年人的长期照护服务注入新的活力。为了提高智慧养老水平,法国近年来积极致力于研发老年人全职护理机器人。截至目前,所开发的机器人已具备以下主要功能:通过穿戴式检测装置进行简单的医护操作,如测量血压和体温;提供简单的家庭服务劳动,如端水送饭、传递用品和开关电视等;参与老年人"偏爱"的互动游戏;通过视频保持同医护人员与救援机构的互动等。有分析认为,这种机

器人可有效降低老年人的寂寞孤独感，提高其生活自理能力。

2. 美国的老年长期照护服务　美国商业照护保险发达，是基于社会安全网的自愿性质与强制性质相结合的医疗照护模式。美国目前的长期照护服务机构主要有营利性的私立服务机构、非营利性的服务机构、慈善机构举办的服务机构和政府公立的服务机构等。为了适应老年人失能水平，其服务内容较为复杂，包括个人照料、健康照料、社会心理服务、居住服务、看护服务和临终关怀服务等，能基本满足失能群体的生理需求、情感需求、精神需求及社会活动需求。在解决长期照护服务费用上，有医疗保险（Medicare）、医疗救助（Medicaid）、个人储蓄、家庭资助、健康保险、长期照护保险和反向贷款等多种选择。

美国长期照护有其专门的管理和服务机构。其中，美国卫生部负责联邦长期照护服务事务，各州卫生部门负责长期照护服务机构的资格审查等。美国住房与城市发展部、农业部分别设立了推动长期照护服务的项目，美国老龄署和相关的非政府组织如美国退休者协会、美国健康照料协会、美国老龄居家服务协会、美国临终关怀协会等为老年人提供长期照护的信息咨询和投诉服务。还有遍布美国社区的小的服务机构为老年人直接提供相关的服务。为了应对长期照护服务质量下降、药物滥用现象、长期照护服务成本昂贵、非专业性的家庭照料者负担沉重以及长期照护服务人员缺乏等问题，1987年美国颁布"综合预算调节法规"，明确规定长期护理机构的设置和管理要求、质量标准，以规范长期护理机构的管理和运作。该法规要求在长期护理机构中工作的人员的专业培训教育时间，并必须通过相应的笔试和技能考试，方可注册登记，执业上岗。

随着目前科技和医疗领域的快速发展，美国长期照护机构采用先进的数字信息技术和高科技支撑的医疗手段为老人服务。一是积极地进行探索和改革，鼓励各类长期照护服务机构为老年人提供多种选择，以满足老年人的各种服务需求；二是对专业化要求越来越高，使长期照护服务发展越来越成熟，越来越规范；三是让居家照料服务成为主流，提供高科技居家服务或者设置没有围墙的医院，即运用现代科技手段为居住在家的老年人提供各种长期照护服务。利用手机应用软件（APP）也可以实现老人和外界零距离接触。例如举办电脑培训班，让老人从零开始慢慢接触各种电子设备。在 APP 上的老年人论坛里，老人们在家就可点评中心服务质量，并与其他老人沟通交流。美国一些的长期照护中心接送居家老人往返中心参加活动时都在车上安装了追踪设备。接送老人的车是专用车辆，不涉及侵犯隐私权问题。安装追踪设备是为了让老人在等车期间就可上网，即时查询车况路况，以便可以等车临近自己住所时再下楼上车，避免了埋怨司机现象的发生。这种快捷周到的服务是政府用庞大税收进行支撑的。美国利用社会资源共同解决社会养老问题，政府将大部分社会养老预算拨给一些保险公司，让保险公司通过企业运作的方式管理并支配养老预算。总之，美国长期照护服务的管理规范，服务方便。

3. 德国的老年长期照护服务　德国自 20 世纪 90 年代中期开始实施长期照护保险，为老年人提供有效和可持续的身心照护服务。主要包含三个方面。一是为老人长期照护提供资金支持。通过立法的形式，将长期照护保险设计成强制性社会保险，并实现全覆盖。采取"照护保险因循医疗保险"的原则，即所有法定医疗保险的投保人都要参加法定长期照护保险（即公共长期照护保险，覆盖德国总人口的 92％），自愿投保人可以选择私人照护保险（约占总人口的 7％），并制定了明确的服务评估标准和流程规范。二是提供多样化的市场服务。随着社会发展，老人照护的需求也越来越多样化、市场化，不仅包括传统的日常生活协助，如饮食、房间打扫、洗衣等，也包含更为专业的插管式喂食、化脓伤口处理、打针吃药等服务。对此，德国开发出十种不同类型的老人照护经营形态，通过市场化运作为老人提供多样化照护服务。三是加强政府、市场与第三部门的合作。1995 年起开始实施社会照护保险，为老人照护提供法治保障。同时，政府积极鼓励发展养老产业，通过各种渠道加强政府、市场与第三部门的资源整合，如医院疗养所、专业养护机构、社会福利机构、商业保险公司等部门等，共同应对人口老龄化的发展需求。形成国家在制度上提供保障，各方努力以确保老人个人、相关家庭、社区可以连点成面、相互协作、良性互动局面。德国是现代社会保险制度的摇篮，也是社会安全网最完整的国家。为了应对预期的长期照护服务的迅猛增长，德国于 1995 年制定了长期照护保险制度，并于 1996 年 7 月全面实行。其长期照护服务模式强调风险共担，由个人、企业与国家共同承担保险费用，提供服务时间或现金津贴给经过评估的各级失能人口。

德国利用高科技助力老年人长期照护服务，多个长期照护中心采用环境辅助生活（AAL）系统通过现代化的感应传输装置，将家里的各类仪器智能化，共同连通在一个具有扩展性的智能技术平台上，构建一个即时反应环境，对居家者的状态和环境对象进行分析，立即做出判断与反应。一旦该监测系统的数据分析显示，居家者出现摔倒、昏迷甚至呼吸困难等紧急状况，便会发出呼救，第一时间联络预设的紧急联系人，例如居家者亲属、急救中心或提供上门服务的护理公司。老人一天的起居情况都会通过各感应器传输进行综合分析。家属、护理员可以在手机上安装应用，远程同步查询平台存储的老人生活、活动数据。

4. 日本的老年长期照护服务　日本长期照护体系建设较为完善，于 1987 年、1992 年分别颁布《社会福利士及看护福利士法》和《福利人才保障法》，明确规定老年人长期照护服务机构从业人员的上岗资质、业务技能标准要求。日本于 1997 年 12 月制订了《介护保险法》，并于 2000 年 4 月正式施行，通过社会保险方式来减轻老年人接受长期护理服务的经济负担。时至今日，日本长期护理保险制度已经运行了十几年，各种体制机制也趋于完善。日本的长期照护也是基于社会保险的筹资模式，由政府和个人共同承担保险费用，其中经过评估的失能老人及因限定疾病引发障碍需要照护者，接受服务时需缴纳 10% 的费用。

日本是世界上人口老龄化速度快、程度高的国家，"少子高龄化"问题严重，其长期照护服务也最为完善，由直接护理、社会福利与医疗保健等综合性指标构成。日本长期护理服务分为护理服务和护理预防服务两类。其中，护理服务主要服务于经审核认定为要护理 1—要护理 5 等级的被保险人，具体服务内容包括居家护理服务、专业机构护理服务、地区密集型护理服务以及福利资源的出借与购置服务及住宅改造服务等。日本有严格的人力资源培训与考核机制，护理保险管理师根据使用者的情况拟定计划，为认定的访视与护理费用进行核算与管理，护理保险管理师由具有医疗、保健、福利等工作经验的人员经过国家统一培训和认证考试后予以承认；照护护士具体承担老年人照顾的工作，也必须经过专业知识和技能的培训，到指定机构进行临床实践，还要通过国家资格认证考试。近年来，为了减轻护理服务压力，日本长期护理保险制度已经从重视护理转向重视预防，增加了要支援的等级分类，并加强护理预防服务提供，努力延长日本老年人的健康生存期、缩短带病生存期，进而尽可能压缩需要护理服务的时间、节约社会护理资源，实现健康老龄化的目标。此外，日本还特别重视推动老年人护理服务的社会化和产业化，专门引入了市场竞争机制，提高护理服务的质量与效率。

2016年，日本政府提出了"社会5.0"的概念，也就是以无人机送货、AI家电普及、智能医疗与介护、智能化自动化产业、智能化经营、全自动驾驶为主要系统的"超智能社会"形态。日本正在加速人工智能机器人或者相应智能设备的开发，全力应对超老龄社会的到来。为此，日本重点扶持了移乘搬运、移动辅助、步行助力、自动排泄处理、健康监测、走失监视等智能化产品的开发推广，助力"互联网十"老年人长期照护服务发展。通过智慧养老服务平台，为用户提供"互联网十"长期照护服务，将上门的居家养老服务以及机构的养老服务，都融合到平台上。具体包括老人健康状况的评估、养老服务的监管、24小时的养老照料以及社区服务等。

5. 加拿大的老年长期照护服务 加拿大是最早进入老龄化社会的国家之一，也被认为是"老人天堂"，不仅生活环境好，社会福利佳，政府也在不断完善养老保险制度，大力推进"互联网十"老年人长期照护服务的建设。据统计，2015年加拿大超过65岁的人口数量首次超过15岁以下年轻人。整个卑诗省，每100位工作人口中就有31位年龄在65岁以上，大温哥华地区的数量则为25人。到了2030年，将有20%的加拿大人成为老年人。加拿大长期照护服务由公共部门的工作人员、国家资金资助建立的社区机构的工作人员或私营部门的家庭护理人员来提供，包括安宁照护、居家照护以及机构照护等。安宁照护是指对那些身患绝症的个人和家庭成员提供的照顾，这种类型的护理重点是坚持最好的服务和质量，为被护理人员在生命剩余的时间里提供一个舒适和没有任何压力的环境；居家照护包括单一功能项目服务、单一功能项目及某些专业性服务、单一功能项目及所有专业性服务、单一功能项目及专业性服务和居家支援 4 种服务模式；机构照护是指个人由于身体、生理或心理等原因而需要得到公共或私营的护理机构的照顾。

加拿大长期照护服务机构通过互联网技术改善老年人健康和福祉，融入传感器、语音助手、智能手表等可穿戴设备以及自动化技术等，设计开发易于使用，能够很好地适应老年人需求的智能应用，专注于改善老年人的健康。重点关注有受伤风险的老年人的健康，特别是当他们缺乏家庭和社区关怀时。其目标是利用非侵入性技术帮助老年人留在家中生活，这种方法有望满足老年人的需求和偏好，他们往往宁愿待在家里而不是住在疗养院。例如在跌倒检测被动传感器等技术帮助下，老年人更加自主和自信，从而减轻医疗保健系统的压力。

6. 韩国的老年长期照护服务　韩国统计厅的数据显示，2020 年 3 月，韩国 65 岁以上人口的比例为 15.8%，已进入老龄社会。韩国《老年长期护理保险法》规定了与居家养老护理相关的服务，包括家庭护理，日常护理和短期护理。韩国的长期护理保险倡导社会性和公平性原则。它在长期护理保障体系内建立了强制性的公共养老金计划，形成社会安全网，以缓解老年人因贫困而无法养老的问题。

（1）筹资渠道：长期照护保险资金的来源主要有两种，一是中央政府和地方政府的投入，约占资金总额的 20%；二是从医疗保险中提取 6.5% 左右的比例列入长期照护保险资金。参保人员在享受长期照护服务的时候，需要承担 15%～20% 的共付比例。

（2）服务体系：长期照护服务主要有两种类型，一是居家服务，包括工作人员定期上门访视和 24 小时护理等；二是专业服务机构提供的服务，包括社区服务机构和长期照护医院提供的服务。

（3）补偿机制：申请加入长期照护保险前，必须由专门的评估委员会对申请人的身体和认知状况进行详细评估，评估确认符合条件并分级后方能入保。长期照护服务采取按服务单元进行付费的方式，在专业机构接受护理和居家护理的报销比例分别为 80％和 85％。另外，对于居住在偏远地区、不具备上门服务条件和没有服务机构的地区，由长期照护保险给予参保人一定的现金补贴。

为促进"互联网＋"老年人长期照护服务发展，韩国中央和地方政府采取了多项措施。位于首尔市衿川区的木洞老人福利文化中心近日举办免费课程，由机器人教老年人使用社交软件。课堂上，教学机器人为老年学员详细讲解社交软件等各类手机应用的使用方法。此外，韩国政府还开发了无人售卖系统教学示范机器，由老师手把手教老人使用各种无人售卖系统。首尔市数字财团还开展了"老老互助"项目。该项目于 2020 年招募了 200 名 55 岁以上、熟练掌握数字技能的老年人担任志愿者，帮助其他老年人学习使用智能手机。这些志愿者被派往类似木洞老人福利文化中心等基层老人福利机构，开展线上线下教学，并根据学员水平提供个性化教学服务。支持老年人学习运用智能技术，帮助老年人跨越数字鸿沟，使其充分享受信息社会、数字化生活的红利，提升老年人在信息化发展中的获得感、幸福感、安全感。

二、 国内 "互联网＋" 长期照护服务的现状

随着中国老龄化速度的不断加快，老年人长期照护服务产业的需求也不断增大，而且在信息技术不断革新的时代，"互联网＋"技术的应用也为中国的养老产业注入了新鲜血液。2018 年 5 月，民政部发布了《"互联网＋民政服务"行动计划》，通过构建养老工作大数据平台、智慧养老院示范项目等完善多主体参与、资源共享、公平普惠的互联网养老服务供给体系。国内长期照护模式没有统一的标准，都是根据不同研究者来进行不同的分类。徐擎擎在我国城市养老方式文献综述中将城市养老方式分为四种：家庭养老、社区养老、社会养老及新兴养老等养老方式。闫本超在我国失能老人现状及其养老方式选择的影响因素研究中根据养老服务提供方和养老地点，将失能老人养老方式分为家庭养老和机构养老。老龄化背景下异地养老模式类型分为五大类：机构抱团疗养型、候鸟式安居养老型、季节性休闲度假型、互动式旅游养老型、移居探亲交友型。

将互联网技术融入长期照护服务系统构建中，关注老年人的长期照护

需求，提出符合老年人生理心理特征的照护产品应用，助推中国"互联网十"老年人长期照护服务发展。丛志强在基于个体差异的"互联网十"居家医养结合养老服务平台构建的实证研究中提出，"互联网十"居家医养结合养老服务平台构建作为一种新的养老模式，充分利用养老资源和医疗资源，建立高科技信息库，实现养老平台的信息化。李海舰等在提出了一种新型互助劳务养老模式，使闲置养老资源得以重新配置，减轻国家和家庭的经济负担。李晓珊（2015）研究居家养老中比较符合老年的产品类型和设计，指出能满足老年人用户的三类智能产品分别是，根据老年人特点设计的智能养老移动产（APP）、智能家居用品以及针对不同需求的老人可穿戴的智能产品。智勇（2015）通过分析"互联网十"长期照护智慧养老产业的结构和现状，指出我国"互联网十"长期照护智慧养老产业中存在最大的问题是未出台统一的业务标准及行业标准，国家层面监督力度不足等问题。睢党臣（2016）指出"互联网十"长期照护智慧养老产业的基础设施是数据库系统的建立，"互联网十"长期照护的智慧养老模式的构建，其重要元素是构建综合数据库系统的。其中基础数据库系统是由个人信息系统、个人健康数据系统、养老服务需求数据系统三部分组成。

谢嘉（2015）指出智慧养老服务是未来我国信息化建设的关键领域之一，但我国在智慧养老方面服务内容目前比较简单，仅能满足老年人生理需要和安全需要，不能满足老年人多元化、差异化的个性需求。廖毅敏和秦业（2015）认为我国的"互联网十"长期照护健康产业总体上还处于初级探索阶段，产业体系还不够健全，尤其是在大数据方面的个人隐私的安全保护问题，个人信息容易泄露。徐剑军提出，我国目前未实现标准信息化的建设，造成后期"互联网十"长期照护智慧养老模式数据对接困难。梁阳旭和董绍岩通过对苏州、无锡、保定、长春等地民政机构养老信息化建设的实地调研分析，指出当前养老信息平台存在扩展能力不足与"信息孤岛"的问题，这对"互联网十"长期照护模式的实行带来一定困难。睢党臣提出构建"互联网十"长期照护的养老模式，针对人口老龄化快速发展、老年人健康状况差、老年人互联网普及率低等挑战，提出了"互联网十"长期照护智慧养老模式的发展路径及政策建议。

三、 小结

在当前社会养老水平不断发展的背景之下，特别是互联网的飞速发展，能够更好地去推动老年人"互联网＋"长期照护体系的完善发展。针对当前老年人的自身现状，对于照护方式更应该多样化，例如可以让照护者能够多陪伴老人进行聊天，能够让老人有良好的倾诉对象，当然也可以去组织一些娱乐活动，来让老人参与到活动中，这样的方式都可以加强老年人寻求精神慰藉的能力，能够改变老人的自身观念，增强老人的积极心态。推行互助养老，充分利用养老服务资源。建立符合中国老年人长期护理模式，充分借鉴国内外老年人长期照护优势，从生理、心理和社会学的角度综合考虑，减少政策碎片化带来的影响，去不断优化养老机构的资源配置，加大社会对于养老的投入力度，去建立一个多元化、更加完善的老年人照护体系，才能更好地为老人建立一个舒适的养老环境，也可以让老人在人生最后阶段老有所养。

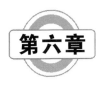

第六章 "互联网＋" 老年人中西医整合长期照护服务的发展对策

第一节 老年人中西医整合长期照护的相关概念

一、老年人中西医整合长期照护

老年人中西医整合长期照护是指综合运用中西医的理论及技术，针对身体、心理或认知障碍或失调的老年人而提供的长期健康相关支持性服务，包括中西医结合的基本生活照护、饮食照护、用药照料、心理照护、疾病照护、安全与意外照护、用药照护、临终照护等，其服务地点包括养老机构、社区、家庭等场所。

二、"互联网＋" 老年人中西医整合长期照护

"互联网＋"老年人中西医整合长期照护是将互联网信息技术与老年人中西医整合长期照护相结合起来，在老年人长期照护服务领域内充分利用信息技术，借助互联网信息在大数据上的优势，并通过计算机、移动终端设备等互联网高科技信息技术，给老年人提供中西医整合的长期照护服务。通过互联网平台、互联网应用、物联网设备，实现社区集中照料、居家上门服务和机构专业照护，将互联网信息技术运用到老年长期照护服务中，以满足失能老年人的各种长期照护服务需求，提高老年人的生存质量。这种模式是智能化、信息化社会发展的必经之路，也是应对人口老龄化的必然选择。一方面，利用互联网技术系统平台数据共享的特点，可实现病历共享、日常监护、远程医疗等功能，从而构建养、护、医一体化的中西医整合长期照护体系；另一方面，就地域和时空而言，互联网本身的发展就具备广阔的探索空间。因此，无论从当前发展还是未来展望考虑，

将互联网技术与养老服务相结合的"互联网＋"中西医整合长期照护是十分具有发展前景的养老模式。

第二节 发展"互联网＋"中西医整合
长期照护服务面临的挑战

一、 "互联网＋" 中西医整合长期照护行业起步晚, 发展水平参差不齐

相比世界发达地区，我国养老行业起步较晚，中西医整合长期照护服务更是落后于日本、韩国、新加坡等。日本于 1976 年就将汉方制剂纳入国家的健康保险（NHI）内，意味着日本民众购买汉方制剂可以直接报销。韩国因地制宜，融合中医药＋养老＋旅游，大力发展中医药健康旅游业，推出个性化中医药产品。新加坡则在 2000 年实行针灸立法，全国 4 大慈善中医机构免费为老年人提供针灸治疗和养生保健方案。2020 年 12 月，国家卫生健康委员会发布的《关于进一步推进"互联网＋护理服务"试点工作的通知》指出，各省（区、市）结合实际均可开展"互联网＋护理服务"试点工作。"互联网＋"中西医整合长期照护的模式实现了医疗护理资源从医院到社区、到家庭的有效衔接，满足了出院患者或行动不便的特殊人群的居家医疗护理需求。但国内的中西医整合长期照护模式实践试点主要集中在北上广深等一线城市以及沿海城市，养老企业布局重点也都集中在经济发达、人口密集、基础设施条件完善、优质中医医疗资源集中的京津冀、长三角、珠三角地区。二三线城市以及中西部城市具有潜力，但发展缓慢，没有形成规范化监督和规模化管理。

二、 中医药养老文化传播力度不足

中医药文化的基础是中国传统哲学、文学、史学，它由精神文化、行为文化、物质文化三个方面构成，对从业人员以及受众的文化积淀要求较高。中西医整合长期照护模式作为新兴的"医养结合"模式，文化宣传力度、普及力度都不够。中医药养老文化的传播需要专家学者进行专业化、通俗化的大众性宣传。要想推动中西医整合长期照护的发展，首先是要让

老年人认同中医药功效，科学的、大众的宣传就是必不可少的。

三、"互联网+" 中西医整合长期照护专业人才匮乏

目前，我国医养结合人员市场准入门槛较低、人员专业素质水平良莠不齐，缺乏与之相应的监督、考核与绩效评价制度。大部分老年护理职工来自医疗机构下岗人员、社会兼职与家政服务公司，无法为失能半失能老人提供专业的护理疗养服务，只能提供日常生活起居的照料。截至2020年底，我国实际养老护工数仅仅为6.5万人，却要为19064万老年人提供护理服务。老年护理人才较多不具备专业的医学背景，特别是具有"互联网+"中西医整合长期照护能力的相关人才极度匮乏，而且由于养老护理人员工资待遇低，劳动强度大，社会地位不高等原因，造成大批专业护理人才的流失。

四、"互联网+" 中西医整合长期照护服务质量有待提高

"互联网+"照护服务与传统照护服务相比仍存在许多不足。一是由于"互联网+"照护服务相应的法律法规还不够健全，使得护理执业缺乏法律保护和规范，阻碍了我国"互联网+"照护服务行业的发展；二是当服务对象出现突发情况时，由于服务场所往往在社区或者家里，缺少医疗团队及医疗设备做后盾，无法保证服务对象得到及时予抢救，易造成病人生命健康危险；三是当今的"互联网+照护服务"软件平台在给人们带来方便的同时，也存在潜在的安全隐患，用户隐私泄露是其中的一个严重问题，响着个人安全。四是由于老年人的年龄、文化水平、居住状况、职业状况、身体状况、养老来源等因素的影响，导致养老对象对互联网的接受度不高和使用能力偏低等问题。

第三节 发展"互联网+"中西医
整合长期照护服务的对策

我国中西医整合长期照护模式才刚刚起步，仍面临多种挑战，尚待从政策机制、公共卫生服务、人才体系建设、服务体系建设等方面进行优化。

一、 加强对 "互联网＋" 中西医整合长期照护理论的挖掘

中西医整合长期照护理论需要运用科学的观点和方法来对其进行整理、挖掘和运用。针对传统的娱乐疗法、食饵疗法、情志疗法、作业疗法等经过实践证明确有成效的中西医整合长期照护模式，要结合现代的科学技术，对其作用机制进行解释，并加以发展和提高。为老年人提供中医健康状态辨识与评估、咨询指导、健康管理等服务，使用按摩、刮痧、拔罐、艾灸、熏洗等中医技术及以中医理论为指导的其他养生保健方法及产品进行健康干预。拓展中西医整合长期照护服务领域，开展老年人亚健康与慢性病风险评估以及生活方式、危险因素、干预技术与方法研究。创立新方法，提出新理论并加以推广，使其能够成为中西医整合长期照护的临床治疗的指导原则。通过互联网、物联网、大数据等信息技术建立中西医整合长期照护联合机制，整合中西医结合医疗、康复、养老和护理资源，为老年人提供治疗期住院、康复期护理、稳定期生活照料以及安宁疗护一体化的中西医整合长期照护服务。

二、 促进 "互联网＋" 中西医整合长期照护标准化和规范化发

健全"互联网＋"中西医整合长期照护评价制度，完善"互联网＋"中西医整合长期照护标准，甄选出具有实证依据和使用历史的中西医整合长期照护模式，对它的作用进行增加实证研究。发展"互联网＋"中西医整合长期照护服务标准化体系，实施规范的中西医整合长期照护服务极其重要。相关部门要进一步改善群众就医服务的体验，应用人工智能、第五代移动通信（5G）等新技术，深入推进"互联网＋"中西医整合长期照护，强化规范化质量控制、规范化风险控制、规范化运营管理等手段的应用，比如接单超区域提醒、服务区域控制、地址异常提醒、工作超时提醒、护士实时定位、患者服务评估等人性化手段的实现都是智能系统的功劳，在保障用户、护士生命安全的同时，促进"互联网＋"中西医整合长期照护平台人性化设计更趋于完善。鼓励有条件的长期照护机构发展"互联网＋"照护服务，积极拓展其在线心理咨询、线上用药指导、检查结果咨询、出院随访管理、健康咨询、健康管理、中医保健等服务范围。建立专业、规范化的第三方认证制度对中西医整合长期照护服务认证，推进老

年病医院、康复医院、护理院、安宁疗护机构等建设。此外，还需完善"互联网＋"中西医整合长期照护的监管机制，统一信用信息平台用于规划相关从业人员的执业情况，对服务质量实行监督的同时实行属地管理，提升准入门槛，引导行业自律。

三、 加强 "互联网＋" 中西医整合长期照护服务体系建设

根据信息化发展大趋势，融"防治康养"为一体，有计划地开展基于大数据开展智慧医疗平台下的长期照护服务体系，开发信息化电子健康档案、电子病历，构建互联互通的、智慧化的多阶梯、多环节养老服务体系。积极运用移动互联网、物联网等信息技术开发智能化服务产品，探索集成和提升中医药健康状态辨识评估及干预技术，为老年人提供融中医健康监测、咨询评估、养生调理、跟踪管理和生活照护于一体的高水平、个性化、便捷化的中西医整合长期照护服务。推进长期照护机构的信息化建设，通过远程医疗服务手段，为机构和社区养老人群提供方便就医和健康管理服务。

长期照护机构应制定中西医整合长期照护计划，定期举办相关会议，交流学习，对问题探讨并协调解决。在基层的卫生服务机构内设立中西医整合长期照护档案，为有需求的老年人提供信息获取和转介服务。激励通信网络运营商、IT 企业等对中西医整合长期照护的各类科技化产品或增值类服务产品，例如智能固定终端、智能移动客户终端、可穿戴式设备进行研发，推动发展中西医整合长期照护的便民服务。建立信息化的共享平台和中西医整合长期照护数据库，共享相关知识，助力养老事业，促进智慧养老信息化构建。

支持建立中西医整合长期照护服务行业组织，提升中西医整合长期照护服务行业地位，畅通相关政策信息渠道，将适宜行业组织行使的职责委托或转移给行业组织。加强行业自律，强化行业组织在中西医整合长期照护服务质量、费用、内容等方面的自律作用，支持行业组织研究、制订相关技术目录、服务规范、操作流程等行业标准，逐步建立完善中西医整合长期照护服务标准化体系。

四、 加强 "互联网＋" 中西医整合长期照护人才队伍建设

1. 加强中西医整合照护人才培养队伍建设　建立多学科中西医结合团

队，协作管理。中西医整合长期照护体系服务人员应包括：中医医师、老年专科医护人员、护理员、社会志愿者、物理治疗师、文娱师、心理咨询师、专科医师等。通过团队、多学科协作的中西医治疗方法提供给老年人优质的医疗服务资源。一是加强老年病学和护理学等中西医整合长期照护服务相关学科建设，培养一批中西医整合老年病学学科带头人和骨干人才。二是加大中西医整合长期照护服务应用型人才培养力度，鼓励和引导有条件的学校设置中西医整合长期照护服务的相关专业。三是深化全国职业院校健康服务类、养老服务类示范专业点建设，在相关专业课程中增加中西医整合长期照护内容，培训中西医整合适宜技术。四是大力开展中西医整合长期照护服务职业技能培训，依托相关院校、医疗机构，建立中西医整合长期照护服务人员培训基地，面向健康服务从业人员，特别是基层医护人员、养老护理人员，开展中西医整合长期照护相关知识与职业培训，提高从业人员专业能力和服务水平。

2. 加强"互联网＋"长期照护人才培养　"互联网＋"长期照护人才的培养不只是高等院校的工作，需要多方主体共同参与其中，相关部门应当组织高等院校、智慧养老机构、智慧养老专家、学者以及养老大数据技术有关专业人员共同参与。"互联网＋"长期照护人才培养计划的制定需要注意以下几个方面：首先，将专业技能培养工作和职业培训工作进行有效融合。相关部门可以颁布政策鼓励高等院校开设智慧养老服务有关专业，为智慧养老人才培养奠定良好基础。此外，还需要充分整合社会资源，加强职业培训工作，增加"互联网＋"长期照护能力的培养，培训知识包括以计算机、信息数据统计和养老管理这些基础知识与技术为主的智慧养老前导知识，与智慧养老、大数据开发与应用技术等。

五、创新"互联网＋"中西医整合长期照护政策机制

"互联网＋"长期照护模式的探索需要结合本国国情，各地区要根据自己特有的地缘、民族、历史特点，因地制宜。在落实已有支持智慧养老服务、鼓励中医药发展等支持政策基础上，综合施用政策杠杆，引导社会资本、境外资本参与中西医整合长期照护服务。立足于丰富的中药资源以及民族多样性，大力发展中医非药物疗法，发展以彝医、哈尼医、拉祜

医、傣医、佤医为代表的特色民族医药服务；利用科学技术人才优势，打造产学研一体化的"互联网＋"中医药健康养老科技创新高地；改革公立中医院薪酬体系，探索带有中医院特色的薪酬体系，尝试灵活多样的分配方式，引进高层次中医养老人才，开辟人才"绿色通道"。人力资源社会保障部门要将符合条件的中西医整合长期照护服务机构设置的医疗机构按规定纳入医保定点范围。加大用地支持政策落实力度，依法盘活城乡建设用地存量，对符合条件的中西医整合长期照护服务项目予以优先安排。鼓励银行、证券、保险、信托、基金等各类金融机构在风险可控前提下，加大对中西医整合长期照护服务企业的融资筹资的支持力度。

六、 提升 "互联网＋" 中西医整合长期照护能力

中西医整合长期照护服务可开设为老年人提供挂号、就医等便利服务的绿色通道，为机构、社区和居家养老提供技术支持。长期照护机构可通过"互联网＋"信息技术对老年人进行老年人身体健康信息的收集采集，对其健康水平进行评估，并提供相应的健康指导。关注老年人的心理健康问题，开展网络沙龙、慢性病俱乐部等活动，满足老年人的社交需求。鼓励社会力量参与到中医药健康养老服务中，为老年人提供"互联网＋"中医健康状态辨识与评估、咨询指导、健康管理等服务；提供集家庭养生保健服务包、康复护理服务包、健康管理服务包于一体的"互联网＋"中西医整合长期照护服务包，推广多项中医适宜技术，发挥中医药"治未病"的优势。鼓励公立机构和社会组织开展以政府为主导、医院为核心、老人实际需求为导向、适合于老年人的"互联网＋"中西医结合养老服务软件、小程序等设计，依托新型软件框架，持续深入地开发与中医养老以及互联网养老相关的技术工具，整合中西医结合的相关资源，推进中西医整合长期照护服务效率，扩大中西医整合长期照护服务的覆盖面。

综上所述，发展"互联网＋"中西医整合长期照护服务具有重要意义，是适应大数据时代，积极应对人口老龄化战略的重要举措，不仅有助于深化医改、改善民生，同时为推广中医药健康养老服务和实现智慧养老提供了一种新模式，也为解决世界老龄化问题提供了中国方案。

第二篇

"互联网+"老年人中西医整合长期照护的实务研究

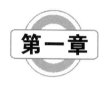 **第一章** **"互联网+"老年人中西医整合生活照护**

第一节 创造适宜养老的居住环境

一、居家养老环境

高龄老年人，无论是肢体还是感官或智力方面都会出现不同程度的衰退，逐渐出现的各种疾病以及由生理机能的老化造成身体某些器官的功能障碍，如行走不便、动作迟缓、视力下降、听力减退和记忆力差等，都需要我们在安排高龄老年人的居住时加以重视。鉴于目前大部分高龄老年人主要是居家养老，且他们的大部分时间是在居室中度过的，因此，家庭是高龄老年人生活的主要场所。良好的居家养老环境有利于减少不良因素对机体造成的刺激，防止疾病的传播，既可以增强身体的抵抗力，又能使高龄老年人精神焕发，心情愉悦。总的来说，高龄老年人的居家生活环境要求安全、简单、舒适和整洁。

（一）卧室朝阳

高龄老年人的卧室最好安排在朝阳的位置，这样老年人能够更好地享受到阳光，心情也会开朗。同时老年人喜静，房间应尽量安排远离客厅和餐厅。

（二）室内温度

高龄老年人机体体温调节功能衰退，既怕热，更怕冷。因此，室内温度应该保持相对恒定，一般夏季以26℃～28℃为宜，冬季以18℃～22℃为宜。

（三）室内湿度

室内湿度也应该保持相对恒定，一般以 50％～60％ 比较适合。湿度过高，高龄老年人尤其是患有心血管和慢性支气管炎的高龄老年人会感觉胸闷、呼吸不畅，应该经常开窗换气；湿度过低，高龄老年人容易出现口干舌燥，有痰的难以排出，可以使用家用加湿器，或者在室内放置一两盆清水以增加居室内湿度。

（四）室内安全

高龄老年人行动不便，家具应从实用出发，外露部分应尽量减少棱角，要简单、实用、牢固，并靠墙摆放。老年人用的双人床位置应便于两侧上下床，并留有足够方便的护理空间，有条件的应有手扶之处，便于上下床。室内地面尤其是厕所的地面要防滑。高龄老年人的卧室尽可能靠近卫生间，过道要安置扶手。卫生间的洁具要选用能升降的马桶盖，浴缸不宜过高，较高的应加垫以方便老年人坐立。马桶、洗手台旁最好也要安置扶手。卫生用品要放在高龄老年人易取之处。此外，高龄老年人的淋浴室必须安置扶手，并配置浴凳。

（五）室内清洁

为保持居家环境空气清新，应该经常开窗通风，根据天气情况，每天至少通风 3 次，每次 20～30 分钟。每天应该用湿布擦家具及地面，整理高龄老年人的卧床。高龄老年人的床单和枕套等应该经常换洗，并保持床铺的清洁、干燥、平整、柔软和舒适。

（六）室内照明

室内装潢中照明通常不为人们重视，然而，对高龄老年人的居家来说，照明是一个不可忽视的重要环节。因为高龄老年人大多存在视力衰退，对光线不敏感，所以他们对室内的光环境要求比年轻人高。一般情况下，年轻人需要的房间照度为 30～150 lx，阅读时则为 300～750 lx，但是高龄老年人感觉舒适的房间照度约为年轻人的 1.5 倍，阅读时需要的照度为年轻人的 2 倍。此外，灯具位置设置不合理会形成不恰当的阴影区，影响高龄老年人的正常生活，甚至存在安全隐患。比如楼梯的照明应该注意在梯段两侧均设置灯具，避免人的影子投射在梯段上，影响行走。卫生间的照明既可以选择间接照明也可以选择直接照明，因为选用间接照明时，卫生间的光线不会特别亮，高龄老年人夜间起来上厕所时不会刺眼；而选用直接照明，则方便高龄老年人直接观察排泄物的状况，有助于监测自己的健康，及时发现问题。必须指出的是，开关的位置高低要充分考虑到坐轮椅的高龄老年人的使用，一般开关的位置距离地面 90～120 cm 比较合适。

二、 机构养老环境

进机构养老绝大多数为高龄老年人，据 2016 年某养老护理机构入住 400 位老年人资料统计显示：住院老年人平均年龄为 83.21±8.45 岁，大于 80 岁的高龄老年人占 70％以上，其中全瘫占 40％，半瘫 30％，老年痴呆占 40％，生活基本自理仅占 10％。因此高龄老年人在机构养老的居住环境显得十分重要。高龄老年人肢体、感官或智力方面随着年龄的增长，都会出现不同程度的"日落西山"的境地，会渐渐出现各种疾病以及由于生理机能的老化造成身体某些器官的功能障碍。因此，机构养老环境必须按高龄老年人居住环境的基本要求设计。

（一）按照机构养老性质安排居住环境

机构式养老，按照机构性质和形式分为：老年长期护理机构、老年公寓、老年福利院、敬老院、托老所和老年服务中心等；国家行业标准《老年人社会福利机构基本规范》根据老年人日常生活能力和需要，将机构中的老年照护分为：自理老年人（一般照顾护理）、借助老年人（半照顾护理）和介护老年人（全照顾护理）；老年护理机构分为：日常生活照料、医疗护理和特别照顾护理服务 3 大类，机构养老性质不一，居住环境安排和布局也就各异。

（二）养老机构老年人居室基本要求

居室朝向最好处在朝阳位置，室内应备有取暖和降温设备。温度应该保持相对恒定，一般夏季以 26℃～28℃为宜，冬季以 18℃～22℃为宜；室内湿度也应该保持相对恒定；家具外露部分应尽量无棱角，床旁、卫生间、过道应安置扶手等安全设施；淋浴室配置浴凳，地面要防滑。高龄老年人大多存在视力衰退，对光线不敏感，所以他们对室内的光环境要求比年轻人高。同时老年人喜静，老年人的居住房间应尽量安排远离客厅和餐厅等。

（三）养老机构老年人居室内部环境布局

1. 为了更好的照护老年人，老年人居室以区域划分，每个区域以50张床位为宜。

2. 房间可设置单人间、两人间、三人及四人间，房间内应配置电视机、电话和呼叫装置。

3. 每床净使用面积不少于5 m^2，床与床之间距不少于1 m。

4. 每室内应有储藏衣物的空间和橱柜及桌椅等基本生活设施。

5. 室内、走廊、电梯等部位应设有无障碍、防滑地面，卫生、洗漱及淋浴间等设备。

6. 每居室最好设有阳台和衣物晾晒架等。

（四）护理机构老年人居住区域设置

护理机构老年人居住室除符合养老机构老年人居室基本要求和居室内部环境布局外，还应备有：

1. 呼叫对讲和中心供氧系统等。

2. 护理床应配置多功能双摇床，床上备有输液架和小餐桌，床周有床帘及床上用品。

3. 室内空气消毒设备。

4. 护理病区内必须设置和配备护理站、治疗室、换药室和医生办公室等，以及更衣室、开水房和配餐室等其他辅助设施。各站（室）设置、设施配备均应符合老年护理病区的布局和满足医疗护理临床工作需要和规范。

（五）养老护理机构辅助设施与室外环境布局

养老护理机构辅助设施设备应有：

1. 医务室和药房，并配备一定量的医生和护士等医务人员，可随时检测住养老年人的生命体征，诊断和治疗常见轻微疾病。

2. 根据国家《护理院基本标准（2011版）》规定，护理院必须设置和配备相关科室。临床科室应设有内科、中医科、康复医学科、临终关怀科等。医技科室应设有检验科、放射科、功能科（心电图、B超）、药剂科、营养科和供应室等。职能科室设有医疗质量管理科、护理部、医院感染管理科、病案（统计）室、财务信息科、总务保卫科、膳食科、综合办公室等。其他还应配有康复室、图书室、阅览室、活动室及健身设备等各种娱乐设施。

3. 有条件的院区内应花草树木成荫、亭台楼阁林立、广场音乐遍布、环境幽雅宜人。

第二节 老年人基本生活照护

一、头发照护

头发护理是高龄老年人日常生活清洁卫生的一项重要内容，保持头发的清洁、整齐可以使高龄老年人增加自信、维护自尊和良好的外观。头发护理有床上梳发和床上洗头2种方法。

（一）床上梳发

1. 照护目的

（1）梳发可按摩头皮，促进头皮血循环。

（2）除去污秽和脱落的头皮，使高龄老年人保持清洁、舒适、美观。

（3）维护高龄老年人自尊、自信，建立良好的护患关系。

2. 照护用物 毛巾、梳子、纸1张（包脱落的头发用），必要时准备发夹、橡皮圈或线绳、50%酒精。

3. 照护方法

（1）操作前向高龄老年人做好解释，协助老年人抬头，毛巾铺于枕头上，将头转向一侧。

（2）取下高龄老年人的发夹，将头发从中间分为两股，左手握住一股头发，由发根梳至发梢，长发或遇有发结时，可将头发绕在食指上，以免拉扯头皮使老年人感到疼痛。如头发已纠结成团，可用50%酒精湿润后再慢慢梳顺。

（3）一侧梳好再梳对侧。长发可编成发辫，用橡皮圈结扎。

（4）拿下毛巾，将脱落的头发缠紧，包于纸中，整理用物，归还原位。

（二）床上洗头

1. 照护目的

（1）洗头可起到按摩头皮，促进头皮血液循环以及头发生长代谢的作用。

（2）除去污秽和脱落的头屑，保持头发清洁，提升高龄老年人生活的舒适感。

（3）洗头不仅可以预防和灭除虱虮，防止疾病传播，而且可以维护高龄老年人的自尊、自信，建立良好的护患关系。

2. 照护用物　脸盆、水杯各1个，大、中、小毛巾各1条，一次性中单，眼罩、棉球各1个，洗发膏或肥皂，梳子，内盛热水（40℃～45℃）的水桶，污水桶。如用洗头车洗头时，应安装好各部件备用。

3. 照护方法

（1）备齐用物携至床旁，向高龄老年人解释以取得合作。

（2）调节室温在24℃，水温调节在40℃～45℃。根据季节关门窗，必要时使用屏风（围帘）。按需要给予便盆，放平床头，移开床旁桌、椅。

（3）将一次性中单、大毛巾铺于枕头上，让高龄老年人仰卧，松开领口，移枕头于肩下，将大毛巾反折，围在老年人颈部，并用别针固定。

（4）放置马蹄形槽、脸盆与水杯或洗头车。

（5）梳理头发，用棉球塞双耳，用眼罩遮盖老年人双眼或嘱老年人闭上双眼。

（6）洗发过程中要将头发充分湿透，用指腹揉搓头发，按摩头皮，直至洗净为止，同时防止污水溅入高龄老年人的眼、耳内。

（7）洗毕，将肩下枕头移至头部，用大毛巾轻揉头发、擦干，并用热毛巾擦干面部，取下眼罩及耳内棉球。

（8）用梳子梳顺头发、散开，必要时可用电吹风吹干头发。

（9）安置高龄老年人，取舒适卧位，整理床单位。

（10）清理用物，记录。

二、口腔照护

口腔是病原微生物侵入人体的主要途径之一。正常人口腔中有大量的细菌存在，其中也包括致病菌。高龄老年人，尤其是高龄失能老年人因口腔内使用多种药物，或中心静脉营养而造成的口腔摄取机会减少，导致唾液分泌量降低，使得口腔内细菌易于繁殖。所以，做好口腔护理对高龄老年人十分重要。

1. 照护目的

（1）保持口腔清洁、湿润、舒适，预防口腔感染等并发症。

（2）防止口臭、口垢，增进食欲，保持口腔正常功能。

（3）观察口腔黏膜、舌苔的变化及有无特殊口腔气味，协助诊断。

2. 照护用物

（1）轻症高龄老年病人口腔护理用物：清水或漱口溶液、牙刷和牙膏。

（2）重症高龄老年病人口腔护理用物：脸盆、毛巾、漱口杯、治疗盘（内盛换药碗、漱口溶液浸湿的棉球）、弯钳与压舌板各1把、纱布1块、水杯（内盛温开水）、弯盘、手电筒、毛巾、石蜡油、棉签、漱口溶液和珠黄散或冰硼散等，必要时备好开口器。

3. 照护方法

（1）轻症高龄老年病人的口腔护理：抬高床头支架，使老年人取斜坡卧位，也可侧卧或头偏向一侧，取干毛巾围于老年人的颈下，脸盆放于旁边接取漱口污水，备好牙刷、牙膏、漱口水，让老年人自己刷牙。照护者应指导刷牙方法，即沿牙齿的纵向刷或用牙线剔牙。病情需要时可由照护者协助，刷牙后擦干面部，整理用物。

（2）重病高龄老年病人的口腔护理：

1）备齐用物携至床旁，照护者应向高龄老年人解释，以取得合作。协助老年人侧卧或头转向右侧，颈下铺毛巾，弯盘置于颊旁，协助老年人用温开水漱口。

2）照护者应先取下假牙，然后，左手持压舌板分开面颊部，右手持手电筒观察口腔黏膜和舌苔情况（观察顺序：唇、齿、颊、腭、舌、咽）。

3）照护者用弯钳夹持棉球，再用压舌板分开一侧颊部，依次清洁口腔：嘱老年人咬合上下牙齿，先擦洗左侧外面，沿牙缝纵向由上至下，由臼齿擦至门牙，同法洗右侧。

4）照护者嘱老年人张开口腔擦洗左侧上下牙齿内侧（咬合面）。同法擦洗右侧上下内侧、上腭及舌面（勿触及咽部，以免引起恶心），并弧形擦洗两侧颊部黏膜，每擦洗1个部位，更换1个湿棉球。舌苔厚或口腔分泌物过多时，用压舌板包裹纱布擦净分泌物。

5）照护者协助漱口，必要时可用吸水管吸漱口液或用注洗器沿口角将温开水缓缓注入，嘱老年人漱口，然后再由下侧口角吸出，撤去弯盘，用纱布擦净口周。

6）照护者再次观察口腔是否清洗干净，口腔黏膜如有溃疡，可用珠黄散或冰硼散、锡类散、西瓜霜等撒布溃疡处，口唇干裂可涂石蜡油，取下毛巾，整理用物，清洁消毒后备用。

三、 皮肤照护

人的皮肤是抵御外界有害物质人侵的第一道屏障。高龄老年人因皮肤的新陈代谢能力下降、疾病的影响和生活自理能力差，汗液中的盐分及含氮物质常存留在皮肤上，与皮肤的代谢产物皮脂、皮屑以及灰尘、细菌结合黏附于皮肤表面，刺激皮肤使其抵抗力降低，易致各种感染。因此，加强高龄老年人的皮肤护理十分重要。

（一）盆浴和淋浴

适用于生活能自理的高龄老年人。

1. 照护目的

（1）保持皮肤清洁、干燥，使老年人舒适。

（2）促进皮肤的血液循环，增强其排泄功能，预防皮肤感染。

（3）观察全身皮肤有无异常改变，为临床诊治疾病提供依据。

2. 照护用物　脸盆1只，沐浴液1瓶，浴巾、毛巾各1条，拖鞋和清洁衣裤。

3. 照护方法

（1）浴室应关闭门窗，调节室温至22℃以上，携带用物送高龄老年人进浴室，浴室不宜锁门，以便发生意外时可及时入内。

（2）照护者应该向高龄老年人交代有关洗浴的注意事项，如调节水温的方法，呼叫铃的应用，不宜用湿手接触电源开关。贵重物品如手表、钱包、饰物等应代为存放。

（3）照护者应关注老年人入浴时间，如时间过久应予询问，以防发生意外。若遇老年人发生晕厥，应立即抬出，使其平卧、注意保暖，并配合医生共同处理。

（二）床上擦浴法

适用于病情较重，生活不能自理的老年人。

1. 照护用物 同盆浴，另备热水桶（水温 47℃～50℃，并根据年龄、季节、生活习惯增减水温），污水桶、清洁被单、小剪刀（指甲钳）。

2. 照护方法

（1）备齐用物携至床旁，做好洗浴前的解释，询问需要。必要时关门窗，以屏风（围帘）遮挡高龄老年人。热水桶、污桶放于床旁，移开桌椅，备好脸盆、水、毛巾、肥皂。若病情许可取平卧位。

（2）浴巾铺于颈前，松开领扣，先为高龄老年人清洗脸部、颈部。将毛巾缠于手上，依次擦洗眼、额、鼻翼、面颊部、嘴部、耳后直至下颌及颈部。

（3）协助老年人侧卧洗双手。脱下上衣（先近侧后远侧，如有外伤则先健肢后患肢），在擦洗部位下面铺上大毛巾，按顺序先擦洗两上肢。

（4）换热水后擦洗胸腹部，协助老年人侧卧，背向照护者，依次擦洗颈、背部。

（5）协助穿上衣，脱下裤子，更换清水及毛巾后，再依次擦洗会阴部。

（6）将老年人两膝屈起，将浴巾铺于床尾。泡洗双脚，洗净擦干，协助穿裤。

（7）需要时修剪指、趾甲，梳头，更换床单，保持床单位清洁干燥。

（8）清理用物，归还原处。

（三）足浴

1. 照护用物 足盆（内水温在 38℃～45℃，可根据年龄、季节、生活习惯增减水温，水量 3000～4000 mL）、大毛巾、肥皂、一次性中单、小剪刀（指甲钳）。

2. 照护方法

（1）照护者备齐用物携至床旁，作好足浴解释，询问需要。必要时关门窗，以屏风（围帘）遮挡老年人。

（2）老年人取坐位或仰卧屈膝位（卧床老年人垫一次性床单）。

（3）双足放在足盆内，双足浸泡片刻后擦洗，酌情用肥皂。

（4）双足用大毛巾擦干。

（5）需要时修剪趾甲。

四、 排尿照护

（一）尿潴留的照护

1. 心理护理　解释、安慰，诱导放松。

2. 隐蔽的排尿环境。

3. 体位和排尿的姿势　卧床者坐起或抬高上身。

4. 诱导排尿　如听流水声、用温水冲洗会阴部。

5. 按摩、热敷下腹部。

6. 必要时行导尿术。

（二）尿失禁的照护

1. 心理护理　理解、支持，保持空气新鲜。

2. 皮肤护理　及时更换尿垫、床单、衣裤。

3. 体外引流　用尿壶接尿，每天定时取下，清洗会阴。长期尿失禁者可留置导尿。

4. 重建正常的排尿功能：

（1）摄入适当液体：白天饮水 2000～3000 mL，以促进排尿反射，并预防泌尿系感染。

（2）训练膀胱功能：定时使用便器排尿，排尿时轻轻按摩膀胱，使尿液被动排出。

（3）盆底肌锻炼：照护者嘱高龄老年人先慢慢收紧盆底肌肉，再缓缓放松，连续 10 遍，每天 5～10 次。

（三）导尿术

1. 照护目的　为尿潴留高龄老年人放出尿液；为协助诊断留取无菌尿标本作细菌培养；测量膀胱容量、压力、残余尿；进行尿道或膀胱造影；膀胱腔内化疗。

2. 照护用物　初步消毒用物、无菌导尿包、无菌手套、无菌持物钳、消毒溶液、气囊导尿管（一次性导尿管）、一次性集尿袋、一次性手套。

3. 照护方法

（1）女性老年人导尿术：

1）仰卧屈膝位，两腿略外展。

2）初步消毒外阴：由外向内，自上而下，由对侧到近侧；由阴阜、两侧大阴唇、两侧小阴唇、尿道口、阴道口至肛门。

3）打开导尿包，置两腿间，打开内层包布，倒消毒液于小药杯（内装无菌棉球）。

4）戴无菌手套、铺洞巾。

5）用无菌液状石蜡润滑导尿管的前端，再次消毒尿道口、两侧小阴唇、阴道口。

6）插导尿管：插入尿道 4～6 cm，见尿液流出再插入 1 cm，固定。

7）引流尿液，留置导尿管连接集尿袋。

（2）男性老年人导尿术：

1）消毒方法：左手持无菌纱布包住阴茎，后推包皮，暴露尿道口，自尿道口螺旋向外，消毒尿道口、阴茎头、冠状沟。

2）男性尿道长 18～20 cm，有 2 个弯曲（耻骨前弯和耻骨下弯），插导尿管时，将阴茎提起与腹壁成 60°（使耻骨前弯消失），导尿管插入尿道 20～22 cm，见尿液流出再插入 2 cm，固定。

3）引流尿液，留置导尿管连接集尿袋。

五、排便照护

（一）腹泻的照护

1. 去除病因　停止进食被污染的饮食，肠道感染者给予抗生素治疗。

2. 卧床休息　减少肠蠕动和体力消耗。

3. 饮食指导　多饮水，给予清淡的流质或半流质饮食，腹泻严重者暂禁食。

4. 防止水、电解质紊乱　遵医嘱给予止泻剂，口服补液盐水。

5. 皮肤护理　便后温水清洗，肛周涂油膏。

6. 观察、记录排便次数和大便性质。

（二）大便失禁的照护

1. 心理护理　理解、尊重、保持空气清新。

2. 皮肤护理　便后用温水清洗，肛周涂油膏。

3. 重建排便反射　定时给予便盆试行排便。

4. 盆底肌锻炼。

（三）便秘的照护

1. 心理护理　解释、指导。

2. 隐蔽的排便环境。

3. 排便姿势　尽可能取坐位或蹲位。

4. 腹部按摩　按升结肠、横结肠、降结肠的顺序环形按摩，刺激肠蠕动，增加腹压，促进排便。

5. 遵医嘱使用缓泻剂　如番泻叶、果导片等。

6. 使用简易通便剂　如开塞露、甘油栓等。

7. 健康指导　定时排便；多吃蔬菜、新鲜水果、粗粮等富含膳食纤维的食物，每天饮水 1500 mL 左右，适当食用油脂类食物；适当活动；正确使用简易通便剂，但不可长期使用。

（四）灌肠法

1. 照护目的　软化和清除粪便，解除便秘和肠胀气。

2. 照护用物　一次性灌肠袋、一次性中单、石蜡油、卫生纸、便盆。

3. 照护方法

（1）照护者协助高龄老年人取仰卧位或左侧卧位，注意保暖，保护病人隐私。

（2）按照要求置入肛管，置入合适长度后固定肛管，使灌肠溶液缓慢流入并观察老年人反应。

（3）灌肠过程中，老年人有便意，指导老年人做深呼吸，同时适当调低灌肠袋的高度，减慢流速。老年人如有心慌、气促等不适症状，立即平卧，避免发生意外。

（4）灌肠完毕，嘱老年人平卧，根据灌肠目的保持适当时间再排便并观察大便性状。

（5）操作结束后，做好肛周清洁，整理床单位。

六、 睡眠照护

睡眠是人体的基本生理需要。睡眠能保护大脑，解除疲劳，使人体产生新活力，还与提高免疫力、增加抵抗力有密切的关系。对于高龄老年人来说，良好的睡眠质量对维持身体正常生理功能尤为重要。

1. 照护目的

（1）营造安静舒适的睡眠环境。

（2）尽可能促进高龄老年人的正常睡眠。

2. 照护用物 合适的棉被、便器。

3. 照护方法

（1）睡眠准备与一般照护：

1）调节室温：冬季室温要保持在 18℃～22℃；夏季以 26℃～28℃ 为宜。湿度要达到 40%～60%。

2）减少噪声。

3）保持室内空气新鲜。

4）调节光线。

5）选好床铺、寝具：老年人的床不要太软，也不要太硬，透气性要好，被褥柔软、吸汗、保暖。枕头硬度和高度适宜，一般成年人枕头宽15～20 cm，高 5～8 cm。睡衣宽松、舒适。

6）准备排便器。

7）睡前清洁：洗脸、漱口、沐浴。

8）协助老年人采取正确的睡姿：右侧卧位睡姿是比较合适的体位。

9）稳定老年人的情绪：当老年人无法入睡时，可给老年人播放舒缓、优美的音乐，有助于消除紧张、焦虑，转移注意力，帮助睡眠。

10）老年人睡醒后的护理：睡醒后，在床上躺卧片刻，再慢慢穿衣，再起床。

（2）失眠的照护：

1）根据身体状况，适当调节睡眠时间。

2）睡前用热水泡脚，促进血液循环，缩短入睡时间。

3）睡前宜进清淡易消化饮食，勿进食过饱，以免增加胃肠负担，感觉胀满不适。不喝含咖啡因和酒精的饮料，以免引起神经兴奋。

4）睡前排尿，少饮水，避免夜尿增多而影响睡眠。

5）长期卧床者，照护者要加强巡视，定时为高龄老年人翻身，摆放舒适体位。

6）创造良好的睡眠环境，拉好遮光效果较好的窗帘。

7）当所有促进睡眠的方法都无效时，在医生的指导下谨慎使用安眠药。

8）发现老年人有睡眠呼吸暂停的情况时，应该及时叫醒老年人。

（3）睡眠呼吸暂停的照护：

1）避免暴饮暴食，晚餐不宜过饱。睡前喝一杯热牛奶，避免饮咖啡、浓茶。

2）睡眠取右侧卧位。

3）肥胖者应减肥。

4）建立比较规律的活动和休息时间，在身体健康状况允许的情况下适当增加白天的活动量，尽量减少白天的睡眠次数和时间，减少睡前的活动量。

5）保持周围环境安静，病室内温度、被子厚度要适宜。

6）避免服用镇静催眠药物及肌肉松弛药。

7）发现高龄老年人严重憋气时，及时叫醒老年人。

七、 喂水与喂食照护

合理的营养是保持人体健康，减少疾病发生和延长人类寿命的一个重要途径，饮食则是提供营养的最主要的途径。现代医学认为合理的膳食、平衡的营养是高龄老年人的主要饮食原则。

1. 照护目的　协助老年人进水、进食，保证每天的进水、进食量，确保安全，满足高龄老年人基本的生理需要。

2. 照护用物　配好的食物和温开水、餐巾、毛巾、漱口杯、小勺、吸管。

3. 照护方法

（1）喂水、进食前照护：向高龄老年人解释并取得配合。协助老年人清洗双手，取舒适的进餐姿势，坐位或半卧位为佳。对只能俯卧或平卧者应使其头部转向一侧，以免食物呛入气管。将毛巾垫在老年人的颌下及胸前部位。

（2）喂水、进食中照护：喂饭宜慢，先将饭勺接触病人唇部，再将饭菜送入其口内。一般先给老年人喂一口汤以湿润老年人口腔，刺激其食欲，然后再喂其主食。固态和液态食物交替喂食。喂汤时先让老年人张大口，且适当抬头，切勿从正中直接倒入，宜从唇边缓缓喂入。鼓励能够自己进食的老年人手持水杯或借助吸管饮水，使用汤匙时，水和食物占汤匙的 1/2～2/3。

（3）喂水、进食后照护：及时收走餐具，协助老年人洗手漱口。整理床单位，餐具清洁消毒备用。

八、 脱衣与穿衣照护

衣物的替换是人类生活中形成的规律，穿自己喜欢的衣服会觉得心情舒畅，人也会变得有精神。高龄老年人也同样如此，经常更换自己喜欢的衣服同样能使他们充满活力。

1. 照护目的

（1）帮助高龄老年人维持良好的精神面貌。

（2）保持高龄老年人的机体舒适。

（3）养成良好的生活习惯。

2. 照护用物　更换衣服，大浴巾（毛毯）1 条。

3. 照护方法

（1）指导高龄老年人坐位脱圆领 T 恤衫的方法（以帮助右半身麻痹的老年人脱圆领 T 恤衫为例）：

1）指导老年人用健康一侧的手抓住 T 恤衫的领口，将 T 恤拉到颈部的位置。

2）指导老年人用健康一侧的手抓紧 T 恤衫的后领往前脱，露出头部。

3）把 T 恤衫拉到手臂前方，先从 T 恤衫中伸出健康一侧的手臂，然后用健康一侧的手将 T 恤衫从麻痹一侧的手中脱下来。

（2）指导高龄老年人坐位脱前方开口式衬衫的方法：

1）指导老年人用健康一侧的手解开衬衫的纽扣，用健康一侧的手把麻痹一侧的衬衫拉到肩膀处，并且把衬衫往背后拉一下。

2）让老年人从衬衫中先拿出健康一侧的手。

3）指导老年人用健康一侧的手抓住衬衫，把衬衫从麻痹一侧脱下来。

（3）脱睡衣方法：

1）让卧床高龄老年人采取仰卧位。照护者站到老年人身体健康一侧的床边，先从健康一侧脱睡衣。照护者用右手支撑老年人健侧手的肘部，脱下睡衣的袖口。

2）帮助老年人采取侧卧位，背朝照护者，照护者将脱下来的一部分睡衣轻轻地塞入老年人的背部下方。

3）帮助老年人恢复仰卧位，拿起刚才塞入老年人背部下方的睡衣部分。

4）然后从麻痹一侧脱下另一部分的睡衣。脱下睡衣的袖口时，照护者应该用手支撑老年人麻痹一侧的肘关节，确保安全。

（4）帮助卧床高龄老年人仰卧位更换圆领衫的方法（以帮助左半身麻痹的卧床老年人更换圆领衫为例）：稍微抬起老年人的背部，将圆领衫的前面拉到胸部的位置、把圆领衫的后面拉至肩胛骨的上方。

1）让老年人弯起右侧的胳膊，照护者把手伸进圆领衫腋下的部位，抽出右侧的胳膊，然后拉着袖口，脱下右边的袖子。

2）接着，脱下麻痹一侧的袖子。再一边拉着圆领衫的衣领，一边从头部脱下圆领衫。

3）先把干净的圆领衫的衣领套进老年人的头部，然后将左手穿进袖子。接着到床的另一边，将右手穿进另一只袖子。

4）帮助老年人抬起上身，往下拉圆领衫，帮助老年人穿好。为了避免出现皱褶，抚平背后的部分。

（5）指导半身麻痹的高龄老年人坐位穿前方开口式衬衫的方法：

1）让老年人用健康一侧的手抓住衬衫，将衬衫披在背后。让麻痹一侧的手穿入衬衫的袖子。

2）让老年人将健康一侧的手伸入披在肩上的衬衫的袖口内。用健康一侧的手扣上纽扣。

（6）指导高龄老年人坐位穿圆领T恤衫的方法：

1）指导老年人用健康一侧的手拿着T恤衫，将麻痹一侧的手先穿进T恤衫的袖子里。

2）用健康一侧的手把T恤衫从头上罩下。头伸出T恤衫后，再将健康一侧的手伸进T恤衫穿好袖子。

3）用健康一侧的手抓住T恤衫，往下拉T恤衫，理平穿好。

（7）穿睡衣方法（以帮助右半身麻痹的老年人穿睡衣为例）：

1）让老年人采取仰卧位。从麻痹一侧开始为老年人穿干净的睡衣。照护者用手支撑老年人麻痹一侧的手腕，套入睡衣的袖口。

2）用手扶持老年人麻痹一侧的手腕，将干净的睡衣拉到老年人麻痹一侧的肩膀上。

3）帮助老年人采取侧卧位，将睡衣的中间线与老年人的背部中央线对齐。

4）把睡衣的其余部分塞入老年人背部下面。

5）帮助老年人恢复仰卧位，将睡衣的右半边整理好。

6）帮助老年人采取侧卧位，健康一侧的手握住床栏杆。

7）取出老年人背部下面的那部分睡衣，将袖口套入健康一侧的手腕。

8）帮助老年人系上睡衣纽扣，理平老年人背部的睡衣。

（8）帮助半身麻痹高龄老年人脱裤子的方法：

1）让老年人坐在凳子上，照护者帮助老年人把裤子从臀部拉到膝盖的部位。

2）让老年人从凳子上起身，把双手放在照护者的肩膀上，照护者帮助老年人脱下裤子。

3）让老年人重新坐到凳子上，自己从健康一侧脱掉裤子。

4）照护者从老年人麻痹一侧的脚上拉出裤腿，脱掉裤子。

（9）指导半身麻痹的高龄老年人采取坐位自己脱裤子的方法：

1）照护者指导老年人先拉开裤子的拉链，把裤子放低到臀部。

2）让老年人用健康一侧的手支撑住放在眼前的凳子，然后站起来放下裤子。

3）让老年人重新坐下来，先从健康一侧开始脱掉裤腿。

4）最后脱掉麻痹一侧的裤腿。

（10）帮助卧床高龄老年人脱下脏睡裤的方法：

1）在脱睡裤之前，先在老年人的腰部位置盖上毛巾毯，减少身体的暴露部分，然后把睡裤脱到膝盖以下的部位。

2）照护者用手扶持老年人的脚腕，从双脚脱下睡裤。

（11）帮助半身麻痹高龄老年人穿裤子的方法：

1）照护者先把裤子的裤腿套入老年人麻痹一侧的脚。

2）照护者帮助老年人健康一侧的脚穿进另一条裤腿。

3）让老年人自己动手把裤子拉到膝盖的部位。

4）让老年人用手抓住扶手起身，照护者把裤子从膝盖部位往上拉。

5）让老年人弯腰把手放到眼前的凳子上，照护者把裤子拉到臀部。

6）让老年人重新坐到凳子上，自己拉好裤子的拉链。

（12）指导半身麻痹的高龄老年人采取坐位自己穿裤子的方法：

1）照护者帮助老年人把麻痹一侧的腿放到健康一侧的腿的上面，先让麻痹一侧的脚穿进裤筒里。

2）然后放下麻痹一侧的腿，让健康一侧的脚穿进裤筒。

3）接着帮助老年人站起来自己把裤子提到腰部。让老年人重新坐下，把裤子穿好。

（13）穿睡裤的方法：

1）照护者用手抬起老年人的脚跟，将干净的睡裤套入脚踝。

2）照护者把干净的睡裤拉到老年人膝盖的部位。

3）帮助老年人采取侧卧位，把干净的睡裤拉到腰部的位置。让睡裤的中央线保持一致。

4）照护者帮助老年人恢复仰卧位，拉直裤子，避免出现褶皱。

九、指、趾甲照护

在日常生活中，指、趾甲过长容易藏污纳垢，滋生细菌。人的手指甲以平均每星期 0.7mm 左右的速度增长，因此每周应给老年人修剪 1 次；脚趾甲生长较慢，每 1～2 个月修剪 1 次。

1. 照护目的　保持指、趾甲卫生、美观，避免抓伤皮肤、防止交叉感染。

2. 照护用物　指甲剪、治疗巾、手套、弯盘。

3. 照护方法

（1）照护者携用物至高龄老年人床边，核对床号姓名。

（2）修剪过程中，与病人沟通，避免损伤甲床及周围皮肤，要保证指、趾甲的棱角在甲沟外，对于特殊病人（如糖尿病病人或有循环障碍的病人）要特别小心；对于指、趾甲过硬，可先温水中浸泡 10～15 分钟，软化后再进行修剪。

（3）操作完毕，整理床单位，清理用物。

十、卧床老年人拍背

1. 照护目的

（1）减轻背部皮肤压力，预防压疮发生。

（2）促进痰液排除，预防肺部感染。

2. 照护用物　大毛巾 1 条，枕头 2～3 个。

3. 照护方法

（1）照护者操作前做好解释工作，以取得高龄老年人配合。

（2）松被尾，移枕。

（3）协助老年人翻身至侧位（有颈椎损伤者采取轴线翻身），将两枕头分别置于胸前和双膝之间，双膝呈自然弯曲状，检查受压部位皮肤。

（4）照护者手指并拢，手掌握成空杯状，以手腕的力量，从肺底自下而上，由外向内，迅速而有节奏地叩击、震动气道，每次 5～15 分钟为宜。

（5）叩击完毕将软枕放于高龄老年人背部支撑身体，拉床档，整理床单位，做好相关安全告知及注意事项。

十一、 卧床老年人翻身

1. 照护目的

（1）协助不能在床上变换体位的老年人翻身，使其舒适。

（2）减轻局部受压，预防压疮。

（3）减少并发症，如坠积性肺炎。

（4）适应治疗及护理需要。

2. 照护用物　大毛巾 1 条，枕头 2～3 个。

3. 照护方法

（1）照护者将枕头移向一侧或竖起。

（2）把老年人头摆向一侧。

（3）轻托起老年人，将老年人的上身、臀部、下肢移向一侧。

（4）将老年人双手放于胸前，以免受压。

（5）转身时扶住肩部和臀部慢慢转向左侧或右侧。

（6）双腿稍弯曲，双手摆放舒适。

（7）根据病情需要放靠背枕。

（8）给老年人盖好被子。

十二、 卧床老年人更换床单

1. 照护目的　保持床单清洁、干净，使高龄老年人舒适。

2. 照护用物　清洁大单、中单、被套、枕套，需要时备衣裤、床扫。

3. 照护方法

（1）照护者备齐用物到床旁，将清洁被服按更换顺序放于床旁椅上，移开床旁桌，酌情关好门窗。

（2）向老年人解释，询问是否需要大小便，需要时协助使用便器。放平床头和床尾支架（病情不许可时请示护士）。

（3）松开床尾盖被，协助老年人侧卧于床的一边，指导老年人一手扶住床沿，以防坠床。老年人背向照护者，照护者一手托起老年人的头，一手把枕头移向对侧。

（4）松开近侧各层床单，将中单卷入老年人身下，扫干净中单，搭于老年人身上，再将大单卷入老年人身下，扫净床垫的渣屑。

（5）将清洁的大单横、直、中线和床的中线对齐，按顺序打开一半塞于老年人身下，把近侧半幅大单，自床头、床尾中间，先后展平紧折成斜角塞于床垫下。放平中单，铺上，把中单一半塞于老年人身下，另一半拉平塞于床垫下。帮助老年人转身侧卧铺好的一边。老年人手扶床沿，照护者转至对侧，扫净床上渣屑，同上法铺好各层，帮助老年人睡平。

（6）更换被套时，解开污被套端（或侧端）带子，将清洁被套铺于盖被上，将棉胎在污被套内折好，然后将棉胎套入清洁套内，对好上端两角，由上自下理平棉胎，再对好下端两角，扎好带子，取出污套放在治疗车下层（污物袋内），把棉被边与床缘平齐向内折。

（7）一手托起老年人头部，另一手取出枕头，在床尾更换枕套，再用上法放回老年人头下。

（8）协助老年人取舒适体位，还原床旁桌、椅，整理床头柜，开门窗，把污被服放入污物袋、送洗。

十三、 卧床老年人给便器

1. 照护目的 为卧床的老年人提供便器，满足其基本需求。

2. 照护用物 便盆或尿壶，一次性中单，手纸。

3. 照护方法

（1）照护者位于老年人右侧，将一次性中单铺在老年人身下。

（2）将老年人的上衣往背上拉，裤子脱下，双脚曲起。

（3）左手抬起老年人臀部，右手将便盆放在老年人臀下，位置对准，便盆开口向下。

（4）便后清洁老年人外阴及肛门，必要时进行擦洗。

十四、 卧床老年人冷、 热敷

（一）冷敷（冰袋使用法）

1. 照护目的

（1）减轻局部充血或出血。

（2）减轻疼痛。

（3）制止炎症扩散。

（4）降温。

2. 照护用物　冰袋、冰块、盆、锤子、布袋（包布）。

3. 照护方法

（1）照护者操作前应该与高龄老年人解释沟通，并取得配合。

（2）将冰块砸成小块，冲水后溶去棱角，装入冰袋中约 1/2，排气后扎紧。

（3）擦干冰袋，包布后置于冷敷部位。如高热者，可敷于额部或体表大血管处（颈、腋下、腹股沟处）。

（二）热敷（热水袋使用法）

1. 照护目的

（1）促进浅表炎症的消散和局限。

（2）缓解疼痛。

（3）减轻深部组织充血。

（4）保暖。

2. 照护用物　热水袋及布套，50℃热水，水温计。

3. 照护方法

（1）照护者操作前应该与高龄老年人解释和沟通，并取得配合。

（2）测水温 50℃。

（3）热水倒入热水袋中至 1/2～2/3，排除袋内空气，拧紧塞子，擦干后套上布套，放置于所需位置。

第三节　卧床移动照护

一、平车运送法

1. 照护目的　运送不能起床的高龄老年人。

2. 照护用物　平车，棉被或带套毛毯，枕头。

3. 照护方法

（1）挪动法：用于病情许可、能在床上配合动作者。照护者先移开床旁桌、椅，松开盖被。将棉被平铺在平车上，使平车紧靠床边。照护者在旁抵住平车，再帮助老年人按上身、臀部、下肢顺序向平车挪动（回床时先帮助挪下肢，再挪动上半身），使老年人躺好，用棉被包裹老年人，先盖住脚部，然后两侧，露出头部。

（2）单人搬运法：用于病情许可，体重较轻者。照护者将铺上棉被的平车推至床尾，使平车端和床尾成钝角，松开盖被。请老年人合作，照护者抱住老年人的肩部和股部，老年人的一臂自照护者的腋下穿出，另一臂自对侧的肩上绕过，两手在颈后握住。照护者抱住老年人轻轻放在车上，盖好棉被。

（3）两人搬运法：用于不能自行活动，体重较重者。照护者将铺上棉被的平车推至床尾，使平车端和床尾成钝角，松开盖被，把老年人上肢交叉于胸前。两人搬运时，照护者甲托住老年人的颈部与腰部，照护者乙托住高龄老年人臀部与腘窝、腿部，然后同时抬起老年人，并使老年人身体稍向照护者倾斜，移老年人至平车上，盖好棉被。

二、 轮椅运送法

1. 照护目的　运送不能行走的高龄老年人。

2. 照护用物　轮椅、需要时备外衣、毛毯。

3. 照护方法

（1）将轮椅推至床旁，使椅背和床尾平齐，面向床头，固定刹车，翻起脚踏板。扶老年人坐起、穿衣、穿鞋、下地。老年人上轮椅时，照护者站在轮椅背后固定轮椅，不使其向前倾斜，嘱老年人扶着轮椅扶手，尽量靠后坐，翻下脚踏板，将老年人双脚置于踏板上，并固定腰带。

（2）推轮椅时，高龄老年人不能向前倾身或自行下车，以免跌倒。下坡时速度要慢，要注意保暖及观察老年人的面色等全身情况。

（3）老年人下轮椅上床时，方法与上轮椅同，待老年人下轮椅后，扶助上床休息。

第四节　高龄老年人外出陪护

一、定义

高龄老年人陪护是指照顾其个人卫生、健康，按照老年人饮食的基础原则，科学合理的进食，保证老年人的营养需求。外出陪护是其中之一，但更要特别注意保护高龄老年人的人身安全，掌握老年人各种特点，使老年人安全舒适地外出活动。高龄老年人由于身体的原因，病种多而复杂，病程长，在去医院就诊，或部分高龄老年人外出散步、旅游等活动时，要求专职陪护的需求比例就越来越高。随着现代社会的发展，家中儿女工作、生活压力大，照顾高龄老年人的责任也逐渐推向了社会，形成了陪护行业。

二、陪护原因

（一）生理特点

高龄老年人各器官功能衰退速度加快，出现生理性衰老，容易发生各种疾病及跌倒、压疮、坠床等安全危险，对外出陪护的需求随年龄增长而加大。

（二）心理特点

高龄老年人的心理变化是指心理能力和心理特征的改变，包括感知觉、智力和人格特征等，常有烦躁不安、孤独寂寞、自暴自弃、极度恐慌、固执猜忌、依赖他人的心理特点，所以高龄老年人应避免单独外出，外出必须有人陪护。

（三）环境变迁因素

现代社会发展飞快，交通便捷，人流急增，环境变迁变化大，而高龄老年人的适应能力在不断下降。高龄老年人的外出乘车、过马路、购物、旅游、就诊等都需要更多的陪护。

三、照护方法

（一）老年人外出要看天气

天气的好坏，气候的冷暖，直接影响高龄老年人的生活起居和外出活动。过冷过热都不适合老年人的生理特点，太冷容易诱发疾病，而过热又容易导致老年人的体力不支。下雨天不适合出行，容易造成高龄老年人的跌倒。日出后跟日落前1～2小时内时间最佳，冬天注意保暖，夏天注意防暑。

（二）备好老年人必需用品

高龄老年人自行外出或有陪护者都要备好和提供老年人必需用品。一是备好常用物品包，内有老花镜、放大镜、纸、笔、纸巾、吸管、报纸、水杯、常用和急救药物等；二是助行器具和手杖等；三是可升降两用座椅和轮椅等，随时供他们取用。

（三）实施一对一陪护模式

高龄老年人的陪护最好是一对一模式，1个陪护人员如果陪护多名高龄老年人，易致身体疲劳，照顾质量不高。一对一也有利于发挥陪护人员对高龄老年人身心产生积极作用，如交谈聊天等。一对一的模式还可以减少交叉感染的机会。

（四）其他

高龄老年人如能自行行走、身体素质良好的，照护者可以缓慢陪伴外出。即使可自己行走，行动也要缓慢，由陪护人员搀扶外出，注意脚下路的坡度跟是否平坦。不能行走可用轮椅推行外出，轮椅外出应注意高龄老年人的双脚跟及推行的速度。无论家属还是其他陪护人员都要有责任心，尽量能连续性陪护照顾高龄老年人，减少频繁更换陪护人员。

第五节 老年人日常生活的中医保健

近年来，社会老龄化问题越来越突出，如何有效预防老年常见病，改善老年人身体素质，已然成为当前社会广泛关注的热点话题。生活起居护理、情志护理、食疗护理、按摩护理、运动护理等中医护理方法应用于老年人保健中，可实现保健、预防的功能，中医护理方法近年来在老年人保健中得到越来越广泛的推广。

一、 日常生活的中医保健原则

顺应四时调阴阳

1. 顺应四时调阴阳的理论　《素问·四气调神大论篇》曰："夫四时阴阳者，万物之根本也。所以圣人春夏养阳，秋冬养阴，以从其根，故与万物沉浮于生长之门，逆其根，则伐其本，坏其真矣。故阴阳四时者，万物之终始也，死生之本也。逆之则灾害生，从之则苛疾不起，是谓得道。"

《素问·四气调神大论篇》曰："逆春气则少阳不生，肝气内变；逆夏气则太阳不长，心气内洞；逆秋气则太阴不收，肺气焦满；逆冬气则少阴不藏，肾气独沉。"

所以中医护理学把顺应四时看作是一切生物维持生存的重要条件。

2. 四时护理　病人起居应适应四时气候变化，要遵循"春夏养阳，秋冬养阴"的原则。

（1）春夏：春夏之季由寒转暖，由暖转热，宇宙万物充满新生繁茂景象，是人体阳气生长之时，应该增加室外活动的时间，以调养阳气；凡有耗伤阳气及阻碍阴气的情况皆应避免，其护理具体贯穿到饮食、运动、起居、防病、精神等各个方面。

在春夏季护理中，对慢性阳虚的病人，在春季用食物或药物补阳气以外，还要防止风邪侵袭；夏季不贪凉夜露，损害阳气，在酷暑炎热之白昼，当阴居避暑热，以免出汗多伤卫阳，可适当饮用生津止渴、降温饮料，此时体内阳气则无过多损耗，若有所贮备，则到秋冬就能抵御寒邪侵扰，这样不但有益于病人康复，亦可预防秋冬发生腹泻、咳喘等症。

（2）秋冬：秋冬之季气候由热转凉而寒，万物都趋于收藏状态，应防寒保暖，使阴精藏于内，阳气不致外泄，所以在秋冬时节，要保持病人机体阴津藏而不外泄；对慢性阴虚精亏病人，借此季节以食或药来填补阴精，使阴精积蓄，才能预防春夏阳亢之时；肾精亏损、肾阳虚的病人，则应温补阳气，此时以食或药温补为宜。

所以在冬季，风和日暖之际，鼓励病人常晒太阳取暖，以补体阳。在此季节应适当早卧晚起，在严寒之际不宜外出，以防"冬伤于寒，春必温病"之证出现。

二、 老年人日常生活的中医保健方法

（一）生活起居护理

结合老年人常适劳逸的起居特征，引导老年人在春夏季节早起晚睡，在秋冬季节引导老年人早睡晚起；对于一些老年人长年早睡晚起，应尊重其习惯；引导可下床的老年人应做适度活动，保证气血流畅，增强体质，提高抗御外邪能力。生活起居护理强调老年人的起居应遵循自然领域阴阳昼夜消长的规律及人体的生理常规。生活起居护理"起居有常，不妄作劳"，中医认为生活起居要顺应一年四时天地阴阳变化的规律。老年糖尿病病人应有合理的作息及起居时间，应注意劳逸结合，不易过劳，亦不宜过于安逸，宜饭后进行适量的慢步走 15～30 分钟，促进胃肠蠕动，有利于能量的消耗，进而不至于使餐后血糖偏高。

起居护理主要是指病人在恢复期的生活环境和日常生活，必须保持安静整洁，养成良好的有规律的生活习惯，起居有常，使病人心情舒畅，安心养病。同时应细心帮助病人搞好个人卫生，每天早晚洗漱刷牙、梳头、洗澡，经常指导病人修剪指甲，教会病人更换床单、被罩、如何自理大小便，告知病人如何做好皮肤护理，预防褥疮发生等。

阳虚者秋冬注意保暖，尤其是足下、背部及下腹部丹田部位的防寒保暖。阳虚者自行按摩气海、足三里、涌泉等穴位，或经常灸足三里、关元，可适当洗桑拿温泉浴。因为病人很容易患风湿性感冒，他们必须保持温暖和适合老年人的生活环境，避免风湿性寒冷环境，注意保持空气新鲜，空气的温度和湿度应适当。同时，注意老年人的睡眠，正确的姿势有助于颈椎滑脱的康复，仰卧睡姿、保持头部适度弯曲，一些比较硬的平板床对于老年人来说可能睡着更舒服，更容易进入深度的睡眠，所以比较硬的平板床是老年人一个比较好的选择，然后在睡眠的环境上一定要安静，这样可以帮助老年人快速入睡。

（二）情志护理

对老年人不同情绪反应进行疏导调节，帮助其平衡情绪，实现五行统一，建立起不同器官之间的和谐关系。借助移情易性法进行心理干预，缓解老年人出现的思念、易怒、悲伤等情绪，结合老年人的具体心理状态、

兴趣爱好等，引入相应的内容转移其注意力。另外，针对老年人不好动的情况，引入清心静养法开展护理，运用语言给予心理调节，并采取诸如打坐等方法提高老年人对外界因素的抗干扰能力。还有一些老年人内心多疑，顾虑自身患有疾病，针对该种情况采用释疑法，缓解其忧虑；情志护理基于中医基础理论，通过结合老年人心理状态、兴趣爱好，采取移情易性法、清心静养法等心理干预方法，可有效缓解老年人不良心理情绪。《内经》载"怒伤肝""喜伤心""思伤脾""忧伤肺""恐伤肾"及"怒则气上，喜则气缓，悲则气消，恐则气下，惊则气乱，思则气结。""恬淡虚无，真气从之，精神内守，病安从来。"因为糖尿病是一种慢性病，须长期服药控制，许多老年病人在初发糖尿病时，认为糖尿病一旦确诊，一系列的并发症就会出现，身体状况就会一直不好，对治疗效果不抱期望，因此应该在护理中关注老年糖尿病病人的情志变化，使病人保持积极向上的生活态度，对治疗充满信心，才能使治疗和护理更显效，使病人的生活质量提高。

中医重视情绪对疾病的影响，并称为喜悦、愤怒、忧愁、悲痛、恐惧、惊吓。过度的兴奋和抑制是阴阳失调、气血不和、经络障碍、五脏六腑功能紊乱的表现。因此，在老年人的身心治疗中需要很大的考验，老年人的心理也比较脆弱，所以在护理的过程中一定要关注老年人的心理变化，要懂得老年人的眼色，避免他们产生焦躁的心理，让他们保持一个积极乐观的心态，要给老年人们充分的爱和耐心，老年人的家属还有社会都要给予一定的帮助，这并不是单一的，只靠护理就能完成的，需要各方面共同地为老年人的生活提供一个优质的环境。也可以适当地减少针灸、推拿等缓解老年人心情，鼓励老年人心情的愉悦，积极进行医疗恢复和心理恢复管理，对老年人的心理状态进行心理教育和心理训练，减轻不良情绪对疾病的影响，让其在最上等的心理状态下接受护理治疗。

由于老年中风病人大多行动障碍甚至出现偏瘫，认为自身给家人带来了沉重的负担，极其容易出现焦躁、抑郁等情绪。护理人员要积极与病人交流，根据病人的情绪与兴趣播放音乐与视频，转移病人的注意力，缓解病人的不良情绪。

（三）食疗护理

通过结合老年人的实际身体情况及饮食习惯，依照中医理论进行调整。首先结合时节的转变对老年人身体进行针对护理，如在夏天喝绿豆汤，以促进清凉去火。其次结合地理位置的差异，采用合适的食物、药材等对老年人身体进行调理，如在北方地区将一些药材制成药膏外敷用以治疗老年人关节炎等。食疗护理遵循因时、因地、因人制宜原则，为老年人制定不同的饮食方案，可达到防治疾病的目的。老年糖尿病病人宜食低糖、清淡、低盐、低脂又富有营养的食物，应少食多餐，辛辣油腻之品易生湿热不宜多食，《内经》曾指出"肥者令人内热，甘者令人中满，故其气上溢，转为消渴"，而内热又易耗气伤阴，进一步加重病人病情。浓茶咖啡应慎用，过甜食品及水果如苹果、芒果、葡萄、香蕉、蛋糕、甜面包等应禁食，若需进食水果，宜于下午3：00左右，可进食少量柚子、圣女果等低糖水果，应嘱病人晚上8：00—9：00后尽量不再进食，低血糖发生时除外。若病人为糖尿病肾病病人，应嘱病人严格低盐、优质低蛋白（如黑大豆、蛋类、瘦肉等）饮食，控制尿蛋白及水肿的发生发展。另外低血糖是老年糖尿病病人极易发生的症状，低血糖对大脑细胞的损坏不容忽视，因此应嘱注射胰岛素及易发生低血糖的老年糖尿病病人，随身携带巧克力等升糖较快的食品，当感觉低血糖症状如心慌、出冷汗、头晕等出现时，应及时食用。

（四）按摩护理

采用拔罐、针灸、推拿等各种方式调节老年人体内环境，刺激老年人身体。例如，针对存在关节扭伤表现的老年人，采用适度的按摩手法对其关节部位相关穴位进行按压，以此促进老年人的关节恢复。按摩护理特指各式各样的中医护理技术，包括针灸、推拿、拔罐等，具备操作便捷、易于推广等优点，可重要作用于防治老年人的慢性疾病。

（五）运动护理

设置与老年人身体特征相符的运动项目，并结合老年人实际情况进行适当调整。在这个过程中，中医运动护理讲求协调，应当通过按、压、挤等方式，以实现机体内外部的协调发展。另外，还要注重结合老年人身体状况对运动时间进行合理控制，切忌运动过度而造成身体损伤。运动护理包括有太极拳、五禽戏、打坐等，通过这些体育运动可促进老年人调和气血、舒活筋骨、养生保健等。老年人可做一些舒缓柔和的运动，如慢跑、散步、打太极拳、做广播操等。

第六节　"互联网＋"信息技术在老年人日常生活照护中的应用

目前，"互联网＋"信息技术已广泛应用于老年人的日常生活护理中。机器人为失能老年人提供所需的物品或协助其实施基本的日常生活活动，比如吃饭、洗手、穿衣、洗澡等，特别是对于痴呆病人，提高了其生活的独立性和生活质量。

一、智能居家养老系统的应用

通过搭建互联网系统平台，老年人运用一系列智能设备（如老年人机、腕表、无线传输的健康检测设备）实现与子女、服务中心、医护人员的信息交互。老年人不必住在养老院中被动接受服务，在家就可以挑选、享受专业化的养老服务，涉及生活帮助、康复护理、紧急救助、日间照料、人文关怀、精神慰藉、娱乐活动、法律援助等"医养"结合的服务项目。该智能居家养老系统采用电脑技术、无线传输技术等手段，在居家养老设备中植入电子芯片装置，使老年人的日常生活处于远程监控状态。它能延伸到养老生活的各个方面，如饮食起居、医疗医护、消防安保、休闲娱乐、报警呼救等，让养老生活更加安全与便利。而这，也正是老龄化时代智慧养老的内在要求。

二、机器人在老年人生活照护中的应用

（一）辅助行走机器人的应用

近些年，辅助行走机器人的研发和应用，帮助老年人及步态异常者保持行走的平稳性，改善步态功能，为有步态问题的老年人提供支持。我国上海一家公司于 2005 年研发出"全智看护"护理机器人，充分考虑到行动不便老年人的室内活动需求，具有辅助老年人独立上厕所、移位沐浴、站立移

动、平移上下床等功能。2015 年，安徽一家公司研发出"全自动护理机器人"，具有自动协助失能老年人在轮椅或床上大小便的功能，现已在合肥市部分养老院投入规模化使用。护理机器人的出现，在一定程度上填补了人工智能技术在我国老年护理领域的空白，但仍与国外有一定的差距。

（二）机器人协助用餐

饮食护理属于日常生活护理的重要组成部分，随着老龄化的不断加剧，护理资源的短缺造成护理人员无法花费时间与照护对象交流，更无法为其提供日常的细化护理，然而助餐机器人可以很好地解决这一问题，尤其是对于体质虚弱的高龄老年人及失能老年人的饮食护理显得更为重要。日本研制了一款专门针对肢体功能障碍病人的辅助饮食机器人，美国Sammons Preston 公司开发了一款老年电动助餐机器人 Winsford Self－Feeder，我国哈尔滨工程大学研制的机器人 MYTABLE，以及海军工程大学研制的可控式助餐机等，为老年人及肢体活动障碍病人的家庭饮食提供了方便可行的解决方法。助餐机器人多由桌面旋转、机械手旋转、升降及取餐等结构组成，使用者使用时同正常就餐一样坐于桌前进行选餐，打开进餐开关即可按预先设定的程序实现正常进餐。Canal 等研究发现，机器人协助用餐可提高喂饭效率、减少呛咳发生。

（三）家庭打扫机器人

用于家庭清扫的扫地机器人，目前已在市场中广泛应用，国内主要由益节、小米、苏州怡凯电器的科沃斯等公司生产，包括非接触式、无线遥控及超声波式等类型。目前，扫地机器人基本具有路径规划、预约打扫、自动清扫、自动回充等功能，可满足使用者的个体化需求，同时扫地机器人操作方便，使用前仅需预先设定程序，机器人按设定的指令工作，无需看管，大大节省了人们的时间。除此之外，机器人还备有类似支架式的充电器，仅需连接电源，扫地机器人完成清扫工作后会自行返回充电、断电，既安全又方便。机器人多数体积小，可清扫沙发、床底等难以清扫的死角区域，清扫干净且方便智能。

（四）搬运机器人

老年人年龄达到 65 岁以上后，身体及心理均已逐渐步入衰老期，常出现行动不便，无法搬运沉重物品的情况，更有甚者，老年人自身都需照护人员的搬运或帮助。由法国研发的小型搬运机器人NAO，通过NAO中装有的中央处理器、触摸传感器、声呐系统识别影像及声音并侦测周边环境，机器手臂可抓取物体，自由度高达25级，能轻松完成各种复杂动作，NAO通过声音及影像识别完成操作，实现完全程序化，是目前被认为最有机会进入普通家庭的搬运机器人。Herb是美国卡耐基梅隆大学研制的，可通过感应器及非视信号装置精准识别周围物体或环境，实现对老年人的搬运及转移。日本理化研究所研发的Robear机器人可将行动不便的老年人从床上抱起并辅助其转移，机器表面覆盖有机材料，机械臂和躯体上设有传感器，这些传感器让机器人具有高精度的触觉感知，机器人仅需触摸病人即可迅速获得被搬运对象的身体质量数据，充分考虑了老年人被搬运过程中的舒适度体验，保证了搬运过程的安全。Kasagami等报道，日本研发的机器人Careful-Patient Mover转移的病人中，50%的病人表示不存在对机器人搬运恐惧及不适感。50%的照顾者表示愿意继续使用。搬运机器人能够帮助身体机能衰弱的老年人搬运笨重物品，还可帮助照顾者转移卧床病人，不仅节省了时间，减轻照顾者体力负担，而且避免老年人在被搬运途中二次受伤，提高老年人家庭照顾质量。Ming等采用机器人RIBA成功转运了10例成年病人，病人没有摔倒风险，也未表现出不舒适，Kasagami发现使用机器人转运病人可以减轻病人转移过程中的疼痛、降低病人的不安感。

（五）卧床全自动大小便处理系统

广州和康生物科技有限公司推出一款全自动排泄处理系统，由计算机分析处理软件与电动感应装置一起完成对排尿排便的处理，它可以24小时自动工作，既减轻了身体和精神上的负担，又减轻了护理人员的工作强度，是满足社会老龄化和高品质护理等问题的跨时代产品。产品拥有近十项国际专利，完全采用日本最先进的标准制造，规范的工艺流程，严格的质量控制，使产品拥有国际一流品质的保证。产品取得国际TUV认证、PSE认证和两项国际ISO认证。并在日本拥有数以万计的客户，得到广泛的认同。

（六）多功能机器人

1. 失能人员自护理机器人　Moro护理机器人由北京梦露科技发展有

限公司研发,具有独特远程视频监控、远程操控功能(通过高清摄像头与手机 APP 连接,可随时、随地查看病人情况,并可随时在千里之外对智能床进行操控、起背、大小便、翻身或设置定时翻身功能),有效解决异地关怀之念,协调工作与病人照顾之间的矛盾。还具有远程网上医院功能(视频通话、看电视、玩游戏、听小说、音乐功能),以及起背防侧滑功能,侧翻和定时侧翻功能,移动桌功能,大小便水冲洗、烘干功能,防臭隔离污物收集功能,洗澡功能(具有专利发明的机械移位机可安全将病人从床上移置浴桶里洗澡),自动外出功能(病人可自己进行操控,将自己通过移位机,移至电动轮椅进行外出活动,重获自由)。同时针对大小便失禁病人,通过红外线感应,自动启动冲洗、烘干、大小便清理,在不知不觉中就可干净、轻松的完成排便。

2. 多功能老年照护机器人 老年照护机器人可以分为伴侣机器人和服务机器人,伴侣机器人可以增强老年人的社会互动,减轻老年人的消极情绪,如日本产业技术综合研究所研发的外表形似海豹宝宝的机器人 Paro。服务机器人旨在提高老年人独立生活的能力,完成各种家务,监管老年人的健康和安全事项等,如卡内基梅隆大学与匹兹堡大学共同研制的机器人 Pearl 可以提醒老年人服药进食,弗劳恩霍夫制造技术和自动化研究所研制的家庭机器人 Care‐O‐bot4 被设计为老年人的健康助理和伙伴,为行动不便的老年人提供食物和饮料,协助烹饪或清洁等。国内英特尔与经纶世纪医疗网络研发的小天使机器人,可以提供紧急救助(如跌倒报警)、远程医疗、用药管理、健康问诊与评估等功能。杭州社会福利院引入的机器人"阿铁"可实现老年人身体数据的实时监测、远程视频通话、远程医疗等功能。照护机器人可以在医院养老机构和社区等多种机构应用,提高老年人的生活质量。Wood 等研究显示,机器人 Paro 可以促进病人个人社会交往能力。Joranson 等研究显示,使用机器人参与照护老年痴呆病人可以有效提高病人的生活质量,减少病人精神药物的使用。Kort 等对 15 所老年护理机构的调查发现,机器人可以促进老年人参加体力活动,增强病人的娱乐体验。因此照护机器人能缓解老年人不良情绪,促进老年人社会交往等。

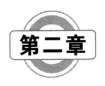

第二章 "互联网＋" 老年人中西医整合饮食照护

第一节 老年人的营养需求

营养是指人类获得和利用食物维持生命活动的整个过程。食物中经过消化、吸收和代谢能够维持生命活动的物质称为营养素。我们每个人的成长过程中，都会经历不同的饮食模式，到成年的初期，我们的身体完成了生长发育的过程。这时，我们进食的目的将由健康地成长转变为保持健康的体魄。然而，进人老年期，尤其是跨入高龄老年期以后，机体对营养的需求会随着年龄的增长而发生变化，这不仅仅是因为高龄老年人机体组织和脏器已经老化，功能大大减弱，常常患有一种或多种疾病，也是因为慢性疾病需要长期用药物治疗会在不同程度上影响到营养的需求和对食物的摄取。此外，高龄老年人身体的营养状况还会受到身体以外因素，如经济状况和社会地位改变等的影响。因此，了解高龄老年人的营养状况，根据他们自身的健康现状，科学地调整他们的饮食结构，满足机体的营养需求，这不仅能大大降低高龄老年人的营养不良和非传染性慢性病的发病率，而且可以达到改善生活质量，预防疾病和延缓衰老的目的。

一、老年人的能量需求

由于老年人生理的特点，老年人对营养的需求与年轻人不同。随着高龄老年人机体的老化、体力活动减少和基础代谢降低，虽然营养需求可能保持不变，但是对能量需求却是随着年龄的增加而减少。一般来说，40～49 岁的成年人能量需要量会减少 5%；到了 50～59 岁，能量需要量为成年期的 90%；60～69 岁为 80%；70 岁以上一般只需成年期的 70%，而到了 80 岁以上则低于 70%。但是，高龄老年人每天需要的总能量需要根据自身的特点来确定，不能一概而论。总体上取决于高龄老年人的活动量、整体健康水平和可能患有的疾病等，如活动量大的能量要高些，活动量少的能量要低一些。研究资料显示，适量限制能量摄入有利于长寿。总体来说每个人具体的能量需要要以理想体重为目标。老年人长期摄入过高能量，可致肥胖和高脂血症，但长期能量摄入过少也易致营养性贫血和低蛋白血症等病症。

（一）理想体重

理想体重亦称适宜体重，老年人能量的需求量的多少主要以体重来衡量，保持适宜体重的能量摄入就是合适的。适宜体重有多种计算方法。目前一般是以理想体重和体质指数两种方法来进行评价。

理想体重计算方法：

（1）老年男性理想体重（kg）＝身高（cm）－105

（2）老年女性理想体重（kg）＝身高（cm）－100

如一个男性老年的身高为 170 cm，他的理想体重应为 65 kg。实际体重如在大于或小于理想体重的 10% 内即为正常，如小于理想体重 10%～20% 则表示能量轻度缺乏，如小于 20% 表示中度能量不足，可能会影响身体功能。如果小于 30% 则说明能量严重不足，属重度消瘦，如小于 40% 以上则可能危及生命。反之，如果实际体重大于理想体重 10%～20% 提示为超重。若大于 20% 为轻度肥胖，大于 30% 为中度肥胖，大于 40% 以上为重度肥胖。

（二）体质指数

体质指数（BMI）＝体重（kg）/身高（m）^{2}

体质指数在 18.5～23.99 为正常，17～18.49 为轻度消瘦，16～16.9 中度消瘦，16 以下为重度消瘦，24～28 为超重，28 以上为肥胖。

我国民间有"千金难买老来瘦"的俗语，意思是老年人以瘦一点为好，其实这种提法是一个误区，老年人应该合理饮食，该吃的要吃够，不该吃的就不吃或少吃。但这绝不意味着老年人吃的越少越瘦越长寿。根据近年国内外的一些研究，寿命较长的是那些体重在理想体重上限的人群，而非消瘦人群。所以，高龄老年人的能量摄入应以能保持理想体重及满足适当的体力活动和社会交往的需要为度。

二、 老年人的营养素需求

（一）蛋白质

蛋白质是一种复杂的有机化合物，由几十种氨基酸组成，含有碳、氢、氧、氮、硫、磷等元素。成年人体内的蛋白质的总量为体重的16%～19%，而其中的45%为肌肉蛋白质。蛋白质是构成人体组织细胞的基本材料，是形成体液、抗体、激素和酶的主要原料。蛋白质对人体组织的生长发育、组织更新、抵抗感染、疾病康复、伤口愈合、延缓衰老等都有重要的作用。它是维持生命的基础。同时，蛋白质也是三大产热营养素之一，每克蛋白质可提供热量16.74 kJ（4 kcal）。

通常老年人对蛋白质的需求与年轻人一样，甚至可能略微需要更多的蛋白质来弥补肌肉组织的丢失。我国老年人的蛋白质的推荐摄入量：男性为每天65 g，女性为每天55 g。蛋白质占总能量的百分比要高于青、壮年期，如轻体力劳动男性成年期每天需供给蛋白质65 g、总能量9418 kJ（2250 kcal），蛋白质占总能量食物11.0%，而65岁时每天所需的总能量为8580 kJ，需供给蛋白质65 g，蛋白质占总能量的12.7%。由此可见，老年人的蛋白质供给量应不低于成年人。同时，由于老年人对蛋白质合成能力差，细胞衰亡和各种代谢过程中损失较多蛋白质，因此对食物蛋白质的质量要求要高一些，优质蛋白质应占供给量的一半或更多。多数老年人的消化吸收能力相对弱一些，食量也少一些，应多选择一些既富营养又易消化的食物，如奶、蛋、豆腐、瘦肉等是老年人蛋白质的良好来源。如果一位80岁左右的老年人每天能摄入一二杯牛奶，一个蛋和100 g鱼、禽和瘦肉及适量的豆制品，其优质蛋白质基本可以满足需要。

（二）脂类

脂肪又称中性脂肪或真脂，是三大产热营养素中提供能量最高的营养素，每克脂肪可供给37.67 kJ（9 kcal）能量，是体内储存能量和供能的主要物质。

脂肪由一分子甘油和三分子脂肪酸构成。天然的脂肪酸已知有50多

118

种。多数脂肪酸在人体内能够自行合成，而亚油酸、亚麻酸是体内不能合成或不能全部合成的，必须从食物中摄取，所以称为必需脂肪酸。必需脂肪酸对组织细胞的构成、正常的机体代谢、磷脂和激素的合成都十分重要。

脂肪酸根据其结构的不同，可分为饱和脂肪酸和不饱和脂肪酸。不饱和脂肪酸按照其双键的位置可分为 ω-3、ω-6 和 ω-9 等多种类型；按照其结构中双键的多少可分为单不饱和脂肪酸和多不饱和脂肪酸。亚油酸和亚麻酸都属于多不饱和脂肪酸。

脂肪是人体不可缺少的营养素。除了供给能量、供给必需氨基酸以维持正常的物质代谢外，脂肪还可以帮助脂溶性维生素和胡萝卜素的吸收。摄入含脂肪的食物后也不易感到饥饿。

膳食中的脂肪根据其来源不同可分为动物性脂肪和植物性脂肪。动物性脂肪如鱼、虾、海豹等的脂肪，其脂肪酸大部分为多不饱和脂肪酸中的 ω-3 不饱和脂肪酸，熔点低，易消化。猪、牛、羊等陆地动物的脂肪含饱和脂肪酸多。花生、大豆、芝麻等植物油含不饱和脂肪酸多，橄榄油、茶油含单不饱和脂肪酸多，而植物油中的椰子油和棕榈油其饱和脂肪酸含量较高。

脂类可以增加食物的风味与饱腹感，植物油还含有多种类型的维生素 E，并能帮助脂溶性维生素的吸收。因此，老年人的膳食中需含有一定量的脂肪，但不宜过多。老年人的膳食脂肪摄入量以占总能量的 20％ 为宜。老年人，尤其是到了高龄阶段体内胆汁酸减少，脂酶活性降低，对脂肪的消化能力下降，过多地摄入脂肪会增加消化系统的负担。此外，脂肪摄入过多容易引起肥胖。肥胖者易得动脉硬化、高血压、冠心病、高脂血症、糖尿病、胆石症和脂肪肝。调查资料显示：高脂肪膳食与肠癌、胰腺癌、乳腺癌的发病率有一定的关系。从老年人的预防保健和延年益寿方面来考虑，除了膳食脂肪的数量要适当外，其质量也应注意。饱和脂肪酸摄入太多容易引起动脉硬化等一系列疾病，而不饱和脂肪酸有软化血管、降低胆固醇和预防动脉硬化的作用。但是不饱和脂肪酸也不能摄入太多。如果过多，容易在体内产生过氧现象，影响细胞功能，促进衰老和降低免疫功能，对健康不利。所以，高龄老年人日常脂肪的摄入应以含不饱和脂肪酸的植物油为主，而应少食富含饱和脂肪酸的猪油、乳油等动物性脂肪。每天烹调油 25～30 g，反式脂肪酸每天摄入量不超过 2 g。

（三）碳水化合物

碳水化合物又称糖类，是三大产热营养素中供给能量的主要营养素，是每天膳食中摄入量最大、最经济、最易消化吸收的营养素。每克碳水化合物可供给能量 16.74 kJ（4 kcal），与蛋白质提供的能量基本相同。糖类按其组成不同可分为：①单糖，如葡萄糖、半乳糖、果糖；②双糖，如乳糖、麦芽糖、蔗糖；③多糖，如淀粉、糊精、食物纤维。除上面 3 种外，还有各种聚合糖、糖元、糖脂、糖蛋白等。

碳水化合物除了供给人体能量消耗，还构成体内肝糖原和肌糖原。如碳水化合物供给不足，则要动员蛋白质来补充能量，因此，适量的碳水化合物可以防止组织蛋白质的过多分解，从而起到节约蛋白质的作用。碳水化合物的摄入量与脂肪代谢的关系密切，因为脂肪氧化时需要碳水化合物参与。碳水化合物有抗生酮作用，如每天摄入的碳水化合物少于 100 g 而脂肪摄入量高，则脂肪氧化不全而可能产生酮体，从而发生酮症性酸中毒。糖类在体内还与其他营养素结合，以糖脂、糖蛋白、蛋白多糖等形式参与构成各种细胞和组织，传递信息，形成酶和激素等。

食物中的碳水化合物主要存在于植物性食物中。谷类、豆类、水果、坚果、薯类、蔬菜等都是碳水化合物含量丰富的食物。动物性食物中除了奶类含有乳糖外，一般动物肉类和鱼虾类不含碳水化合物。高龄老年人的饮食中应有上述含有碳水化合物的各种食物，才能得到均衡的营养。

高龄老年人每天碳水化合物的摄入量应占总能量的 50%～60%，在 200～300 g 之间。应提倡以淀粉等多糖为高龄老年人饮食中碳水化合物的主要来源，减少食用单糖和双糖等简单碳水化合物。因为淀粉类碳水化合物存在于粮谷和根茎类食物中，在摄取这种多糖类食物的同时还能得到蛋白质、维生素、无机盐、食物纤维及植物化学物等多种营养物质。淀粉在体内经消化分解成单糖后才能被人体吸取，这使吸收变得比较缓慢而且均衡。蔗糖类碳水化合物结构比较简单，很易被吸收，结果有时可引起反馈性血糖升高，而且这类食物除含碳水化合物外，基本上不含其他营养素。

由于高龄老年人体内的糖耐量降低，胰岛素分泌减少，对血糖的调节作用减弱，容易发生高血糖。此外，过多摄入的糖在体内可以转化为脂肪，使血脂升高，容易引起动脉硬化等心脑血管疾病，尤其是单糖的摄入，如蔗糖、葡萄糖更容易引起高脂血症。因此，高龄老年人不宜摄入过多的糖类。控制糖的摄入量，每天不超过 50 g，最好控制在 25 g 以下。新近的研究发现，果糖对高龄老年人比较适宜，不仅容易吸收，而且能比较迅速地转化为氨基酸，且转化为脂肪的可能性比蔗糖、葡萄糖要少得多。故高龄老年人宜适当地多吃水果、蜂蜜等含果糖的食品。

（四）维生素

维生素是一大类维持机体正常生命活动的营养物质的总称。维生素不提供能量，在人体内其量甚微，但是维生素在调节代谢和延缓衰老过程中具有十分重要的作用，长期摄入不足可影响人体健康和生命。绝大多数维生素，特别是水溶性维生素在人体内无法合成和储存，必须通过食物获取。个别的维生素可部分由肠道菌群合成，但其量甚微。已知维生素可分为脂溶性和水溶性两大类。维生素 A、维生素 D、维生素 E、维生素 K 和胡萝卜素为脂溶性维生素，在食物中与脂类共同存在，在消化吸收中也与脂肪有密切关系，如对脂肪的吸收不良则脂溶性维生素的吸收也减少。B 族维生素和维生素 C 为水溶性，遇碱和光易被破坏。

一个健康的成人，如果饮食正常，食物品种和数量比较丰富，消化吸收也正常，则人们从膳食中的得到的维生素可以满足人体的需要。如食物单调、偏食、数量不足、烹调不当、消化吸收不良以及特殊生理病理需要而又未及时采取措施加以补充，就有可能产生维生素缺乏症，给健康带来危害。

研究发现，老年人，尤其是高龄老年人不仅从生理需要上来看其维生素的需要量与成年人相同，有的甚至高于成年人，而且，随着年龄的增加，由于摄食量减少，胃肠道功能的减退，加上老年性疾病以及长期用药不良反应的影响，都会不同程度地影响维生素的摄入和体内的代谢，容易发生维生素的缺乏。因此，为保护老年人的健康，应注意老年人，尤其是高龄老年人的维生素缺乏问题。对于高龄老年人来说，除了每天供给维生素丰富的食物以外，还应适当补充维生素制剂，保持良好的维生素供给水平，这对延缓衰老、预防老年病有一定的帮助。

1. 维生素 A　为脂溶性维生素，存在于动物肝、肾、蛋、奶类等食物中。类胡萝卜素是一个大家族。其中的 β 胡萝卜素亦称维生素 A 元，可转化为维生素 A。类胡萝卜素存在于红、黄、绿色的蔬菜和水果中。食物中的胡萝卜素在小肠中被人体吸收，在有油脂参与下吸收最好。维生素 A 除了有防止皮肤角质化，预防和治疗夜盲症，保护上皮细胞等作用外，还被认为有防癌的作用。如果缺乏维生素 A 可增加人体一些组织对癌的敏感性。维生素 A 可抑制癌细胞分裂，类胡萝卜素具有捕捉体内自由基的能力。因此，有人认为充足的维生素 A 对于肺癌、皮肤癌、膀胱癌、胃癌、前列腺癌和由某些病毒引起的癌症有预防作用，对于手术、放疗、化疗后的肿瘤病人可减少其复发率。

高龄老年人要得到充足的维生素 A 和胡萝卜素，应多选维生素 A 和胡萝卜素含量丰富的食物。但是需要指出的是，长期过量服用维生素制剂是不必要的，也是不妥当的，因为过量的维生素 A 也会产生毒性反应，影响健康。《中国居民膳食营养素参考摄入量》一书推荐的维生素 A 供给量为 50 岁以上人群男性每天 800 μg 视黄醇当量，女性每天 700 μg 视黄醇当量（1 μg 视黄醇当量＝6 μg β-胡萝卜素＝3.3 IU 的维生素 A）。

2. 维生素 E　一种与老年营养有关的脂溶性维生素，其对高龄老年人的重要意义主要是因为维生素 E 具有良好的抗氧化作用。维生素 E 为细胞膜的主要抗氧化剂，具有对抗自由基、保护细胞膜完整性的作用。维生素 E 缺乏时，脂类代谢的过氧化作用增强，补充维生素 E 后脂质代谢改善，脂褐素减少。有研究认为，维生素 E 可能减缓蛋白质分解代谢的速度，从而减缓衰老过程。维生素 E 还能增强人体对环境毒素所产生的自由基的抗击能力和阻断致癌物质亚硝胺的合成。因此，营养学家建议，无论是从延缓衰老还是从对抗自由基方面考虑，应该对老年人，尤其是高龄老年人供给适量的维生素 E。

我国推荐的老年人维生素 E 的量，每人每天为 14 mg。如摄入的多不饱和脂肪酸增加，则维生素 E 的需要量也要相应增加。但也有学者认为大量（＞400 mg）长期摄入维生素 E 可能对健康不利。

3. B 族维生素 它是水溶性维生素中的一个大家族，其成员有维生素 B_1（硫胺素）、维生素 B_2，（核黄素）、尼克酸（烟酸）、维生素 B_6（吡哆醇）、叶酸、维生素 B_{12}（钴铵素）、胆碱、泛酸、生物素等。人体所需的 B 族维生素大多来自食物，而维生素 B 可部分由肠道细菌合成，在动物肝、肾、瘦肉、谷类、蔬菜中含量都较丰富。高温和加碱易使其受到破坏。B 族维生素是构成体内各种酶和辅酶的重要物质。有的本身就是辅酶的一部分。维生素 B_1 与碳水化合物的代谢关系密切。B 族维生素缺乏除了易患有关营养缺乏症外（诸如维生素 B_1 缺乏易患脚气病、神经炎；维生素 B_2 缺乏易患口、舌炎；尼克酸缺乏易患癞皮病；叶酸、维生素 B_{12} 缺乏易患巨细胞性贫血等），还可使人的整体健康水平降低，免疫功能下降，对疾病的抵抗能力减弱。

高龄老年人如饮食正常，不偏食，一般不会缺乏。但是调查发现，高龄老年人群中 B 族维生素不足的现象还较常见。除膳食因素外，高龄老年人中低酸性胃炎较多，胃酸缺乏，以及小肠吸收不良和常服某些对 B 族维生素有影响的药物等，这些原因皆可影响 B 族维生素的吸收和转化。如有的高龄老年人食物单调，进食不多，蛋白质摄入低下，常会导致维生素 B_1、维生素 B_2 的不足；服用青霉胺可影响维生素 B_6 的吸收；长期素食会导致维生素 B_{12} 的不足。叶酸和维生素 B_{12} 的长期缺乏可能产生贫血。为了防止高龄老年人 B 族维生素的不足，除了合理膳食外，可根据需要适当补充一些 B 族维生素制剂。

我国推荐的老年人维生素 B_1 和维生素 B_2：摄入量分别为每天 1.2 mg 和 1.4 mg。有研究报道维生素 B_6、维生素 B_{12} 和叶酸可降低体内同性半胱氨酸含量，有利于预防冠心病。

4. 维生素 C 又称抗坏血酸，是延缓衰老的一种重要水溶性维生素。新鲜的植物性食物中含维生素 C 丰富，但它在储存和烹调过程中容易丢失，遇碱和过热也易受到破坏。新鲜蔬菜、水果是维生素 C 的良好来源。柑橘、山楂、草莓、芥菜、甘蓝、花椰菜都含有丰富的维生素 C。维生素

C除了维持人的正常生理功能以及预防和治疗坏血病外，其对高龄老年人的重要性还在于它的抗氧化作用。它与维生素 E 有协同关系，可防止脂类的过氧化，还可起到清除自由基的作用。维生素 C 在胃内可阻断亚硝酸盐合成亚硝酸铵，因而可减少亚硝酸盐和其他一些胺类化合物的致癌作用。除此，维生素 C 还具有营养心肌的作用。

因此，维生素 C 是高龄老年人健康中不可忽视的营养素之一，应该充分供给。但长期食用大量维生素 C 制剂（每天大于 1～2 g）易患肾结石症，并会增加维生素 E 的需要量。中国营养学会推荐的我国老年人的供给量为每天 100 mg，最多为 1000 mg。经常合理食用新鲜水果和蔬菜可以得到所需的维生素 C。疾病、创伤、不合理的膳食也会增加人体维生素 C 的需要量。

（五）钙与磷

（1）钙：钙是人体必需的元素之一，是人体中含量最大的无机盐，约占体重的 2%，是构成骨骼和牙齿的主要成分，起着支持和保护人体的作用。此外，钙可以调节心脏搏动以及神经细胞介质的传递速度和水平。钙与肌肉收缩有关，并为人体血液的凝血过程所必需的物质。钙还能促进体内某些酶的活动，能激活包括脂肪酶在内的多种酶。

人体内 99% 的钙积聚在骨骼和牙齿内，1% 在体液和软组织中。血液中的钙约占人体总钙量的 0.1% 以下。骨钙和体液中的循环钙不断地进行着骨生成和骨回收的缓慢交换。人体内钙的代谢过程中如以骨回收为主，那么骨骼的质量就会下降，而且女性比男性下降早。

体内所有的钙都来自食物。食物中的钙在酸性环境中较易溶解。胃酸可增加钙的溶解度。胆盐也能增加钙的溶解度和促进钙的吸收。钙吸收的部位主要是相对偏酸的接近胃的十二指肠和空肠。食物中的乳糖、蛋白质中的赖氨酸等一些氨基酸和维生素 D 都可增进钙的吸收。缺乏维生素 D、钙磷比例失调、谷物中的植酸、蔬菜中的草酸、过多的食物纤维、过多的脂肪、腹泻、碱性环境以及神经紧张或运动太少，都可以影响钙的吸收。并且，在膳食中如果摄入高动物蛋白质和含磷丰富的食物也可促使钙的排出，使尿钙增加。所以，在进食高蛋白和高磷食物时，钙的摄入量也要相应提高。随着年龄的增加，组织器官的功能减退以及内分泌的改变，钙的吸收也会下降。所以，老年人，尤其是高龄老年人的膳食中要注意供给充足的钙，并应在体力许可的情况下进行适当的活动，以预防骨质疏松。

我国老年人钙的推荐供给量比成年人高，每天为 1000 mg。许多食物中钙的含量都很丰富。高龄老年人应该注意选择易被吸收的食物钙。牛奶、乳制品的钙人体吸收率高，在 100 g 的牛奶中含有 200 mg 多的钙，是钙的优良来源。其次是虾皮、海带、干果、豆类及豆制品、芝麻等。绿叶蔬菜中虽含钙多，但吸收利用差，常常不能被人体所利用。

（2）磷：磷是人体内含量仅次于钙的必需无机盐，约占人体重的 1%，存在于人体的细胞中。磷与钙形成坚固的骨骼和牙齿。磷还是核酸、磷脂和一些辅酶的组成成分，对维持人体正常的生理机能、物质代谢、调节糖元分解、能量代谢、促进 B 族维生素的利用、细胞分裂、核蛋白的合成等方面都起着重要作用。

体内的磷近 90% 存在于骨骼和牙齿中，10% 与蛋白质、脂肪、糖和其他有机物结合构成各种组织。人的大脑中约含有 6 g 磷，肝脏中约有 4 g 磷。

磷广泛存在于动植物中，食物中的磷 70% 可在小肠中吸收。过多的植酸会影响磷的吸收。适量的钠、钙离子和维生素 D 有助于磷的吸收。我国人民的膳食以谷物为主，磷的摄入一般都偏高，很少发现磷缺乏。只有在嗜酒的人中或长期应用肠外营养的病人中易发生磷供给不足。肉、鱼、蛋、奶、豆类、坚果都是含磷丰富的食品。我国磷的推荐摄入量老年人为每天 700 mg，正常的膳食可供给充足的磷。高龄老年人膳食中需要注意的是钙、磷比例。

（六）锌与铜

（1）锌：锌是人体内不可缺少的微量元素营养素，其在人体内的总量为 2～3 g，分布于全身的组织中。锌是体内 200 多种酶的组成成分，核酸、胰岛素的合成，正常的骨化，碳水化合物、脂肪、蛋白质的正常代谢，以及保持良好的味觉功能等都需要锌。锌参与前列腺素的分泌和调节，因此锌与前列腺健康有一定的关系。血液中的红细胞需要在锌的帮助

下运送和消除 CO_2。此外，在创伤和烧伤的创面愈合中也需要锌。所以，要维持正常的皮肤、骨骼、毛发和维持正常的生理代谢功能都需要锌的参与。如果锌的摄入不足，可引起食欲减退，皮肤粗糙、角质化，伤口愈合减慢，味觉的敏感性下降，蛋白质的合成、核糖核酸的代谢发生障碍。但是，过量的锌也会对人体产生危害。当摄入量大于每天 2 g 时，可发生呕吐、急性肠胃炎等急性中毒症状。如长期摄入过量会干扰铜、铁及其他微量元素的平衡而导致贫血、骨骼分解、食欲不振，严重时可危及生命。对高龄老年人来说，长期摄入过多的锌有可能提高锌、铜比值。不少研究资料提示，锌、铜比值高的人群中冠心病的死亡率增高。因此，锌是人体既不可缺少又不可过量的一种重要的微量元素。按照中国营养学会的规定，老年人的推荐供给量，每人每天为 11.5 mg。

锌广泛存在于各种食物中。如果膳食正常，一般不会缺乏。老年人如果饮食不正常或患有慢性肾病、长期给予缺锌的肠外营养、手术以及长期服用某些药物，都可能导致缺锌。动物性食物和植物性食物的锌在吸收利用方面有较大的差别，前者易被吸收利用而后者则吸收利用差。海产品牡蛎含锌最丰富，每 100 g 可达 70 mg 以上，且容易被人体吸收和利用。肝脏、肉类、蛋类、麦芽、坚果等都是锌的良好来源。

（2）铜：铜也是人体必需的微量元素之一，其在体内的总量为 100～150 mg，分布在肌肉、骨骼、脏器、血液和毛发中。铜能促进血红蛋白的形成，维护正常的造血功能，维持骨骼、血管和皮肤正常，维护中枢神经系统的健康，保护毛发的正常色素和结构，在合成细胞色素氧化酶、酪氨酸酶等各种铜酶和形成抗自由基的铜蛋白中都有重要的作用。老年人如长期铜摄入不足，可引起贫血、骨缺损、毛发色素减退及心血管疾病。已知轻度的缺铜可使血清胆固醇水平升高。

很多食物中都含有铜。谷类、豆类、坚果、动物肝、肾和牡蛎等贝类都是食物铜的良好来源。高龄老年人如膳食正常，每天可摄取 2～5 mg 的铜，所以一般不会缺乏。只有在整体营养较差，长期全肠外营养或服用某些特殊药物干扰铜的吸收利用时才会发生铜缺乏。我国老年人铜的适宜摄入量为每天 2 mg。

总之，锌和铜都是老年人必需的而且相互又有关系的重要微量元素。这两种元素的不足或过量或两者之间比例失调都会对健康造成危害。老年人尤其是高龄老年人，有时由于进食较少或者偏食、食物单一以及吸收功能的减弱，比较容易发生锌、铜摄入不足和比值失调。因此，照护者应该关心高龄老年人的饮食，首先注意膳食平衡，养成良好的饮食习惯，不要随便服用锌或铜的制剂，以免引起平衡失调，甚至产生严重后果。

（七）碘与硒

（1）碘：碘是必需营养素之一，但它的需要量甚微。碘在人体内的总量为 25～36 mg，而其中的 10～15 mg 存在于甲状腺中。碘是合成甲状腺激素（甲状腺素和三碘甲状腺原氨酸）的主要原料。碘对人的营养价值也是通过甲状腺激素表现出来的。这些激素能促进生长，调节细胞内的氧化速率，促进维生素的吸收与利用（尼克酸的吸收利用、类胡萝卜素转化为维生素 A、核黄素腺嘌呤二核苷酸的合成）。碘还与人体内的 100 多种酶有关。如缺乏碘可造成甲状腺肿大，头发粗糙，肥胖和血胆固醇升高，但是碘过多也可引起甲状腺肿大，并可诱发甲状腺功能亢进。

在高龄老年人的营养中，碘被认为可防止脂类在动脉管壁的沉着，因此具有防止血管硬化和降低胆固醇的作用。我国规定老年人碘的推荐供给量为每天 150 μg，最多为每天 1000 μg。海藻、紫菜、海产品、富碘土壤中生长的蔬菜都是碘的良好来源。生活在沿海地区和经常吃海产品的人一般不会缺乏碘，如生活在缺碘的内陆地区则易发生碘的供给不足。

（2）硒：硒是人体所必需的微量元素之一，但发现较晚，直到 20 世纪 50 年代才被人们认识。它在体内的总量很少，为 6～21 mg，分布在除脂肪以外的所有组织中。

硒具有抗氧化的作用，保护细胞膜和细胞壁的完整，保护心血管和心肌健康。已知如果硒的摄入量低，则心血管病和克山病的发病率增加。硒可与维生素 E 协同预防心绞痛：使病人的症状改善，增强工作能力，改善心功能。硒参与很多酶的合成。含硒的酶能破坏聚集在动脉壁管的胆固醇。如果缺乏硒和维生素 E，则有加速动脉粥样硬化的可能。硒与重金属有很强的亲和力，具有解除重金属对人体的毒性作用。硒能对抗引起癌变的有毒物质，刺激免疫球蛋白和抗体产生，从而增加机体对疾病的抵抗能力，因此被认为具有一定的预防肿瘤作用。硒还能保护视力，保护眼睛功能的健全，防止白内障。如果食物中的硒供给不足，免疫能力就会下降，脂质过氧化反应增强，引起全身的生化紊乱。不少学者认为硒可能与预防癌症、肝病、白内障、心血管病、心肌病、大骨节病和抗衰老都有一定的关系。但是，如果硒摄入过量也会导致硒中毒，影响健康。

我国老年人硒的推荐摄入量为每天 50 μg，最多不超过每天 400 μg。人体硒主要来自食物，而食物中的硒含量受产地的土壤和动物饲料中硒的含量影响很大。一般来说，海产品、动物肾、肝、谷物、蘑菇和含硒酵母是硒的良好来源。

（八）食盐

食盐的主要成分是氯化钠。食盐在人类历史上占有重要的地位。在历史上甚至发生过为了盐而进行的战争，这说明了人的生存不能没有盐。盐也是食物中不可缺少的成分和调味品。盐可以改变食物的味道和气味，增加食物的美味和香味。盐的主要成分是氯化钠。钠和氯是人体中最基本的电解质，能帮助维持体内酸、碱平衡，也是构成体液和各种消化酶的成分之一。但是，盐的摄入量不能太多。流行病学的调查显示，盐与高血压有着密切的关系。我国有些地区的人们平时吃盐较多，高血压的发病率也明显较高。对患有原发性高血压的病人严格限制食盐后，其血压往往会有不同程度的下降。最近几年的研究资料还显示，高盐可能与某些肿瘤有关，其原因可能是含盐多的食品中亚硝酸盐的含量较高，而亚硝酸盐在一定条件下可合成亚硝胺，亚硝胺是众所周知的致癌物质。过多的钠盐还会导致浮肿和水潴留。

老年人的饮食中应该减少盐的摄入量，以预防高血压等心血管疾病。另一方面，随着年龄的增长，肾脏的功能会有所减退，对水、钠的调节能力也有所减退，因此过量的盐势必增加肾脏的负担，对健康不利。高龄老年人要少吃盐，养成"口轻"淡食的习惯，每天盐的摄入量应限制在 5 g以下，应该提倡基本不吃盐腌食物，因为盐腌食品中非但含盐多，而且产生较多亚硝酸盐的可能性也大。烹调食物时酱油的用量也应计算在食盐的总量内。一般市售酱油的含盐量为20%左右，每4～5 mL（约半汤匙）的酱油就相当于1 g盐。

（九）水

离开水则任何生物都无法生存下去，称"生命之水"并不过分。水是一切生物生存的必要条件，在没有水的环境中，一切营养素代谢都不能进行。如果人能够保证水的摄入，即使不吃食物，生命也可维持2～3周，但是，彻底断水则几天就会死亡。水的生理功能主要有以下5个方面。

（1）构成人体组织：水是构成人体组织的重要成分。水分布在身体各种组织内，维持人体细胞的生理活动。血液、汗液和泪液中含水量均在90%以上。肌肉、心脏、肝脏、肾脏、肺脏和脾脏内含水量在60%～80%之间，即使最硬的骨头也含有20%左右的水。

（2）运送代谢和营养物质：血液运送氧气。白细胞在血管内巡逻，血小板在血管破裂时能及时帮助血液凝固以及生命代谢的其他所有营养素、激素和酶都依赖水输送。人体内的代谢产物，如尿素、尿酸等也要靠血液运送到肾脏，随尿排出体外。也有少数代谢废物通过汗液排出。可以说人体的代谢活动都离不开血液，而血液大部分含有水，所以人体的代谢活动离不开水。

（3）维持体温：体内各种细胞在水的帮助下，利用氧气代谢分解生成营养素，释放出能量，用部分能量维持体温，其余能量则从毛细血管排出，使人的体温保持在37℃左右的正常范围。高龄老年人在高热时多喝水，可以稀释细菌毒素和体内代谢产物；增加尿量可以加速细菌、毒素和代谢产物的排出；血流量增加，通过出汗散热使体温恢复正常。

（4）溶解营养素和代谢产物：水能溶解食物中水溶性营养素和各种代谢产物，也是体内进行各种生化反应的媒介。人体内的还原、合成和分解等反应都需要在溶液中进行。如果没有水，则一切生物化学反应都不能进行，物质代谢就会发生障碍。

（5）维持消化吸收功能：食物进入胃肠道后，必须依靠消化器官分泌消化液，包括胃液、胰液、肠液和胆汁等，才能进行充分的消化吸收，而这些消化液的90%都是水。

随着年龄的增加，人体内的体液却是逐渐减少的。高龄老年人体内的液体相对于 25 岁时要减少 30％以上。因此。高龄老年人对缺水的耐受性比较差，容易发生缺水，一旦受到腹泻、呕吐等病症的侵袭就容易出现脱水和电解质紊乱的症状。所以，照护者要重视高龄老年人饮水情况，随时供给充足的水分，满足机体代谢的需要，保障高龄老年人的身体健康。

（十）膳食纤维

膳食纤维是由许多种不能被消化酶消化的碳水化合物组成的非淀粉多糖，存在于植物性食物中。从它的化学特性来分，可分为可溶性食物纤维和非溶性食物纤维 2 大类。果胶、藻胶、豆胶等皆为可溶性食物纤维，主要存在于水果、海藻、豆类的细胞间质中。粗纤维、半纤维素和木质素等为非溶性纤维，主要存在于谷、麦、豆类、杂粮的表皮及蔬菜的叶和茎中。

膳食纤维不能被人体的消化酶所分解，因而也不能被人体所吸收。但是，它对人体的正常生理功能和物质代谢，特别是对高龄老年人的健康有着重要的意义。其主要的作用如下：

（1）促进肠道蠕动，并在肠道中吸收和保持水分，增加粪便的体积和重量，缩短食物渣滓通过肠道的时间，降低结肠的压力，有助于防止高龄老年人便秘和肠壁憩室病的发生。

（2）能稀释肠内致癌物质的浓度，减少肠内致癌物与肠壁的接触，有利于预防癌症。许多国家的调查资料显示，日常膳食中摄入的膳食纤维多的人群中肠癌的发生率较低。

（3）可部分阻断胆汁酸在肠内的重吸收，使胆固醇在体内重新合成的数量减少，并增加胆固醇的排出，有助于降低胆汁酸和血清的胆固醇浓度，从而可以起到预防胆石症和降低血脂的作用。

（4）可延缓碳水化合物在小肠内的吸收速度，防止进餐后血糖水平的快速升高，因此有利于预防与治疗糖尿病。

（5）由于膳食纤维的体积较大，故可增加饱腹感，延缓胃排空时间而减少食物的摄入数量和能量，有利于减轻体重和避免肥胖病的发生。

（6）木质素类膳食纤维可与肠腔中的有害物质结合，有利于减少某些化学物质对人体的毒性作用，因此被认为有一定的解毒作用。

（7）可溶性食物纤维在结肠中有益菌的参与下可降解为短链脂肪酸，有益于肠道健康和促进肠道益生菌增殖。

由于膳食纤维有上述这些重要作用，因此它虽然不被人体吸收，但被列为不可缺少的营养物质之一。但是，过多的食物纤维，特别是太多的粗纤维，可引起腹部胀气不适，并可影响无机盐和微量元素的吸收利用，导致某些无机盐、微量元素和维生素的不足。尤其是对于高龄老年人，他们中多数食量不会太大，如果膳食纤维太多，可降低脂肪和蛋白质的消化能力，会把一些营养素也带入粪便排出体外。因此，高龄老年人由于牙齿松动，咀嚼能力下降，可多选用一些藻胶、果胶类的可溶性食物纤维，有助于人体健康，起到延年益寿的作用。2022版中国居民膳食营养素参考摄入量中提出每天摄入各类食物 200～300g，其中包括全谷物和杂豆类 50～150g，薯类 50～100g。

第二节　老年人营养与膳食照护

老年人，特别是 80 岁及其以上的高龄老年人，常常由于同时患有多种慢性病、牙齿受损或缺失、自己缺乏制备餐食的能力或相关机构、家庭不能为老年人制备和提供合适的膳食等因素，致使部分高龄老年人未能摄入足够的食物和营养，导致营养状况欠佳，甚至发生营养不良。因此，供给合理而有效的营养膳食是保障高龄老年人健康的基础。

一、老年人营养与膳食原则

（一）摄入足够的能量和蛋白质

一般男性老年人每天需要摄入的能量为 7113～8577 kJ（1700～2050 kcal），女性为 6276～7113 kJ（1500～1700 kcal）。蛋白质的摄入量男性 65 g 左右，女性 55 g 左右，并应以易消化吸收的优质蛋白质为主。

（二）摄入能满足能量和各种营养物质所需的食物

人的健康需要由各种食物来提供，老年人每天需要摄入 12 种以上，每周 25 种以上的各种食物，其中包括粮谷薯类、蔬菜水果类、鱼、蛋、禽、瘦肉类、奶豆类及少量食盐油等调味品。从营养需要看食物的品种越多越好，因为各种食物所含的营养素不同，品种越多得到的营养素越丰富。一般情况下，一位老年人如能每天摄入 200～300 g 谷物，50～100 g 薯类，多品种蔬菜 300 g，鱼、禽、蛋、肉类 125～200 g，奶 200～300 mL 以及少量油脂等食物，基本可以达到所需能量及蛋白质等需求。

（三）食物烹调要细软，易咀嚼易吞咽

老年人由于牙齿缺损，咀嚼困难，消化液分泌减少，消化酶活性降低及胃肠道蠕动能力减慢等因素，容易发生食欲下降和吃很少食物就感到胃部饱满而致摄入太少和营养不足。所以高龄老年人饮食要合理搭配，菜肴制作要松软，进餐时要细嚼慢咽，如每餐进食少，可少量多餐，除三餐主餐外，可在两餐之间加餐。对有进食障碍的病人，要根据个体情况制作合适的膳食；如软食、半流质、介护膳食、糊状膳食和管饲膳食等。对易发生误吸的病人，可在饮水及进食液体食物时添加增稠剂，以降低液体的流速，减少误吸风险。有条件的养护机构和社区，可由营养师对相关工作人员进行培训和督导。

（四）多选择富含支链氨基酸的优质蛋白质食物

如牛奶、乳清蛋白、牛肉、大豆制品等。因老年人大多数都有不同程度的肌少症，特别是高龄老年人，常常因此而致跌倒风险增加。充足能量和高支链氨基酸优质蛋白质膳食、适当的有氧和抗阻运动和充足的维生素 D 等是防治高龄老年人肌少症、改善营养状况的重要措施。

（五）主动足量饮水

老年人是比其他人群更易缺水的人群，老年人要养成少量多次饮水的习惯，每次 50～100 mL，清晨和睡前 1～2 小时都应饮水，每人每天饮水量保持 1500～1700 mL，最少不能少于 1200 mL，平时膳食中也应多食含水丰富的食物，但一般不建议老年人喝含糖饮料。

二、 高龄老年人科学食谱举例

（一）有正常进食能力的高龄老年人食谱

早餐 1：低脂奶 1 杯、五谷杂粮粉 50 g、鸡蛋 1 个、面饼 1 份、西红柿 100～150 g；

早餐 2：红枣红豆杂粮粥、茶叶蛋、菜肉蒸饺。

早餐 3：低脂奶燕麦片粥（先用少量水加 30～50 g 燕麦片煮熟加奶 100～150 mL）、煮蛋 1 个、面包 1 片。

午餐 1：清蒸青鱼段、木耳烩丝瓜、荠菜肉末豆腐羹、软米饭。

午餐 2：虾仁烩西蓝花、芝麻酱拌蒸茄子、西红柿土豆汤、葱油花卷。

午餐 3：芙蓉鸡片、生菜、萝卜山药肉排汤、红薯软米饭。

晚餐 1：鲜菇菜心荞麦面、酱鸭。

晚餐 2：三鲜水饺、奶酪蔬菜（花菜、胡萝卜、菌菇、洋葱）。

晚餐 3：芋艿瘦肉粥、烩三丝（青椒、胡萝卜、豆腐干）、小馒头。

加餐：各种水果、酸奶、牛奶、低脂低糖蛋糕、核桃芝麻酪、花生酪、红枣红豆汤、百合绿豆汤、豆腐脑等可选择食用。

（二）进食存在轻度障碍高龄老年病人的食谱

早餐 1：牛奶麦片糊、蒸蛋。

早餐 2：牛奶米糊、猕猴桃泥 1 份。

早餐 3：牛奶蒸蛋、酸奶酪一小盒。

午餐 1：西蓝花肉泥烩龙须面、鱼滑烩豆腐。

午餐 2：花菜胡萝卜虾滑烩米面、茄汁肉蓉青瓜盅。

午餐 3：西红柿鸡蓉面、翡翠鱼冬瓜盅。

加餐；每天 2～3 次，每次 200 mL，如用牛奶、豆浆、果汁等水样食物需加适量增稠剂，以防误吸。如用奶酪南瓜粥、南瓜肉蓉粥、土豆胡萝卜泥奶糊、枣泥酪、芝麻核桃酪、豆蓉酪等一般可不添加。

（三）不能经口进食的高龄老年病人

如肠道功能正常的，可应用管饲饮食。由医师和营养师按病人情况，经过营养评估确定其供给通路、配方选择及相关管理后实施。

第三节 老年常见疾病的饮食照护

一、 糖尿病饮食照护

糖尿病，是指一种由于胰岛功能减退而引起的胰岛素绝对或相对分泌不足，或胰岛素抵抗而引起的慢性、全身性营养代谢失常的疾病。其主要表现为高血糖及有尿糖，有些病人出现多饮、多食、多尿的"三多"症状和体重减轻的"一少"症状。高龄老年人糖尿病绝大多数为 2 型糖尿病，长期的高血糖可以引起全身多系统多脏器的并发症，造成眼睛、肾脏、神经、心脑血管以及皮肤等严重损害，甚至危及生命。饮食治疗对任何类型的糖尿病都是行之有效的、最基本的治疗措施。即使是高龄老年中重度糖尿病，经饮食控制和调节后也可以减少用药，稳定病情，减轻和预防并发症的发生。

（一）饮食治疗目的

营养饮食治疗是糖尿病最基本的治疗措施，其他的治疗方法均需要在饮食治疗的基础上实施。通过饮食治疗主要达到以下目的：

1. 保护胰岛功能，使受损的胰岛细胞减少损伤。

2. 控制血糖、血脂使之达到正常或接近正常。

3. 预防和延缓糖尿病并发症的发生和发展。

4. 供给合理营养，使糖尿病病人达到均衡营养增强免疫力。

（二）饮食治疗要点

1. 饮食要均衡、营养要合理、控制总能量、维持理想体重。

2. 减少单糖类或高糖的食物。

3. 适量选用粮谷类和含淀粉多的薯类，以选择血糖指数低的粮谷、薯类为好。

4. 多选用低碳水化物的蔬菜和高膳食纤维的食物。

5. 控制脂肪量，选用健康烹调油，避免含脂肪高的食物和油炸食物。

6. 烹调食物要清淡，少用盐和过多的调味品。

7. 饮食要定时、定量。

8. 建议病人避免饮酒，如饮酒需把饮酒量计算在总的饮食计划中。

9. 根据医师和营养师的指导来规范自己的饮食行为。

（三）食物选择

高龄老年糖尿病病人每天膳食应包括下列多种食物。粮谷类、薯类，如米、面、玉米、荞麦、燕麦、山芋、芋芳等及其相应制品。蔬菜鲜果类，以蔬菜为主，水果优先选用低血糖指数的食物。低脂奶或奶制品、豆类、少量的坚果、蛋、鱼、瘦肉、盐及含盐调味品，烹调油适量。

糖尿病人的食物选择可分3大类：可按需选用的食物、适量选用的食物和减少和避免选用的食物。

1.可按需选用的食物 绿叶蔬菜、瓜茄类蔬菜，不含脂肪的清汤、淡茶、淡咖啡、胡椒粉、花椒、八角等调味品。

2.适量选用的食物（每天可用的数量可由营养师按个人需要决定）

（1）粮谷类：如大米、面粉及制品、燕麦、米仁、芡实、玉米、荞麦等。

（2）芋薯类：如芋艿、莲藕、慈姑、红薯、山药、魔芋、土豆。

（3）豆类及其制品：如大豆、赤豆、绿豆、芸豆、蚕豆、黑豆及相关制品。

（4）鱼肉类：如鱼、虾、瘦肉、禽、蛋。

（5）鲜果类：各种鲜果。

（6）硬果类：如花生、核桃、瓜子、开心果等。

（7）油脂类：各种油脂如豆油、橄榄油、菜籽油、玉米油等。

（8）低脂奶类及制品：鲜奶、酸奶、奶粉、芝士。

（9）盐、酱油和含盐的调味料。

3.应减少和避免选用的食物

（1）糖类：单糖，如蔗糖、冰糖、红糖、葡萄糖、麦芽糖、糖浆、蜂蜜等；糖果，如山楂糖、奶油糖、粽子糖等；蜜饯，如糖生姜、甜梅、陈皮梅、苹果脯、杏脯、茯苓饼等；糖水罐头，如各种糖水罐头水果。

（2）甜饮品：如含糖汽水、含糖可乐、椰奶及各种甜饮料，含糖奶、甜炼乳。

（3）高脂肪及油炸食品：如白脱油、起酥油、油炸鱼、肉、猪爪、薯条、虾片、春卷。

（4）油酥点心：如千层酥、杏仁酥、蛋塔、眉毛酥等。

（5）酒精类：如米酒、啤酒、黄酒、果酒及各种白酒等。

（6）调味料：如蚝油、海鲜酱、色拉酱、番茄沙司、蛋黄酱等。

（7）加工肉类：如香肠、腊肉、培根、腊禽、咸肉等。

二、痛风的饮食照护

痛风，是指由于嘌呤代谢紊乱和/或尿酸排泄障碍所致的一组临床症候群。临床上以高尿酸血症为主要特征，表现为反复发作的关节炎、痛风石形成和关节畸形，严重者可导致骨关节病变、关节活动障碍与畸形，累及肾脏引起慢性间质性肾炎和尿酸性肾结石。人体内的尿酸来自 2 个方面，主要是由体内嘌呤生物合成代谢而来称为内源性来源，占血中尿酸来源的大部分。另有约 20％是从富含嘌呤的食物中摄取，称外源性来源。饮食中摄入的嘌呤过高，可使血中尿酸升高，也可诱发痛风的发作。痛风是高龄老年人的常见病症，合理饮食可减少食物性的尿酸来源，并促进尿酸排出体外，而饮食不当可诱发痛风急性发作。因此，通过饮食控制和药物治疗，完全可以控制痛风急性发作，阻止病情加重和发展，逐步改善体内嘌呤代谢，降低血中尿酸的浓度，减少其沉积，预防并发症的发生。痛风的饮食照护方法包括：

（一）控制体重

肥胖者容易患痛风，因此，即使是高龄老年病人也应使体重保持在正常的范围之内。照护者要关心病人的体重，经常为病人称体重，控制饮食使他们每天摄入的食物既满足营养的需要又不致体重超标。如果高龄老年病人身体健康允许的话，在照护者的协助下适当的运动，可以达到增强体质，防止肥胖的目的。

（二）少食油脂

高脂肪饮食可影响尿酸排出体外，脂肪也是高能量的营养素，进食过多的油脂易使能量过高，导致肥胖。因此，饮食应避免食用猪、牛、羊肥肉和肥禽，烹调时应少用油。

（三）适量肉禽

各种肉类、鱼虾、禽类是富含蛋白质的食物，也是嘌呤含量较高的食物，所以高尿酸血症和痛风病人不宜进食过多的肉禽食品。

（四）多饮水分

水能帮助尿酸排出体外，日常饮食中可多选用含水分多而又有利尿作用的食物及增加饮水量，使之能保持每天摄入 8～10 杯的水，总量不少于

2000 mL 的水。

（五）限制嘌呤

急性痛风病人每天食物中嘌呤的摄入量应低于 150 mg，缓解期可适当放开管控要求。根据各种食物中的嘌呤含量，可将食物分为 4 大类：第一类食物可按需要适量食用，急性痛风发作时多选用第一类食物；高尿酸血症病人和慢性痛风可适量食用第二、三类食物，每次以 100 g 为限，最好先余水后烹调食用以减少嘌呤摄入量；第四类食物以避免食用为宜。

（六）戒除烟酒

饮酒可引起体内乳酸累积而抑制尿酸的排出，增加体内尿酸盐的沉积，特别是啤酒可显著增加痛风风险，酗酒常常会诱发痛风的急性发作，因此痛风病人应忌酒。

（七）多食蔬菜

蔬菜为碱性食物，有利于改善体内的酸碱平衡，有利于预防尿酸结石。水果虽好，但由于果糖过多可加速尿酸生成，增加痛风的风险，故不宜大量食用。

（八）合理烹调

食物要合理烹调，以蒸、煮、焯拌、炖等方法为宜。不用或少用强烈、辛辣的调味品。食盐摄入量少于 4 g/d 为宜。避免油炸、高油、高糖的食物以及盐腌食品。

三、 慢性肾衰竭的饮食照护

慢性肾衰竭，是指各种慢性肾脏疾病不能得到有效控制后引起的一组临床综合征，也可继发于糖尿病、系统性红斑狼疮、多发性骨髓瘤等全身疾病，引起肾脏的器质性病变，造成明显的肾功能损害，并可同时有一系列的临床症状。慢性肾衰竭是高龄老年人常见的一种危重病症，饮食治疗的重点是用低蛋白质、高糖类、多维生素、少盐的饮食。慢性肾衰竭的饮食照护方法如下：

（一）优质低蛋白饮食

根据肾功能情况确定蛋白质的摄入量，以减轻肾脏负担，达到供给需要的营养为目的。由于慢性肾衰竭导致蛋白质代谢能力降低，所以应进食低蛋白饮食。饮食中蛋白质的量取决于病人的肾功能损害程度，蛋白质应以高生物价值的优质蛋白为宜，如鸡蛋、牛奶、瘦肉。烤麸等面筋制品及谷类蛋白质应尽量减少。

（二）充足的能量

低蛋白饮食的同时，要供给足够的能量。因为能量摄取不足，会引起身体组织蛋白质的分解，增加含氮废物的产生；而能量摄取足够时，蛋白质的利用效率比较高。一般成人每天每千克体重需能量 126～188 KJ（30～45 kcal），总能量应在 6276 kJ（1500 kcal）以上。

（三）适量脂肪

脂肪可供给人体必需脂肪酸和能量，并帮助脂溶性维生素吸收，慢性肾功能衰竭病人饮食中脂肪可按正常量供给。

（四）适量维生素

慢性肾功能衰竭的高龄老年人要重视维生素的补充，特别是维生素D、维生素 E 和 B 族维生素的补充。

（五）高钙、低磷

多选用含钙高的食物，如牛奶、淡虾皮、海带、芝麻酱等；减少含磷高的食物，如动物内脏、杏仁和牛肉等。

四、 肌少症的饮食照护

肌少症原意是缺少肌肉，又称肌肉衰减症、肌肉减少症、骨骼肌减少症，是一种随年龄增加，全身广泛性骨骼肌纤维体积、质量减少，骨骼肌力量和功能下降以及功能减退的一种退行性病症。肌肉的衰老和萎缩是人体衰老的重要标志，据有关研究资料报道，小于 70 岁的人群中，肌肉减少症的发生率还不到 20％，到了 70～80 岁，发生率就已经达到了 30％，而超过 80 岁，这一情况更是达到了近 50％的比例。患有肌肉减少症的高龄老年人站立困难、步履缓慢、容易跌倒骨折。肌肉减少症还会影响器官功能，可能会引发心脏和肺部衰竭，甚至死亡。因此，照护者要特别重视和关注患肌少症高龄老年人的日常生活，保证膳食营养和适当运动，减缓和预防高龄老年人肌少症的发生和发展，提高他们的生存质量。肌少症的饮食照护包括：

（一）保证能量供给

足够能量摄入是保证肌肉质量和健康体重的基础，老年人尤其是高龄老年人能否摄入合理的膳食而保证得到所需能量，蛋白质和其他营养素是其是否健康的重要因素，同时足够的优质蛋白质是肌肉合成的条件，要改变纯素食的不良饮食习惯。研究表明富含亮氨酸的优质蛋白质可以更好促进肌肉蛋白质合成，蛋白质的摄入量应达到每天 $1\sim2$ g/kg。个体化的膳食干预是营养治疗的有效手段，科学营养配方可有效改善轻、中度高龄老年肌少症病人的预后。

（二）充足维生素

维生素 D 是高龄老年人普遍缺乏的维生素。有研究表明维生素 D 缺乏与骨骼肌纤维萎缩有关，维生素 D 重度缺乏可能导致衰弱、疼痛等肌肉疾病。血清维生素 E 低的老年人身体衰弱风险增加，血清维生素 E 量与握力、膝部力量正相关。摄入充足维生素 C、类胡萝卜素、钙、硒、锌和适量的血红素铁及 ω-3 多不饱和脂肪酸等都有利于肌少症的防治，应努力通过膳食和适量的营养制剂来补充上述物质。

（三）适当运动

研究证明，适当地运动治疗与高蛋白质等营养补充的有机结合，对于肌肉整体机能的保持以及延缓衰老有着显著的作用。因此，照护者应该根据高龄老年人的身体状况，尽可能地每天有一定时间带他们到户外活动或运动半小时，包括有氧运动和抗阻运动等，有利于促进肌肉蛋白质的合成，提高高龄老年人的肌肉力量，起到预防和减缓肌少症的发生和发展的作用。

第四节 老年人中医食疗保健

现阶段，人们开始慢慢意识到中医在养老保健方面的重要性。老年护理工作形势严峻，基于中医整体观念及辨证施护理论指导的中医护理，秉承预防保健养生的原则，应用于老年人保健中，可收获良好的护理效果。

由于老年人的身体比较特殊，他们的免疫力和抵抗力都有所降低，所以在饮食搭配上一定要特别注意，老年病人的脾胃多衰弱，过量进食会使肠胃的负担过重难以消化，所以在饮食上一定要符合老年人的肠胃习惯，让他们吃一些易消化的粗纤维食物，并且还要保证食物的营养，为老年人提供充足的养分，然后多喝水多运动，一定要杜绝饮酒。食物是人类生长发育的基本物质，是人体气血的来源。饮食管理是恢复老年人健康的关键之一，医护人员应根据老年人的情况合理指导饮食，达到医疗保健的作用。

一、 中医饮食护理概述

运用中医的基本理论指导饮食调护，是中医临床"辩证施治"的一个重要组成部分，它体现了药疗、食疗的有机结合，是中医临床中的一大特色。如《千金要方》云："为医者，必须洞视病源，知其所犯，以食治之。食疗不愈，然后令药。"如果临床辨证准确，能做到药食相须，寒温相宜，五味相适，就可提高疗效，加速病人康复。反之，如果药食相杵，寒温失当，五味过偏，就可影响药物疗效，甚至可致病情恶化。

中医饮食疗法是在中医理论指导下，运用食物配方来预防和治疗疾病的一种方法。中医饮食护理是在中医药理论指导下，应用食物来保健强身，预防和治疗疾病，或促进机体康复以及延缓衰老的一门学科。中医学强调"人以水谷为本"，提倡"五谷为养，五果为助，五禽为益，五荣为充，气味合而养之，以补精益气"，根据"春夏养阳，秋冬养阴"的中医理论，在食养上春夏之际亦可进食些甘温之品以护养人体阳气。

二、 中医饮食护理的基本原则

中医饮食康复护理的原则是以食代药，食药并重，强调以合理的饮食调养配合疾病的治疗，促进病人早日康复。

(一) 辨证施食，相因相宜

1. 因时施食　根据四季变化，春夏养阳，秋冬养阴。

春季：阳气生发，食宜清润平淡，如百合、甘蔗、香椿、藕、萝卜、黑木耳等，忌辛辣、耗气之品。

夏季：阳气亢进，食宜甘寒，如白扁豆、绿豆、苦瓜、西瓜、甜瓜等时鲜瓜果蔬菜等，忌温热、生火、助阳之品，并应防过食生冷或不洁食物。

秋季：阳收阴长燥气袭人，食宜滋润收敛。如梨、百合、莲子、藕、胡桃、银耳、芝麻等，忌辛辣温热之品。

冬季：阳气潜藏，阴气盛极，最宜温补，如羊肉、狗肉、牛肉、胡桃、桂圆、荔枝、栗子，适量黄酒、白酒等，忌生冷寒凉。

2. 因地施食　根据地域不同，地势高下，寒热燥湿，水土各异。

东南：气候温暖潮湿，阳气易外泄，易感风热。宜：凉性食物，感风热宜桑叶、菊花、薄荷等辛凉解表药食两用食物。

西北：气候寒燥，阳气内敛，易感风寒。宜：温性食物，感风寒宜生姜，紫苏叶，辛温解表药食两用食物。

3. 因人施食　根据年龄体质不同，虚者补之，实则泻之。

胖人多痰多虚：宜清淡。

瘦人阴虚多炎：宜滋阴清炎，养血补血。

老年人脾胃虚弱：食宜清淡，忌油腻、坚硬、黏腻食物，以免伤及脾胃。

小儿脾常不足：宜甘平运脾养胃为宜，如山药、山楂。忌苦寒如黄连、槟榔，忌滋腻大补，如老母鸡、人参、熟地黄。

（二）饮食有节，适时定量

饮食要有节制，不可过饥过饱，过饥则气血来源不足，过饱则易伤脾胃之气。进食要有规律，三餐应定时、定量，遵循"早吃好，午吃饱，晚吃少"的原则，切忌饥饱不调，暴饮暴食，以免伤及脾胃。对老弱、肠胃疾患康复期病人要求少食多餐。

（三）重视脾胃，注意卫生

饮食要有正确的方法，进食时宜细嚼慢咽，不可进食过快或没有嚼烂就下咽，食物应软硬恰当，冷热适宜，不要一边食一边干其他的事情，食后不可即卧，应做散步等轻微活动，帮助脾胃的运化，晚上临睡前不要进食。饮食不洁可导致胃肠疾病或加重原有病情，故食物要新鲜、干净、禁食腐烂、变质、污染的食物及病死的家禽和牲畜。

（四）合理膳食，不可偏嗜

饮食应多样化，合理搭配，不可偏食。《素问·藏气法时论篇》中说：

"五谷为养，五果为助，五畜为益，五菜为充，气味合而服之，补精益气。"这就是说人体的营养应来源于粮、肉、菜、果等各类食品，所需的营养成分应多样化。只有做到饮食的多样化和合理搭配才能摄取到人体必须的各种营养，维持气血阴阳的平衡。荤素搭配是饮食的重要原则，也是长寿健康秘诀之一。饮食应以谷物、蔬菜、瓜果等素食为主，辅以适当的肉、蛋、鱼类，不可过食油腻厚味。注意饮食气味的适中也很重要，如过食寒凉易损伤脾胃阳气，过食辛热则易助火伤阴，辛甘酸苦咸五味虽各有所宜，亦各有所偏。饮食性味不要过重，尤其应避免过度嗜咸和嗜甜。若对饮食的种类或气味过于偏嗜或偏废，易使体内阴阳失调，从而损害健康，发生疾病。

三、 食物的性味与功效

（一）四气

"性"或"气"是指食物有寒热温凉等不同的性质或气质，中医称为"四性"或"四气"。

1. 寒性食物　多有滋阴、清热、解毒、凉血的作用。如马齿苋、蒲公英、苦瓜、莲藕、蟹、番茄、柿子、紫菜、西瓜、香蕉、黄瓜。

2. 凉性食物　如茄子、白萝卜、冬瓜、梨、薏米仁、鸭蛋。

3. 温性食物　多有温经、助阳、活血、通络的作用。如韭菜、小茴香、葱、香菜、蒜、南瓜、木瓜、酒、醋、龙眼肉、杏仁、鸡肉。

4. 热性食物　如芥子、肉桂、辣椒、花椒。

5. 平性食物居多　平性食物的性质介于寒凉和温热性质食物之间，一般体质或寒凉、热性病症的人都可选用，平性食物多为一般营养保健之品。如洋葱、南瓜子、土豆、香椿、玉米、百合、葡萄、猪肉、蜂蜜、青鱼、牛奶。

（二）五味辛甘酸苦咸

1. 味　不是口尝之味，而是用来解释食物功效的一种手段方法。因此，不难理解有的食物被标注的"味"与实际口尝的味道不一样。

2. 辛　发散，行气，活血（辣椒）多含有挥发油，可扩张血管。

3. 甘　补益，缓急止痛（蜂蜜、大枣），多含有人体所需营养物质，如蛋白质、氨基酸。

4. 酸　收敛，固涩（醋），多含有鞣制、有机酸。

5. 苦　清热泻火（苦瓜），多含有生物碱，可起到抗菌作用。

6. 咸　软坚散结（鱼虾），多含有无机盐或碘，可消包块。

（三）升降浮沉

升降浮沉决定了食物作用的趋向，与性味密切相关。

1. 升浮：质地轻，性温热，有发散、宣通开窍的功效（病在上、在表）。

2. 沉降：质地重，性寒凉，有清热、平喘、止咳的功效（病在下、在里）。

（四）归经

1. 辛　归肺（姜、葱）。

2. 甘　归脾（大枣、蜂蜜、山药）。

3. 酸　归肝（乌梅、五味子）。

4. 苦　归心（苦瓜、绿茶）。

5. 咸　归肾（甲鱼、昆布）。

四、中医食疗方法

中医饮食四性疗法认为，食物的性能各有不同，有相互协同作用，亦有相克制作用，性能相同者，食之无消，并可加强其调养作用，如当归、生姜，羊肉汤中的羊肉与生姜，两者可相互协同发挥作用，羊肉得生姜而加强温补，故可治疗虚证腹痛，食物性能相克情况有2种，一是利用食物之间性能相克，对人体有益，如水产大都为寒性，可加葱姜同煮，取其辛温而解其寒气，另一种情况是食物之间性能各不相同，发生矛盾，影响人体健康，如鳖鱼与苋菜不同食等，所以应当注意饮食的调配。寒者热之，热者寒之，虚者补之，实者泻之。

（一）针对人体本身的阴阳偏盛

1. 阳虚者　宜多食羊肉、牛肉、狗肉、葱、姜、蒜、花椒、鳝鱼、胡桃仁、韭菜、辣椒、胡椒等甘温辛热之品补助阳气。少食生冷寒凉食物如黄瓜、藕、梨、西瓜、荸荠等生冷寒凉食物，少饮绿茶。

当归生姜羊肉汤：当归 20 克，生姜 20 克，羊肉 500 克，植物油、精盐、黄酒、柑橘皮适量。功效：温中补血，调经止痛。对于血虚身寒、腹痛连胁者，食之甚效，但火盛者不宜。

2. 阴虚者　选用海参、银耳、百合、藕、荸荠等甘凉咸寒之品养阴生津。

3. 热体质　选用西瓜、梨、绿豆、绿茶等清热生津利尿。

4. 寒体质　选用胡椒、辣椒、茴香等温中散寒。

（二）针对人体与季节的关系

1. 春　阳气渐生，气血通畅，温补不宜过度，慎用鹿茸、附片等。

2. 夏　阳气强盛，多夹湿邪，慎用姜、桂、羊肉等助阳之品。

3. 秋　多燥伤津，慎用姜葱蒜等辛辣之品，防治伤津。

4. 冬　寒性闭藏，慎用攻泄之品，须滋补肾阳，"冬季进补，开春打虎"。

第五节　"互联网＋"信息技术在老年人饮食照护中的应用

一、App 在老年人饮食照护中的应用

当前市场上有较多公司开发了系列 App，用于老年人营养照护中，如社村通最新推出智慧养老食堂系统——智慧养老点餐 App。积极响应养老市场外卖"养老餐"需求。无缝对接社村通智慧养老平台，以人脸识别、大数据、物联网等高新技术去替代传统的食堂模式。系统支持网上点餐、送餐或现场就餐等，不方便出门的老年人可通过手机点餐或电话订餐把选餐步骤前移，节省大量排队时间，点餐结算后就可等待工作人员送餐上门。智慧食堂模式正逐步被社区、街道、服务中心等养老机构采用，使养老机构所提供的"养老餐"更能符合老年人的饮食健康标准。另外，还可以进行"混业运营"，比如不仅为老年人提供送餐服务，还可提供各种日常生活所需的商品，提供居家照护、住院陪护等居家养老服务。

二、 机器人在饮食照护中的应用

饮食护理机器人主要用来辅助病人进食，服务对象主要为失能老年人、残疾人、患有脑血管栓塞或肌肉萎缩导致手部活动不灵活的病人。20世纪80年代以来，英国、美国等发达国家陆续研发出多种饮食护理机器人，满足老年人、上肢残疾或功能失调病人的进食需求。饮食护理机器人可以通过不同的机械臂组合将食物传递至病人的嘴边，同时还可以提供多种操控方式，便于不同程度的残疾人或失能老年人使用，如英国 Mike Topping 公司研制的康复机器人 Handy、美国 Sammons Preston 公司生产的电动助餐机器人 Winsford Self-Feeder、国内海军工程大学研制的可控式用餐机、哈尔滨工程大学研制的机器人 MY TABLE 等。其中，日本 Secom 公司研发的机器人 My Spoon 主要适用于协助残疾人进食，美国研制出四轴饮食护理机器人 Meal Buddy 可解决汤汁滴落的问题。WonKyung 等采用机器人 KNRC 对 14 例脊髓损伤病人进行喂食，大部分病人对于喂食的效果表示满意。Pourmohammadali 研究发现，可同时喂养多名老年人的喂食机器人能有效节省喂食时间。总之，饮食护理机器人为残疾人和失能老年人的日常饮食护理提供了有效的解决方案。

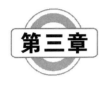

第三章 "互联网＋" 老年人中西医整合用药照护

第一节 老年人的用药特点

一、老年人药物代谢特点

随着年龄的增长，高龄老年人体机体各系统的组织器官功能逐渐减退和衰弱，药物代谢能力较差，故高龄老年人与年轻人相比，药物在体内的代谢过程存在一定的差异。因此，了解高龄老年人用药后药物在机体内代谢动力学的特点，对提高药物治疗的疗效和避免药物的不良反应都是至关重要的。

（一）药物的吸收

绝大多数的药物口服后通过简单扩散的方式吸收。高龄老年人胃肠活动减退，胃酸分泌减少，胃肠道血流量下降，然而对药物通过扩散方式的吸收过程一般并无明显影响，如阿司匹林、对乙酰氨茎酚和磺胺甲基异噁唑的吸收均正常。但是，对经主动转运方式吸收的药物如维生素 B，则随年龄的增长吸收逐渐减慢。

（二）药物的分布

随着年龄的增长，人体的脂肪组织相对增加，总体液与非脂肪组织下降，加上肌收缩无力，心血管灌注量减少，血浆蛋白含量降低，这些改变对高龄老年人的药物分布都会产生影响。据报道，80 岁以上的高龄老年人肌肉组织减少约 30％，机体水分比例明显减少，脂肪比例明显增多，致使高龄老年人药物分布的特点是水溶性药物分布容积减少，脂溶性药物分布容积增大。例如使用脂溶性较大的药物地西泮时，一定要调整给药剂量和频次，防止蓄积中毒。另据报道，分别给年轻病人（16～40岁）和老年病人（70岁以上）肌内注射哌替啶（15 mg/kg），后者血清药物浓度也明显高于前者。

（三）药物的代谢

肝脏是人体主要的代谢器官，很多药物须通过肝脏转化成水溶性化合物后再经肾脏排泄。高龄老年人由于肝脏重量下降，脂褐质（酶）合成减少，肝药酶活性降低，肝血流量减少，代谢和解毒功能明显降低，药物的转化速度减慢，容易受到药物的损害，同时自身调节和免疫功能低下也影响药物的代谢。据报道，65岁老年人的肝血流量仅为年轻人的40%～50%。而90岁以上高龄老年人的肝血流量仅为年轻人的30%。临床实验证实，老年病人使用利多卡因、吗啡等药物时，它们的半衰期延长或血药浓度增高，会导致药物的不良反应增加，因此使用这些药物时需适当调整剂量。

（四）药物的排泄

多数药物主要通过肾脏排泄，而排泄速度也随年龄增大而降低。老年人的肾脏组织、肾血流量、肾小球滤过率、肾小管分泌功能等变化均可影响药物的排泄。40岁以后，肾脏逐渐萎缩，重量减轻，肾血管硬化，导致肾血流量减少，肾小球滤过率下降。据统计，20岁以后年龄每增1岁肾小球滤过率以约 $1 \text{ mL}/1.73 \text{ m}^2$ 的速度递减，在70～80岁时约有1/3的肾单位发生结构变化而失去功能，有效肾血流量减少为47%～73%。80岁以上高龄老年人，肾小球滤过率可下降到60%～70%，肾小管的分泌与吸收功能也同时减弱。因此，凡老年病人，特别是高龄老年人，在使用主要经肾排泄的常量药物时容易蓄积中毒，临床上使用药物时应根据肾功能情况调整用药剂量和用药间隔时间。

二、 老年人用药容易出现的问题

（一）用药依从性

由于听力下降、视力下降、记忆力减退、同时服用多种药物、难以理解药物的剂量及药物指南以及多种社会经济学因素（如贫穷及社会隔离），老年病人也更难依从药物疗程。为保证依从性，老年病人需要家庭成员及其他照护者、医生、药师及其他健康护理专业人士监督服药情况，同时其需要接受关于使用药物的教育。

（二）药物不良反应

老年人药物治疗可能出现基于年龄相关于性改变的问题。从生理上讲，衰老改变了身体组成结构，并可触发消化系统、肝脏及肾脏改变。这些变化影响药物代谢、吸收、分布及排除，都将导致药物剂量及给药方式的变化。这些变化也可增强药物导致的不良反应，阻碍药物的疗效。即使老年病人接受的药物剂量最适宜，他仍有发生药物不良反应的风险。由于生理正处于变化期，药物治疗的依从性差及更多药物摄入导致老年病人不良反应发生率为年轻病人的 2 倍。数据证明，约有 40% 发生药物不良反应的病人年龄大于 65 岁。虽然很多药物可导致不良反应，但是导致老年病人出现严重不良反应的药物不是很多，主要包括：利尿剂、抗凝剂、抗高血压药、强心苷、皮质激素类、安眠药和非处方药。

（三）滚雪球效应

老年病人发生药物不良反应的症状和体征（如有意识混乱、虚弱及精力下降）通常都源于疾病。如果不良反应未被确诊或被漏诊，病人可能继续服用药物。更复杂的问题是，如果病人有多种疾病或药物不良反应，或者两者并存，他可能会去咨询好几位医生或专科护士（彼此不知道对方），最后的结果是病人要服用更多药物。如果医护人员仍不对病人的用药史进行询查，而病人使用更多非处方药以缓解常见不适症状（如消化不良、眩晕及便秘），他可能无意中陷入用药不当以及过量服用药物的情况，通常称为"多重用药"，这种状态严重危及病人安全及药效。

第二节　老年人西医用药照护

一、高龄老年人喂药方法

高龄老年人作为一个特殊群体，机体组织器官和各系统的结构、生理功能、形态机能均出现不同程度的衰退，机体防御能力差，多系统疾病发生率明显增高，普遍存在用药品种多、用药复杂、长期用药等问题。老年人的慢性病可能一般以口服药为主，据报道约 1/4 的高龄老年人同时服用 4～6 种药物。因此，掌握正确的服药方法，对高龄老年人的用药安全，提高药物疗效，减少不良反应起着重要作用。

（一）按时服药

高龄老年人由于记忆力差，听力、视力减退，自我服药能力差，常常不能严格按照医嘱规定准确服药，照护者可利用图片、醒目的颜色、特定的器皿来帮助老年人对药物的记忆；或者由照护者将每天所服的药列出清单，将每次所服的药按早、中、晚分别装入袋中或用纸包好，每个药袋或药瓶上用醒目的字标明用法剂量，内服药与外用药应分开并标记鲜明，向老年人讲解清楚，督促其按时服药。对思路清晰的高龄老年人，适当解释药物疗效，争取老年人积极配合，使其真正做到按医嘱服药，避免老年人因健忘等原因漏服或多服药物的情况发生。

（二）温水送服

高龄老年人由于神经反射性活动衰退，吞咽肌群互不协调，常引起吞咽障碍；消化功能降低、咀嚼困难、唾液分泌减少，使高龄老年人吞咽片剂或胶囊有困难。因此，照护者应该在服药时预先准备好适量的温开水，不建议用茶来喂药，或多选择口服液、冲剂等。对数量多且体积大或者形态特殊、质地较硬的药物，照护者应分次或切成小块后给老年人服药，以避免发生哽噎。

（三）喂药姿势

喂药的姿势要合适，照护者在给高龄老年人喂药时，尽量让高龄老年人采取坐位或半卧位，以便于吞咽、防止误吸。老年人吞咽力显著降低，药物极易黏附于食管黏膜上，导致局部溶解、渗透后损伤黏膜，引起刺激性疼痛，故服药后要让卧床高龄老年人多喝水，有利于药物的吸收。特别是有偏瘫、吞咽困难的老年人服药后照护者应检验口腔、牙缝是否有药片存留，防止误入气管发生吸入性肺炎。

（四）睡前服药

安眠药最好上床后服，以防药物在老年人上床前起作用而引起跌倒。如果是在夜间或睡眠中给高龄老年人喂药，一定要把老年人叫醒后再服，以防似醒非醒服药造成呛咳，使药物误入气管发生意外。

（五）其他

由于高龄老年人胃黏膜萎缩致吸收能力降低：粉剂应装胶囊或加水混成糊状再服；口含片要放在颊与牙龈之间慢慢溶化，不要饮水；混悬剂、合剂，要摇匀后直接服用、勿稀释。高龄老年人，尤其是行动不便者，肠蠕动缓慢，一部分人长期依赖泻药排便，使药物在肠道吸收减弱。对这些老年病人应鼓励其定时排便，睡前按摩腹部，喝蜂蜜水等，尽量减轻依赖程度。

二、 老年人西医用药照护

（一）药物不良反应的照护

药物不良反应（副作用），一般是指是药物在治疗剂量下出现与治疗目的无关的作用，对于病人可能带来不适或痛苦，一般都较轻微，可以忍受。产生不良反应的原因是药物作用选择性差，一种药物有多种作用，当其中的某一作用用于治疗目的时，其他作用则成为不良反应。药物的不良反应有些是难以避免的，有些是可以设法减轻或消除的。

1. 典型表现

（1）肝肾功能异常：大多数药物都是由肝脏代谢、肾脏排泄的。由于高龄老年人生理和心理等各方面均处于衰退状态，尤其是肝肾功能的减退，导致机体对药物的代谢和排泄等功能减退，药物的半衰期延长，易在体内蓄积，增加肝脏及肾脏的负担，从而引起肝肾细胞损伤，肝肾功能异常，如对乙酰氨基酚、氨基糖苷类抗生素等。

（2）直立性低血压：随着年龄的增加，高龄老年人动脉粥样硬化明显，血管运动中枢调节机能减弱，因而机体不能灵活地调节血压。当使用某些药物时，如血管扩张药、降压药、利尿药等，易发生直立性低血压，故高龄老年人应慎重使用这些药物。

（3）尿潴留：高龄老年人使用抗帕金森病药、三环类抗抑郁药、M受体阻断药等易发生尿潴留。有前列腺肥大的老年病人更易使症状加重。建议高龄老年人用三环类抗抑郁药时，开始剂量应分多次服用，以后逐渐加量，可减少不良反应。有前列腺增生的高龄老年人使用强效利尿剂，也要格外小心。

（4）永久性耳聋：高龄老年人内耳毛细胞数目减少，此时如果用了某些易在耳液中积聚的具有耳毒性的药物，如庆大霉素、链霉素、红霉素、呋塞米等，可导致永久性耳聋。此外，这种永久性耳聋常被误认为衰老所致，应引起重视。

（5）精神神经症状：高龄老年人脑组织对药物反应敏感，其原因是脑细胞数量减少，脑血流量下降和脑功能减退。因此，对中枢神经抑制药的反应敏感性增高，易引发神经衰弱、共济失调、失眠健忘、幻觉、抑郁或躁狂等。

2. 照护方法

（1）制订个体化给药方案：根据高龄老年人的生理特点，各器官的功能状况，结合其所患疾病的种类，所患疾病的严重程度，制订个体化的用药方案。

（2）及时调整用药品种：高龄老年人常因患有多种慢性疾病而服用多种药物，有些高龄老年人会因为担心停药后病情会反复或者影响疾病的痊愈存在仍然在服药的情况，这样会增加药物不良反应和不顺应性的危险。因此，应经常检查病人用药方案，停服无益或无病症的用药或有些治疗药物不良反应较大而病人不能耐受的应及时调整为不良反应较小的同类药物。

（3）注意停药不良反应：有些药物停药后可引起一系列临床症状及体征，出现生理性停药反应或使原患疾病加剧。最常发生停药不良反应的药物是β受体阻断剂、激素和苯二氮䓬类。

（4）提高用药依从性：高龄老年人一般都健忘，常常忘了服药或不按时服药。照护者应该根据医嘱协助和监护高龄老年人的用药。按医嘱服药是提高疗效和减少不良反应的重要保证。

（5）控制嗜好和饮食：高龄老年人用药期间应控制烟、酒、糖、茶等嗜好，这些可能影响药物疗效，应按照各种药品的说明书注意饮食忌口，以免与药物发生反应。照护者指导高龄老年人对膳食结构进行调整，合理的膳食有利于药效的发挥。

总之，高龄老年人对从未用过的药要特别注意。如果出现不良反应，应及时停药。已引起过不良反应，特别是引起过敏反应的药物，决不能再使用。此外，还应避免不按医嘱的长期用药，以免产生蓄积中毒。

（二）药物成瘾的照护

药物成瘾性是滥用药物的后果，指习惯于摄入某种药物而产生的一种依赖状态，撤去药物后可引起一些特殊的症状即戒断症状，又称药物依赖性。其主要特点是强迫性药物使用、持续性渴求状态和对药物渴求控制力的减弱。可分为精神依赖和躯体依赖：精神依赖是指病人对某种药物的特别渴求，服用后在心理上有特殊的满足；躯体依赖是指重复多次地给同一种药物，使其中枢神经系统发生了某种生理或生化方面的变化，致使对某种药物成瘾，也就是说需要某种药物持续存在于体内，否则药瘾大发，产生戒断症状。

临床上容易产生成瘾的药物有：

（1）镇静催眠药：巴比妥类如苯巴比妥等，这类药易产生精神依赖，但长期大剂量使用可发生躯体依赖。速可眠、安眠酮、水合氯醛成瘾也非常多见。

（2）抗焦虑药：这类药临床应用范围越来越广，致其成瘾者也逐渐增多，如安定、羟基安定、硝基安定、眠尔通、利眠宁等，其中以眠尔通成瘾性最大。

（3）镇痛药：此类药应用比较广泛，疗效好，见效也快，但其成瘾性强，如吗啡、杜冷丁以及可待因、美沙酮、镇痛新等药物。

（4）精神兴奋药：中枢神经兴奋药苯丙胺，有减少睡眠、消除疲劳的作用，但有较强的成瘾性，一般小剂量即可成瘾。

（5）抗精神病药：氯氮平对精神病的幻觉、妄想和兴奋躁动疗效好，但长期使用易成瘾。

（6）解热镇痛药：去痛片、阿司匹林也有成瘾性，多呈现为病态嗜好。

（7）其他易成瘾的药物：凡是含有咖啡因的药丸或饮料，久服也成瘾；有些止咳糖浆含有可待因、阿片酊，久服也成瘾；女性激素替代疗法，久服也成瘾，主要表现为心理上的依赖。

（三）药物过敏的照护

药物过敏反应，是指有特异体质的病人使用某种药物后对身体产生的一种变态反应。它与药物的剂量无关。药物过敏反应的发病率较高，主要有2种形式：一种是在用药当时就发生，称为即发反应；另一种是潜伏半小时甚至几天后才发生，称为迟发反应。轻则表现为皮疹、哮喘、发热等。重则发生休克，甚至可危及生命。

1. 典型表现

（1）药物热：这是药物过敏反应最常见的表现之一。以高热为常见，且这种高热与病人的全身症状不成比例，也就是说，体温可以很高，但病人的全身表现不是太重。它的另一个特点是对各种退热治疗措施的反应不佳，如果病人仍在继续应用致敏药物，退热药很难使其体温下降；反之，如果停用致敏药物，即使没有其他退热措施，多数病例的体温也能迅速下降。

（2）药物疹：药物过敏反应发生皮疹的情况十分多见。它常继药物热，或与药物热同时发生，也可先于药物热出现，常见的药物疹类型有荨麻疹、血管性水肿、猩红热或麻疹样皮疹、湿疹、紫癜、血管炎、剥脱性皮炎和固定性药疹等。

（3）休克：过敏性休克往往发生于注射药物时，可立即发生，也可在注射后短期发生。如不能及时有效抢救，可导致全身各系统、各器官供血不足发生休克，甚至昏迷、死亡。

（4）血细胞损害：Ⅱ型药物过敏反应常导致血细胞减少。严重的可有血嗜酸粒细胞增多。

（5）肝、肾功能损害：全身性药物过敏反应常伴有肝、肾损害。药物过敏反应伴有肝、肾功能异常是病情严重的一个标志。

2. 治疗措施　一旦发生药物过敏反应必须立即停药，并给予抗过敏的药物治疗：

（1）抗组胺药物1～2种口服，常用的有非那根和扑尔敏等。

（2）维生素C＋10％葡萄糖酸钙静脉注射。

（3）有皮疹且瘙痒的可局部外搽炉甘石洗剂。

（4）根据病情可考虑使用泻剂、利尿剂，以期促进体内药物的排出。

（5）病情稍重者可给予激素治疗，如泼尼松 20～30 mg，分 3～4 次口服，一般 2 周左右可完全恢复。

（6）严重病例予以氢化可的松、维生素 C、10％氯化钾加入 5％～10％葡萄糖液静脉滴注；输新鲜血液和血浆；选用适当抗生素以预防感染；重症药疹病人如有渗液，可用生理盐水或 3％硼酸溶液湿敷，每天更换 4～6 次，待干燥后改用 0.5％新霉素和 3％糖馏油糊剂，每天 1～2 次；密切注意水与电解质的平衡。

3. 照护方法

（1）用药前应详细询问病人有无药物过敏史，已有某种药物过敏史的人，应禁止使用该种药物。高龄老年人必须在就医时将自己过敏的药物名称告诉医生并详细记载于病历上，作为医生用药时的参考。在使用上述易过敏药物时，除了行常规皮试外，注射后至少要观察半小时以上。

（2）服药期间忌生冷、油腻、刺激性食物，避免进食海鲜类，多饮水。发生全身性过敏反应时，照护者应让病人平卧，松开衣扣，头偏向一侧，注意血压变化，清除口鼻内分泌物，并尽早送医院治疗。

（3）停用一切可疑的致敏药物，切忌在已经出现药物过敏的先兆表现时继续用药。

（四）服药时间选择

高龄老年人随着年龄的增长，各重要器官的结构和功能随之减退，对药物的吸收、分布、代谢、排泄等作用减弱，药物不良反应及药源性疾病增加。在高龄老年人用药过程中，要使药物发挥应有的疗效，除了把握对症用药、少而精、小剂量开始等基本原则外，用药时间的选择也至关重要。不同的药物均有各自的最佳吸收和作用时间，根据时间药理学、时间生物学原理及老年常见病的昼夜节律波动，选择最佳的服药时间，可以得到事半功倍的疗效。

1. 一般药物　大多数药物都可在饭后 15～30 分钟服用，药物随食物缓慢进入小肠，有利于吸收，并可减少对胃肠道的刺激和不良反应的发生。

2. 哮喘用药　哮喘多在凌晨发作，睡前服用止喘效果更好。

3. 降压药　高龄高血压病人由于动脉硬化，血管顺应性差，血压变异性大，宜选择长效药物。最佳服药时间是晨起顿服，睡前服用降压药易诱发脑血栓、心绞痛及心肌梗死等。

4. 降胆固醇药　宜在睡前服用，因为肝脏合成胆固醇峰期多发生在夜间，晚餐后服药有助于提高疗效。

5. 降血糖药　晚上临睡前不宜服用，上午 8 时用药，作用强而持久。糖尿病人在凌晨对胰岛素最敏感，这时注射胰岛素用量小，效果好。

6. 激素类药　皮质激素在上午 6～8 时，生理分泌高潮时服用为佳，不仅可提高疗效，还可以减少药物对正常内分泌功能的影响，减少不良反应。所以早上 7 时一次性给药疗效最好。

7. 助消化药　宜在饭前或饭后 5 分钟服用，前者促进消化液分泌，后者使之充分与食物混合，有助于消化。

8. 强心药　心脏病病人对西地兰、洋地黄、地高辛等药物在凌晨时最为敏感，此时药物作用比其他时间要高 40 倍，故宜在凌晨服用。

9. 维生素类药　除了维生素 K 用于止血时，应及时给药外，其他维生素宜在两餐之间服用，随食物缓慢进入小肠以利于吸收。

10. 催眠、缓泻、驱虫、避孕及抗过敏药等　一般在夜晚临睡前 30 分钟服用（作用快的泻药在早晨空腹时服用）。类风湿关节炎病人最佳服药时间也应在晚上，因为类风湿关节炎是一种自身免疫性疾病，人的免疫活动有自身的时辰节律性，夜间或凌晨人的免疫反应最大，病人的关节肿胀、僵直等症状以早晨最为严重，夜晚服药对控制早晨的发作尤为重要。

（五）家庭药箱

随着社会发展，社会保障系统的逐步完善，以及医疗卫生知识的普及和人们生活水平的提高，"大病医疗、小病自疗"的现象已逐步受到重视。合理配备家庭药箱的确带来诸多益处，尤其高龄老年人易出现慢性病的急性发作，如冠心病、急性心绞痛发作、老年慢性支气管炎急性加重，都需要几分钟内用药缓解症状，否则会出现生命危险，此时家庭药箱就可以发挥重要的作用。因此，有高龄老年人的家庭应该合理配备家庭药箱。

物品配备如下。

（1）器械类：血压计、血糖仪、氧气袋。最好选择电子血压计，早晨起床后，测一下血压，便于及时发现异常。当高龄老年人突发头晕、胸闷等不舒服的症状时，再及时测量一下，便于判断是否需要去医院就诊。血糖仪是糖尿病病人的必备之物，不舒服时可随时随地测量。心脏病病人或肺功能不好的病人，建议备上一个氧气袋。但要注意，氧气袋只能解决"一时之痛"，一旦症状缓解后，一定要到正规医院就诊。此外，体温计和小剪刀等都是必备用品。

（2）敷料类：如酒精棉球、棉签和纱布等也是必需的用品。

（3）药物类：

1）心脑血管药物：除了需遵医嘱服用的药物外，不妨备点硝酸甘油，一旦觉得有胸闷、心脏不适，或是出现了心绞痛，便立即含服。现在硝酸甘油还有了新型喷雾剂，只要喷上两下就管用，更加方便。如果高龄老年人患有脑血管疾病，照护者可以备点安宫牛黄丸，如果发现高龄老年人有中风征兆，比如突然口齿不清、说不出话来，最好在送医院前先让病人服上1粒。

2）消化类药物：高龄老年人特别是卧床的老年人饭后容易胀气，可以备些吗丁啉这样的胃肠动力药。另外，便秘也是经常困扰老年人的问题，因此，应准备些通便药，如开塞露等。

3）降压药：高血压病人应做好慢病的自我管理，按照医生处方备药，遵医嘱服药。

4）解热镇痛药：家庭药箱中可配备1～2种常用的解热镇痛药，如阿司匹林、泰诺和芬必得等，可缓解头痛、关节痛等症状。感冒不要轻易用抗生素，更不要多种药物混合吃，以免发生药物叠加效应和不良反应。

5）其他：有患支气管哮喘的老年人，应备解痉平喘的药物，尽量选择非处方药。不建议家庭药箱中配备抗生素，因为抗生素属于处方药，应在医生指导下合理使用。

第三节　老年人中医用药照护

一、老年人使用中成药的照护

随着社会老龄化的加剧，高龄老年人在老年人中所占比例的增加，他们对疾病的防治和自我保健的要求越来越高。然而，在疾病治疗过程中，不少高龄老年人认为西药虽然服用方便，但是容易产生不良反应，他们往往选择中药的汤药或中成药治疗。由于中成药不需煎煮和服用方便，深受高龄老年人的喜爱。在为高龄老年人选用中成药时，要根据高龄老年病人机体本身的生理功能变化同存、易反复、病程长的特点，在医生的指导下正确选用中成药。

（一）正确选用中成药

选用中成药时要注意辨证选药，防止中药西用或滥用。辨证施治是中医治疗学的精髓，是中医诊断和治疗疾病的独特方法。中成药是遵从"方从法出，以法统方"的原则制订出来的，针对某一证型，体现某一治法。因此，中成药选用，必须在辨证论治思想指导下，才能有的放矢，做到"药证相符"，方能保证疗效。大多数高龄老年病人在就诊时往往根据药物广告或病友的推荐，向医生要求开具某种中成药，他们只注意药品名称和自己的疾病，而对药物的组成、功效和适应证是否适合自己的病症则了解不透。殊不知中成药是由不同的中草药制成，有寒、热、温、凉性能不同，表现出不同的功效，而病情又有寒、热、虚、实、表、里的不同，若药虽对病却不对症，不仅起不到好的疗效，有时还会适得其反。中医对同一种疾病，因其分型不同，选择的药物亦不同。不同的疾病证型相同，也可选同种药物治疗。如鹿茸片具有补阳益血之功效，如果使用不当，就会导致热甚伤津，引起发热烦躁、口鼻出血、心神不定等欲补反伤的不良作用。

照护者对高龄老年人经常使用的中成药，因为有了用药经验，自己去选用就不成问题了，但千万不可随意改变服用剂量，不要认为中药多吃点儿或少吃点儿都无所谓，吃不出什么问题。其实，任何一种药物或多或少都有一定的不良反应，长期服用切不可轻视它的不良反应。对于未使用过的药物，务必在医生或药师的指导下，详细地了解药物名称、组成、功用主治、用法用量、注意事项等问题之后，再确定选用药物品种。

（二）注意中西药之间的配伍禁忌

一般情况下，中、西药同时服不会产生不良反应，有的还会产生协同作用，如珍珠与氯丙嗪同服，可增强氯丙嗪对精神病的疗效，并可减轻氯丙嗪对肝功能的损害作用。但在有些情况下，中西药不宜合用，如地高辛与含钙类中药珍珠母或生龙牡等同用，能增强地高辛的强心作用，使之毒性增强，容易引起心律失常和传导阻滞。在服降糖药的同时，加服中药糖浆制剂，就会影响降糖效果。在应用含朱砂的中成药时，不要同时服用碘化物。长期服用含朱砂的药物后，汞在肝、肾等脏器内蓄积，亦可导致肝、肾损害。因此，含朱砂的药物不宜久服。

使用中成药应注意药物的禁忌，如服用云南白药，要忌食蚕豆、鱼类及酸冷食物。服用三九胃泰胶囊，忌食辛辣、油炸及酒类等刺激食品。

二、老年人煎熬中药的方法

说到煎煮中药，可能很多人都会觉得这有什么好说的，大家都会。其实不然，煎煮中药是很有学问的，很多人对煎药是一知半解的，有些煎煮中药的方法甚至是错误的。以下是在煎煮中药过程中应遵循的注意事项。

（一）煎药器具

首先煎药的器具最好是选用砂锅、搪瓷锅，不用铁器或铝锅。因为砂锅和搪瓷锅不会与药物发生化学反应，且砂锅加温是逐渐升高，温度散发也是逐渐而散。缺点是易破碎，尤其是烧热立即接触凉水，更易炸碎。现今各类煮食工具发达，选择耐烧的搪瓷锅罐或性质稳定的不锈钢锅亦可。但是，铁、铝、铜等容器因其性质不稳定易与中药的有效成分起变化，影响疗效，不宜用于煎煮中药。

（二）煎药用水

除有特殊注明的酒、水、醋、蜜等外，自来水、深井水、泉水或经检验无毒无污染的洁净的河水等均可用来煎药。自来水最好先存放1～2小时，使其去掉漂白粉或氯气味再泡药。除急需外，一般煎煮前必须用冷

（温）水浸泡 1～3 小时。对于煎药用水的多少，要据药剂量的大小，煎药时间长短，病人的耐受力而酌定。一般二煎剩余药液 500 mL 为好，首煎加水 800～1000 mL，煎好后沥药液 300 mL，二煎加水 400～500 mL，煎好后沥药液 200 mL，两煎药液合并，遵医嘱分次服或顿服。需要指出的是：凡煎药烧干药锅，不可再重新加水煎煮。煎药过程中水若少可酌加温水或开水。

（三）煎药用火

火候要严加掌握，一般为武火煮开，文火慢熬，以防药液溢出锅外，并时时用筷子翻搅。但也并非各类药只有一种煎法，如解表药宜急火速煎；补益药宜文火慢煎。不管煎何种药物都要视加水多少、药剂大小和煎药器具大小酌情裁定。若水过多，容器大，火可适当大一些，反之火可小一点；若剂量过大，火要小一点，并勤翻搅，防止底部煎糊；若煎药器具过小，剂量过大，火猛必然溢出锅外，所以要灵活掌握火候，达到既煎出药液，又不致时间过长或过短。

（四）特殊药品的煎煮法

1. 先煎药　一般是指要先煎 30 分钟，如鳖甲、龟甲、穿山甲、玳瑁、水牛角、蛤壳、牡蛎、龙骨和代赭石等，即使炮制后捣碎，也应先煎 20～30 分钟，若生用要先煎 1 小时以上。

2. 后下药　如芳香类薄荷、砂仁、豆蔻和沉香等；久煎破坏有效成分的药，如钩藤、番泻叶、鱼腥草和青蒿；因临床需要泻下时用的大黄等，均要在出锅前十几分钟放入。

3. 包煎药　对于布包的药物，多为含黏液质难以沥出的药，如车前子；有刺激咽喉的药物，如旋覆花、滑石、葶苈子、青黛、马勃、蒲黄和海金沙等。

4. 烊化药　多为胶类，以药汁冲化的芒硝和玄明粉较好化开。但是，阿胶、鹿角胶和龟板胶，有时用过滤的药汁不能完全熔化，要重新加热搅拌才能溶于药液。

5. 冲服药　多为药粉散剂或不宜入煎药物，如羚羊角粉、朱砂、琥珀和血竭等药，用药汁或开水在服药时冲下。

6. 保存 汤剂在保存时要放到密闭的容器里，置于阴凉的地方（可存放 2 天左右）或冰箱的冷藏室（一般可存放 5 天左右）。

三、 老年人服用中药的照护

高龄老年人往往是身患多种疾病，服用一种或多种药物。然而，人到高龄身体各脏器的组织结构和生理功能都有不同程度的退行性改变，会不同程度地影响了药物在体内的吸收、分布、代谢和排泄过程。因此，照护者在给高龄老年人喂服中药时应该特别注意以下几点。

（一）掌握适应证

要严格掌握适应证，不要不按医嘱，听他人说什么好就吃什么中药。高龄老年人体虚多病，病情往往复杂多变，因此首先应明确是否需要进行药物治疗。对有些病证可以不用中药治疗的就不用，更不要滥用。不辨证就无法选择疗效好的中药，掌握了辨证之后，还需要知道哪些中药是治疗此证型的。辨证有误则药不对证，会使机体阴阳偏盛或偏衰，以致病情更趋严重。

（二）剂量要按医嘱

高龄老年人肝肾功能多有不同程度的减退或合并多器官严重疾病，中药的剂量要严格按照医嘱。中药的剂量要因人而异，一般应从"最小剂量"开始。尤其对体质较弱，病情较重的病人切不可随意加药。虽然中药活性成分含量低，作用缓和而持久，但若剂量不当，高龄慢性病病人长期服用亦会产生不良反应。

（三）不宜过度温热

温热药用来治疗寒症，高温下大量使用常会出现发热、出血、疮疡等病变。即使必须使用，也只能减少剂量，缩短疗程。

（四）不宜过度发汗

天热人体易出汗，此时再服大量发汗药，势必大汗淋漓，导致体内水分失衡，甚至出现休克等危重症状。因此注意夏天不能过度使用发汗药。

（五）不宜过度滋补

滋补药不易吸收，只有消化功能完善的人才能放心使用，否则会出现腹胀、不思饮食等现象。因此，高龄老年人不宜过度滋补，尤其在夏天高温的天气，人的胃肠道功能低下，不宜使用滋补药和过度滋补。

第四节 "互联网＋"信息技术在老年人用药照护中的应用

一、 智能服药管理系统

重庆邮电大学吴正等人基于"互联网＋"技术构建一套安全用药监测系统，用于老年及慢病病人在院以及出院后安全用药监管，实现"医院—居家"全程用药安全监管同时，并尝试将此系统应用在养老院及社区等机构，确保老年及慢病病人安全用药无缝隙。在实现病人安全用药监管的同时，还可实现病人监测数据的收集及挖掘，为医疗机构专业人员进行健康评价、疾病预测、健康指导等健康管理活动提供循证依据。

二、 智能药柜

智能药柜是由 Accenture 开发的一种神奇药柜，当有人来取药的时候，来人的脸由内建的摄像头扫描，并和库里储存的任务表对照，要知道来人是谁。如果正是他（她）服药的时间，有声音会提醒该服药了。要是有人拿错了药瓶，药柜会发出声音来阻止。药柜是在线的，甚至还装着量血压的袖带，连着一个磅秤，来人走过来，把手伸进袖带，体重和血压数据就被收集，通过电子邮件发给医师或者看护者。

三、 智能手腕带

病人在入院时佩戴印有二维（或一维）条码的腕带，以此作为信息的载体，其中含有病人姓名、住院号码、性别、年龄、入院诊断、过敏药物名称等信息。病人入院时打印腕带，打印后将腕带直接佩戴在病人手腕上，医护人员在临床工作过程中，首先扫描病人的腕带，确定病人身份，然后继续扫描药品标签，扫描后系统自动匹配病人与药品的信息，匹配后，再执行医嘱，不仅是这样，佩戴标有二维码的腕表之后，老年人居家也能智能用药，在社区安装智能医疗柜，老年人只要对准二维码感应区，就可以智能取药，也不用担心老年人用错药，记不住药名。

四、 AI 智能家庭安全药箱

智能药箱主要功能是自动提醒用药人按时用药，帮助慢性病病人、老年人群体以及其他需长期服药的人群建立科学良好的用药习惯，降低重复用药、忘记用药、药物过期等风险。它还能让用户的亲人或监护人了解到用药情况，以便其他家庭成员和签约医护人员了解并作出应对，提高医护人员的工作效率从而让亲人更加健康。

五、 在线用药咨询装置及智能终端

北京左医健康技术有限公司发明了一种在线用药咨询方法及装置，属于在线医疗领域。使用方法包括：获取用户的用药咨询目的；根据用药咨询目的确定对应的人机交互流程；根据人机交互流程进行用户信息采集，并根据用户信息采集结果生成对应的用户画像；根据用户画像进行相关用药知识检索；根据用药检索结果生成初步用药方案，并将用药咨询目的、用户画像、用药检索结果和初步用药方案推送给药师；将药师反馈的用药方案推送给用户。系统自动进行需要的用户信息采集任务，并根据用户信息和咨询目的进行信息检索，最终将所有信息推送给药师以供参考，形成最终的用药方案，提高了在线用药咨询的效率和准确性。

六、 智能用药提醒系统

郑州大学发明了一种基于可穿戴设备控制的智能用药提醒系统，该系统包括核心控制端、可穿戴式设备、提醒和查询终端、远程在线医务单元和语音提醒单元；基于现今技术成熟的物理网技术，该系统可设置在家，由控制终端和可穿戴设备、特定的医生、120 报警系统和使用者家属等组成物联网的形式，使病人具备更加智能化的提醒吃药的方式，并且为其提供更加细致的关怀。

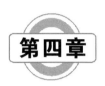 "互联网十" 老年人安全照护

第一节 老年防跌倒照护

随着中国老龄化程度的加深，跌倒已经成为一个重要的临床和公共卫生问题。老年人跌倒的后果包括严重的身体伤害和心理社会问题。据估计，我国老年人跌倒的发生率为 20.8%，跌倒已经成为了 65 岁以上老年人伤害致死的首要原因。跌倒还会给个人和家庭带来沉重的经济负担，我国老年人每年发生跌倒的直接医疗费用超过 50 亿元，疾病负担为 160 亿～800 亿元。

一、跌倒定义

跌倒，是指人体失去正常的姿势，不自主地摔倒在较低的平面上（如地面、台阶等）。现有资料显示：每年约 30% 以上的老年人有跌倒史，跌倒概率随年龄递增，高龄老年人跌倒的年发生率可达 50%。有 5%～15%的跌倒会造成脑部损伤、股骨颈骨折、脊椎压缩性骨折等相对较严重损伤。这些跌倒所致的损伤常致高龄老年人卧床，长期地卧床容易引起坠积性肺炎、压疮、尿路感染等后续疾病，这些后续疾病又可加剧原有疾病的发展，甚至危及生命。

二、跌倒原因

高龄老年人跌倒的因素很多，常是多种因素相互作用的结果。

（一）环境因素

老年人居家或居住场所环境中如地面湿滑、外露接线板的牵绊、物品

放置过高取拿不便、室内灯光太暗或太亮刺眼等都易致跌倒。或外出时人流拥挤，路面不平坦等，以及周围环境的危险、无序和老年人能否适应环境都是引起老年人跌倒的主要原因。

（二）生理因素

高龄老年人由于中枢和周围神经系统的控制能力下降，感觉信息的传入不正常，肌肉力量下降，这些全身机能退化，反应变慢，肌肉力量减退，下肢乏力，步态不稳等生理因素常常导致老年人跌倒。

（三）药物因素

老年人，特别是高龄老年人患基础性疾病较多，服用药物品种也多，对药物的耐受性和敏感性与成年人不同，极易发生不良反应。如抗高血压药、治疗糖尿病的药物、抗心律失常药、镇静催眠药、泻药、肌肉松弛药、抗精神病药和血管扩张剂等，以及任何影响人体平衡的药物均易引起跌倒。同时大量或多种药物混合作用也可增加跌倒的危险性，并随服药的种类增多跌倒的概率呈指数增长。

（四）病理因素

老年人患有心脑血管等急、慢性疾病的病理改变可影响感觉传入、中枢系统功能和骨骼肌肉力量协调等，这些均是导致老年人容易跌倒的病理因素。

（五）心理因素

年龄越大越害怕跌倒，这种心理因素可限制老年人的正常活动，降低老年人活动能力，并导致功能缺陷，其跌倒的危险性随之增加。

（六）其他因素

老年人因过量饮酒、洗澡时间过长、突然改变体位等均可发生短暂性脑缺血而导致跌倒。

三、预防老年跌倒的措施

（一）定期对老年人进行体格检查

体检可检测跌倒的倾向因素，以便事先制订预防老年人跌倒的方案等。对曾发生过跌倒的老年人，应耐心询问跌倒的细节，及时做好心理护理，解除老年人跌倒的恐惧心理。在定期为老年人做检查时，应告诉老年人了解自己有哪些跌倒的危险因素，给予预见性的指导，帮助老年人建立信心，恢复老年人行走功能。

（二）帮助老年人适应居住环境

居住环境和周围环境安排不妥是引起老年人跌倒的主要因素。家庭和养老居所应为老年人创造舒适、稳定、安全的生活环境，高龄老年人尽量避免或减少进入危险、无序的环境等可有效防止跌倒。

（三）告之老年人，尽量减少用药种类

老年人，尤其是高龄老年人患基础性疾病较多是极其普遍的，一方面要积极治疗原发性疾病，另一方面对患有多种疾病的老年人应积极配合医生重点地进行治疗，尽量减少用药种类。同时，老年人跌倒致骨折与骨质疏松密切相关，因此，合理膳食与适当运动是必要的，适当补充维生素D、钙片等也可防止骨质疏松。

（四）帮助老年人适应性锻炼

对高龄老年人已有步态不稳、平衡功能稍差者，应定期给予指导，进行有计划的功能锻炼，以提高肌力，维持正确姿势。对知道自己跌倒的危险性在增加的老年人，采取相应的预防措施（如拐杖、助行器等），可以有效减少跌倒的风险和跌倒致骨折的发生率。必要时外出要有照护者陪护，以免发生跌倒等意外。

（五）不要限制老年人正常的活动

在预防跌倒、主观风险因素管理老年人和重视病理因素对跌倒的影响的同时，也应避免自觉或不自觉地将不必要的限制强加于老年人，以免影响老年人的正常活动和生活质量，正确的方法是应不断鼓励和提高老年人的自我管理能力和独立生活能力。

第二节 老年防走失照护

根据《中国走失人口白皮书（2020）》白皮书统计数据显示，在整个2020年期间，我国走失人次达到了100万。据中民社会救助研究院调研显示全国走失老年人一年约在50万上下，平均每天走失老年人约为1370

人。走失老年人平均年龄为 75.89 岁，其中男性占比 42％，女性占到 58％，走失老年人中女性比例略高于男性。从年龄上看，80 岁以上老年人容易走失，比例达到 80％以上。高龄老年人走失，是指出去后找不到回来的路，因而不知下落。走失原因难以准确归类，但主要是迷路、老年痴呆和精神病。随着社会老龄化程度不断加剧，高龄老年人的走失，已越来越受到社会的广泛关注。

一、 老年人走失的原因

高龄老年人发生走失的原因，主要有以下几个方面。

(一) 高龄老年人的自身原因

包括疾病、语言沟通困难、迷路等原因。除了记忆力障碍之外，走失高龄老年人中的大多数都存在一定的身体健康问题，这些疾病没有得到及时的诊断和医治，增加了因疾病走失的风险。

(二) 环境因素

包括家人照护和监管不周、陌生地域等，甚至还有遗弃现象，走失高龄老年人 60％以上配偶不在身边。特别是空巢高龄老年人由于缺乏跟子女和亲友之间的交流，在感情上和心理上失去支柱，产生抑郁、焦虑等负性情绪，这对老年人的身心健康非常不利，可导致高龄老年人"主动"走失。

综合起来常见原因包括：老年人走失主要受幻觉、妄想的支配，或因对居住环境的不适应。患老年性痴呆的老年人表现为记忆力下降、幻觉、反应迟钝，容易走失，应特别注意监护。

二、 预防老年人走失的措施

照护者要详细了解高龄老年人情况，对重点老年人要重点观察。及时发现老年人的心理变化，经常征求老年人意见，了解老年人的需求，满足老年人的合理要求，解决老年人心理问题。做好安全管理工作，经常巡视高龄老年人的住所，将危重和有走失可能性的老年人置于视线之内，及时发现问题。改善照护方式，加强对老年人心理、精神上的支持，避免使用刺激性语言，对高龄老年人做到心中有数。

对发生过走失的高龄老年人，家属在经济条件允许的情况下，聘请专职照护人员，负责其日常生活。对没有专职照护人员照护的高龄老年人，尽量让其在规定的范围内活动，减少外出，家属可为其制作卡片挂于胸前，注明名字、疾病、住址及联系电话，情况严重者给予佩戴手机定位表，以防走失。此外，家属应随时备有高龄老年人的近照，以便在高龄老年人走失时可以请他人协助寻找。必须指出的是，家属在预防高龄老年人走失的同时也要经常在生活习惯中寻找对策。

（一）建立有规律的生活

保留高龄老年人熟悉的环境及生活习惯，以增加他们的安全感。安排一些熟悉又可应付的活动，这样既可减少午睡或晚间游走的机会，亦可分散高龄老年人离家的意图。陪伴外出，舒展身心，和他们一起到公园或商场内闲逛，或选择一些视线不会被阻挡而设计安全的步行途径，以便高龄老年人能够"自由散步"。

（二）善用辅助用具

利用图画或文字做提示，增加高龄老年人辨认环境的能力，利用颜色或布帘隐藏出口，使高龄老年人不易察觉。使用电子响闹工具，例如：感应门铃，离床警报器，走失警报器等，以便高龄老年人离开住所照护者能及时得知。

第三节　老年人防坠床照护

坠床，是指卧床人摔落到床下。高龄老年人随着年龄的增加，机体各项功能减退，逐渐出现生理性老化，如视力、听力、记忆力明显下降，动作缓慢，大脑反应迟钝等，容易发生坠床。在家庭照护中，烦躁的病人未使用约束带；行动不便的高龄老年人未能及时使用床档或陪护人员对此不重视，擅自取下床档及约束带；使用气垫床使床面相对较高等都易造成坠床。坠床属于照护不良事件的范畴，即在预料之外、未预计到或通常不希望发生的事件。

一、坠床原因

（一）生理因素

人体的基本功能会随着年龄的增长而逐渐衰退，如人体的稳定性、平衡能力等。在导致高龄老年人坠床的生理因素中，感觉器官、运动系统功能的变化至关重要。此外，高龄老年人因年龄增长、机体自然衰老而导致运动器官功能降低，进而致使平衡能力下降，也是其坠床的主要原因。

（二）外在环境因素

高龄老年人在新搬家或住院后，对环境不熟悉，病床未固定、无护栏，床摇手未放回，也是引起高龄老年人坠床的重要原因。

（三）药物因素

有研究表明，使用镇静药、降糖药、利尿与降压药、抗抑郁药、化疗药、缓泻剂等药物可影响病人的神志、精神、视觉、血压平衡等，可使坠床的危险成倍增加。

（四）安全管理意识

安全管理意识淡薄、安全措施不到位，也是引致高龄老年人意外坠床的重要因素。有下列疾病的高龄老年人要重点提防坠床：气管切开的高龄老年人，颅脑损伤、颅内压增高、烦躁的高龄老年人，谵妄、浅昏迷、肝昏迷的高龄老年人，精神疾患（如癔症、躁狂症）的高龄老年人，麻醉未清醒的术后高龄老年人，使用特殊药物（例如阿托品、氯胺酮等）的高龄老年人。

二、 预防老年人坠床的措施

1. 照护者在照护对于气管切开的烦躁病人时可适当使用约束带，并拉起床栏，避免坠床。同时，约束带的使用可避免病人拔出气管导管、导尿管、输液管等。需要注意的是每隔 2 小时松开 1 次，同时检查肢体远端的皮肤颜色、感觉、温度等。如果出现颜色苍白、青紫、变冷、麻木、肿胀、破损时，立即松开，请医务人员相应处理。

2. 加强观察，密切注意病人神志变化，采取安全措施。

3. 在医院时，麻醉未清醒的病人需要照护者 24 小时陪护，剧烈切口痛可适当止痛。

4. 特殊药物使用的病人，严格掌握剂量，并观察病情。如使用阿托品时，观察病人是否有皮肤干燥、面色潮红、瞳孔变大等"阿托品化"的体征，并及时报告医务人员，调整药物剂量。

5. 照护好谵妄、烦躁、昏迷、精神疾病病人。密切观察，加强巡视。

6. 照护者在搬运高龄老年人上下平车时，先固定平车脚轮，掌握重心，照护者要动作协调一致，平稳将病人放在平车上，拉起护栏。

第四节　老年人防烫伤照护

烫伤是由高温液体、高温固体或高温蒸汽等所致的皮肤损伤，是医院急诊的常见疾病。在高龄老年人意外伤害的原因中，烫伤（包括热力烧伤、电烧伤、化学烧伤）有逐年增加的趋势。由于家用电器的日益普及，高龄老年人电烧伤引起的伤害和死亡也是较常见的。在烧伤致死的人群中，老年人的死亡率是总人群的 2～4 倍，行动不便、受伤后容易发生并发症和引起原有疾病的加重，是导致高龄老年人在灾难现场和救治过程死亡率高的主要原因。

一、　原因

生活意外引起的热液和火焰伤是高龄老年人烧伤的主要原因。高龄老年病人生活部分自理或完全不能自理、肢体感知觉障碍者，是发生烫伤的高危人群。高龄老年病人由于皮肤功能退化、对不良刺激的反应和免疫功能下降导致皮肤损伤和疾病的发生率明显增高。在进行热疗时，即使正常的温度、时间、距离，仍可能造成烫伤。

二、　临床表现

高龄老年人烧伤的临床特点是创面多为深度（深Ⅱ度以上），局部和全身反应严重，创面愈合时间延长，容易并发脓毒血症、肺炎和多器官功能衰竭或导致原有疾病加重，死亡率较高。所以，在治疗高龄老年人烧伤时应特别注意控制休克，保护创面，供给充分的营养，预防吸入性和坠积性肺炎，以及预防多器官功能衰竭的发生。电烧伤不但可以引起局部的损伤，严重时还会立即导致死亡。

三、 预防老年人烫伤的措施

高龄老年人的烧伤大多发生在居家环境中，针对不同的危险因素，采取相应的照护方法可避免或减少其发生。主要预防措施有：

（一）用电用火安全教育

向高龄老年人宣传用电用火安全知识，强调不要在电热器具和火源旁放置易燃物品；及时检修、淘汰陈旧的电器；经常维护供电线路和安装漏电保护装置；在不使用和离开时应关闭电源和熄灭火焰；不要在床上吸烟、点火及临睡前用火等。在购置新型的炊具和电热器具、燃气具时，应评估高龄老年人是否能正确掌握使用方法，以消除安全隐患。

（二）避免用电用火时发生遗忘

对记忆力明显减退的高龄老年人，应尽量选择带有过热、超时断电保护或提醒功能的电器。选用有鸣叫提醒功能的炊具，在用火时使用定时闹钟或在显眼处挂上警示标志，可减少因遗忘引发的意外。

（三）防止热液倾倒

在烹饪时不要着急移动盛有热液的容器，溶液不要超过容器的 2/3，容器要便于把持、轻便，控制热液的重量，以防因体力不够，把持不稳、颤抖而将热液倾倒、泼洒而导致烧伤。

（四）预防低温烧伤

高龄老年人，特别是患有糖尿病等损害感觉功能的疾病者，在使用热水时应先调试好温度，必要时需先使用温度计测温后使用；热水器应选用带温度显示的类型；热水袋的热水温度不宜过高并应用 2～3 层毛巾包裹，不能直接接触身体和长时间放在固定位置；使用热疗保健器械，如频谱仪、红外线治疗仪时，距离应保持 30～50 cm，时间不应超过 30 分钟，以避免发生烧伤。对有明显感觉功能减退、思维言语功能下降和肢体活动障碍的高龄老年人，应特别注意用热安全。

（五）避免电热器具烧伤

高龄老年人应选择有明显温度标志、控温功能、高温警报和断电功能、操作简单的电热器具，以减少电热器具烧伤的机会。

第五节 老年人防误吸与噎食照护

误吸是指进食（或非进食）时，在吞咽过程中有数量不一的液体或固体食物（分泌物或血液）进入到声门以下的气道。噎食是指食物完全堵塞声门或者气管引起的窒息甚至死亡。误吸与噎食是高龄老年人生活中常见急诊疾病。如果发现高龄老年人有异物吸入史，或者疑似史（虽然无明显体征），或者出现不明原因支气管阻塞以及久治无效肺炎、肺不张，均需要支气管镜检查，进一步明确诊断。假如吸入的异物较大堵住气管，病人可在几分钟内因窒息而死亡。

一、临床表现

（一）异物进入期

病人多于进食中突发呛咳，以剧烈的阵咳为首发表现，并可出现气喘、声断、发绀和呼吸困难。如果小而不滑的活动性异物，如瓜子、黄豆等，可在病人咳嗽时，听到异物向上撞击声门的拍击声音，手放在喉气管前可有振动感。如果较大的异物，可阻塞气管或靠近气管分支的隆凸处，严重的可使两侧主支气管的通气受到障碍，出现呼吸困难，甚至窒息、死亡。

（二）安静期

异物较小，刺激性不大，或者异物经气管进入支气管内，常表现为在一段时间内，咳嗽和憋气的症状很轻微，甚至消失，容易漏诊。

（三）刺激或炎症期

通常植物类气管异物，含游离酸等化学物质，对气管黏膜有明显的刺激。豆类气管异物，吸水后膨胀，容易发生气道阻塞。通常异物在气道内存留越久，反应也就越重，早期为刺激性咳嗽，随后因气管内分泌物增多，伴有气管黏膜充血肿胀，出现持续性咳嗽、肺不张或肺气肿等症状。

（四）并发症期

吸入的异物可嵌顿在一侧支气管内，久而久之，被肉芽或纤维组织包裹，从而使支气管阻塞、容易引起继发感染。长时间的气管异物，常出现类似化脓性气管炎的临床表现，如咳痰、咯血、肺不张或阻塞性肺气肿，出现严重的呼吸困难和缺氧体征。

二、 治疗措施

异物在气道停留越久危害越大，故气管异物均应该尽快取出，以避免或减少发生窒息和其他并发症。

（一）急救法

可采取以下急救方法，促使异物及时排出：

1. 折叠站位急救法　施救者站在高龄老年人病人身后，双臂围绕病人腰部，一手握拳，拳头的拇指侧顶在病人的上腹部，另一手握住握拳的手，向上、后方向猛烈挤压病人的上腹部，挤压的动作要快速，压后立即放松。也可以施救者站在病人侧后方，一手臂置于病人胸部，围扶着病人，另一手的掌根在肩胛间区脊柱上，给予连续、快速而有力的 4 次拍击，使气道异物排出。

2. 折叠卧位急救法　让病人仰卧，施救者两腿分开跪在病人大腿外侧的地上，双手掌叠放在病人脐部稍上方，向下、前快速挤压，压后随即放松。或者让病人屈膝蜷身，面向施救者，施救者用膝和大腿抵住病人胸部，掌根在肩胛间区的脊柱上连续有力 4 次拍击，使气道异物排出。如未能奏效，则应立即将病人送医院急救，在喉镜或气管镜下取出异物，切不可拖延。

（二）心肺复苏

呼吸停止的应立即胸外心脏按压和进行口对口人工呼吸。

（三）其他

对有些较小的异物呛入气管后，病人一阵呛咳后，并没有咳出任何异物，却很快平静下来。说明异物已进入支气管内，支气管异物可能没有任何明显的呼吸障碍。但绝不可麻痹大意、心存侥幸，认为异物迟早总会咳出，因为异物一旦进入支气管，被咳出的机会是极少的。异物在肺内存留时间过长，不仅不易取出，还可引起支气管肺炎、肺不张、肺脓肿等严重疾病，影响肺功能。所以，凡是明知有异物呛入气管，在没有窒息的情况下，即使没有任何呼吸困难的表现，也应尽早去医院行胸部 CT 等检查，以便在气管镜下取出异物。

1. 如果病人一般情况较好，可在直达喉镜或支气管镜下，将异物及时取出。

2. 为预防术后喉头水肿，可给予抗生素或激素。

3. 病人如没有明显的呼吸困难，但是有支气管炎或肺炎等严重的并发症应先给予抗生素治疗。注意观察有无突发呼吸困难，待一般情况好转，再进行异物取出术。

4. 如果病人病情严重，出现极度呼吸困难，则需要气管切开、吸氧等抢救治疗。

三、 预防老年人误吸与噎食的措施

（一）正确防呛的进食姿势

高龄老年人进食时上身要坐正，头往前微倾的姿势，便于顺利吞咽。桌子不能太高，桌面高度与肚脐平行，椅子要深，有椅背比较安全。偏瘫者椅子最好有扶手，手部及背部垫枕头使之坐正。

（二）饮食指导

选择适合高龄老年人的饮食种类，一般以软食、易咀嚼的食物为宜。进食时调整好身体姿势，头不要向后仰，一次放入口中的食物要适量，并要细嚼慢咽，避免谈笑和进食过急。吞咽困难的高龄老年人可选择流质饮食，如果发生呛咳的可能性大，可加入凝固粉（淀粉类）搅拌，使之呈糊状再食用。戴有假牙的高龄老年人不要食用圆形、带黏性的食物。高龄老年人进食最好选用低杯、深碗，必要时使用改良的餐具。

第六节　老年防误食照护

误食，是指人体将不能食用的物品或他人的药品等吞入消化道的意外事件。高龄老年人由于视力下降、对颜色分辨能力下降以及记忆力下降等有时会发生误食事件，造成消化道急性损伤，甚至发生中毒。高龄老年人误食常常都是在不知情的情况下发生，误食的物品，常见有食品中的干燥剂、洗发水、洗衣液、消毒药水、药品、杀虫剂等有毒药品。如果大量误

食有毒的物品会导致人体严重的急性中毒，甚至死亡。另外，误食被细菌及其毒素污染的食物可引起急性食物中毒。

一、 临床表现

由于高龄老年人误食的物品种类不同，其临床表现也不尽相同，轻者可以没有任何不适或者出现恶心、呕吐、腹痛等症状；严重者可以出现急性中毒症状。

（一）消化道症状

依据误食物品的性质不同，如果是尖锐物品或者化学性强酸性、强碱性液体可以出现消化道急性损伤的症状，如口腔疼痛、消化道黏膜炎症，出现恶心、呕吐、腹痛和腹泻症状。

（二）中毒症状

如果是误食药品，因误食药品的种类和数量的不同，临床表现各异。轻者出现该药品的药物反应或者不良反应，严重的可以出现药物的毒性反应。例如，误食大量镇静剂、安眠药的高龄老年人会出现昏睡，昏迷，甚至死亡。如果是误食了被细菌及其毒素污染的食物则可以发生急性食物中毒，临床表现为：潜伏期短，一般可由几分钟到几小时，如果集体养老场所误食入"有毒食物"后可于短时间内几乎同时出现一批病人，来势凶猛，很快形成高峰，呈爆发流行。发病病人临床表现相似，且多以急性胃肠道症状为主，病情严重的可出现脱水、休克、循环衰竭而危及生命。

二、 治疗措施

（一）现场处理

一旦高龄老年人发生误食事件，首先要弄清楚误食物品的种类和性质。对于误食少量洗发水、洗衣液等对人体危害轻的物品的高龄老年人，照护者可以让其多喝水，充分稀释，视高龄病人的全身情况决定是否送医院。如果是误食了纽扣、硬币之类的物品，在确认无气道阻塞的情况下，可大量食用韭菜，有助于异物从消化道排出。如果不能排出就需送医院进一步处理。

（二）医院急救

对于误食的东西是尖锐物品，化学性强酸、强碱性液体或其他剧毒物品，照护者应该立即拨打"120"急救电话，送病人去医院救治。

三、 预防老年人误食的措施

（一）居家环境

居住环境的安全非常重要，要经常检查高龄老年人居室环境安全，照护者应该将有毒物品及容易误食物品摆放在高龄老年人难以触及的地方。一旦发生误食，迅速判断误食品种、误食量、误食时间。现场可采取催吐、饮水稀释等处理方法。对于发生中毒症状的，如果中毒较深，意识不清，首先要保持呼吸道畅通，防止呕吐物等造成窒息，同时拨打"120"急救电话。

（二）食品卫生

要加强食品卫生监督和食堂卫生，禁止食用病死禽畜肉或变质肉类。醉虾、腌制品等最好不吃，确保高龄老年人的食品卫生、安全。

第七节 老年人突发急症的急救与照护

当家庭或现场有高龄老年人突发急、危、重病，我们在向急救中心呼救的同时，如果坐等救护车的到来，会浪费最关键的抢救时间，可能使高龄老年人病情加重、恶化，甚至死亡。所以，在救护车到来之前，发病现场的目击者就应该尽可能早地采取救护措施。对突发疾病的高龄老年人应该掌握科学的急救知识，在急救车到来之前，进行切实可行的救治，就不会因为救助不当而造成事与愿违的悲剧。

一、 急救车到达前应急处置

一般情况下，创伤急救的黄金时间是伤后 1 小时内，猝死急救的最关键时间是心跳呼吸停止后的 4 分钟内。如坐等救护车的到来，则一些危重病人的病情即会加重、恶化，甚至死亡。而如上海这样的大城市，救护车平均反应时间（从呼救至救护车到达事故现场或病家）也要 10 分钟，已超过了抢救猝死者的时间范围。因此，在呼救的同时，照护者就应给自己的亲人采取必要的现场急救，并将急救的"接力棒"往下传，这样有可能提高一些危重病人的生存率。

按急救常规，现场目击者应做好以下几项工作。

（一）初步检查病人的神志、呼吸、心跳等体征

必须保持病人的正确体位，切勿随便推动或搬运病人，以免造成病情加重。例如：对脑外伤昏迷不醒者，家属抱着病人的头乱摇会造成颅脑损伤的加重；高空坠落伤者，搂头抱脚地搬运会使已受损的颈、胸、腰椎断裂而导致肢体瘫痪；对骨折者，不经固定的搬运，不仅可使病人痛苦加重，而且会使骨折端刺破局部血管和神经，从而引起出血增加和局部肢体萎缩。

（二）呼救的同时，目击者或者家人应积极施救

一直要坚持到救护人员或其他施救者到达现场接替为止。假如病人的病情没有危及生命，则家人应留在病人的身边，尽量给予其精神上的安慰，并进行必要的生活上的照顾，耐心等待救护车的到来。假如病人病情危重，甚至已处于昏迷，由于舌根下坠堵塞气道入口处，则应首先考虑用仰头举颏法，使病人保持气道通畅；出血不止者，应及时止血、包扎；对于骨折者因不能搬动肢体可临时用木板、扫帚柄等给予肢体固定。假如发现病人心跳、呼吸停止，则应立即进行现场心肺复苏。待救护车来到后，应向救护人员具体地反映病人的病情（或伤情）和现场简单的救治经过，以保证急救的连续性和完整性。

二、 高龄老年人常见呼叫 "120" 的危重疾病及救护车到达前的应急处置

（一）突发急性心肌梗死应急处置

急性心肌梗死是指由冠状动脉急性闭塞、血流中断所引起的局部心肌的缺血性坏死，临床表现可有持久的胸骨后疼痛、休克、心律失常和心力衰竭，并有血清心肌酶增高以及心电图的改变。由于这种疾病的发病急、发展快，如果不及时采取自救措施，很容易加重病情，甚至导致死亡。碰到心肌梗死的病人时，应在密切注意其生命体征情况的同时叫急救车。在急救车到来之前解松衣服，让病人保持半坐位或病人感到最舒服的体位，并保持绝对安静。让病人先含硝酸甘油（如果是心绞痛发作，5分钟之内就会缓解）。如果剧烈疼痛持续，放射到左臂、左手背部，脸色苍白，脉

搏紊乱，很可能是发生了急性心肌梗死。此时，可以选择以下姿势中的某一种（以病人感到最舒服为准）：有桌子的话，可让病人伏在桌上，两手当枕，垫在头下；叠高被子，让病人背靠，头部也倚在被子上；垫好枕头，让病人仰卧，并适度垫高脚跟。

（二）脊柱损伤应急处置

脊髓是支配四肢运动非常重要的神经中枢，位于脊柱的椎管内，受到脊柱的保护。在严重的车祸伤、高处坠落伤或者重物砸伤脊柱时，外来的巨大暴力可能导致脊柱骨折或者脱位，使脊柱失去了对脊髓的保护作用，脊柱骨折脱位后还常常冲击压迫脊髓，成为脊髓损伤的重要原因。且高龄老年人颈椎本身存在骨质增生因素，在受到损伤时，即使没有骨折脱位，也可能出现颈脊髓损伤造成肢体瘫痪。此外，脊柱损伤后，不稳定的脊柱常常成为脊髓进一步损伤的原因，某些高龄老年人虽有脊柱损伤，但不足以导致肢体瘫痪，却由于不正确的搬运方式，使不稳定的脊柱对脊髓造成损伤，导致高龄老年人不可逆转的肢体瘫痪。因此，对于已有脊柱损伤可能导致肢体瘫痪的高龄老年人，或者可能存在脊柱损伤的高龄老年人，在转运时，应当由 3 人以上搬运，并避免脊柱受到扭曲等外力的影响。严禁粗暴的拖、拉、抱、背等不正确的姿势，最好在医护人员指导下正确搬运。

（三）大出血的应急处置

锐器刺伤或摔伤出血时应及时进行止血处理。静脉出血，最常用的方法是用纱布垫压迫局部，然后回压包扎，达到止血的目的。动脉出血由于压力高，出血迅猛，非常危险，应马上用止血带和替代物把伤处结扎，并迅速将伤者送往医院。最好不要在伤口上涂抹药物，尤其是带颜色的药水，如红药水、碘酒等。如果是较大的肢体动脉出血，且为运送伤员方便起见，应及时使用橡皮带、宽布条、三角巾、毛巾等止血。上肢出血时，止血带应结扎在上臂的上 1/3 处，禁止扎在中段，避免损伤桡神经。而下肢出血止血带扎在大腿的中上部 1/3 处。上止血带前，先要将伤肢抬高，尽量使静脉血回流，并用软敷料垫好局部，然后再扎止血带，以止血带远端肢体动脉刚刚摸不到为宜。使用止血带应严格掌握适度，如扎得太紧，时间过长，可引起软组织压迫坏死，肢体远端血液循环障碍，肌肉萎缩，甚至产生挤压综合征。如果扎得不紧，动脉远端仍有血流，而静脉的回流完全受阻，反而造成伤口出血更多。扎好止血带后，一定要做明显的标志，写明上止血带的部位和时间，以免忘记定时放松，造成肢体缺血时间过久而坏死。上止血带后每 0.5～1 小时放松 1 次，放松 3～5 分钟后再扎上，放松止血带时可暂用手指压迫止血。

三、 心跳骤停的抢救

（一）心跳呼吸骤停典型表现

高龄老年人心跳呼吸骤停的病因仍以心、脑血管疾病，呼吸系统疾病为主，如冠心病、慢性阻塞性肺气肿、脑血管意外等相关疾病。但是，高龄老年人以窒息为心跳呼吸骤停病因的比例较普通老年人高。由于高龄老年人体质虚弱，或合并有其他疾病，或常伴有呼吸道感染，老年人容易发生痰阻或气道内的异物梗阻产生窒息，致心跳呼吸骤停。临床表现为：

1. 突然意识丧失、昏迷（多早于心搏骤停 10～20 秒内出现），面色由开始苍白迅速呈现发绀。

2. 颈动脉搏动消失，触扪不到搏动（立即出现）。

3. 心音消失（立即出现）。

4. 血压测不出（立即出现）。

5. 呼吸骤停或呼吸开始抽泣样逐渐缓慢而停止（立即或延长至 60s 后停止）。

6. 双侧瞳孔散大（30～40 秒后出现）。

7. 四肢抽搐（40 秒后可出现或始终不出现）。

8. 大小便失禁（60 秒后出现）。

以上各条以突然意识丧失、昏迷、发绀和颈动脉搏动消失为最重要，且应以此考虑为心跳呼吸骤停，立即进行心肺复苏，以减少重要脏器功能衰竭的发生，提高心肺复苏的成功率。

（二）心肺复苏

心跳呼吸骤停的病人要争取抢救的黄金时间。相关资料表明，心搏骤停后 2 分钟内及时抢救容易恢复，超过 4 分钟则可因脑干严重缺氧损害而死亡。如果遇到高龄老年人需要心肺复苏时，第一目击者要积极参与抢救，不要只打"120"急救电话，那样将会错失抢救良机。心肺复苏，是指抢救生命最基础的医疗技术和方法，包括胸外按压、开放气道、人工通气、电除颤以及药物治疗等，目的是使病人恢复自主循环和自主呼吸。随着社会人口老龄化，高龄老年人在院外突发心搏骤停的事件也随之增加，而心肺复苏至今仍是急诊医学中的难点，特别是高龄老年人，因多器官功能衰退且并存疾病较多，故心肺复苏比较困难。

1. 心肺复苏的步骤

（1）证实：首先观察周围环境，迅速用各种方法刺激病人，确定是否意识丧失，心跳、呼吸是否停止。传统判断法：一看、二听、三感觉，看：胸部或腹部有无起伏。听：口、鼻有无呼吸声音。感觉：口鼻有无气流溢出。现在多用一喊二拍快速判断法。

（2）体位：将病人安置在平硬的地面上或在背后垫上一块硬板，解开衣扣及腰带。

（3）胸外心脏按压（C）：抢救者左手掌根放在病人的胸骨中下 1/3 处，右手掌叠放在左手背上。手指抬起不触及胸壁，肘关节伸直，借助身体重力垂直下压胸壁使胸骨下陷 5～6 cm 或胸部前后径的 1/3（婴儿约 4 cm），然后立即放松。放松时掌根不离开按压部位（按压要平稳、有规则，不能冲击猛压），频率为每分钟 100～120 次。

（4）开放气道（A）：初用纱布或手帕清除病人口鼻分泌物及异物。一只手置于病人前额轻压病人头部使后仰，另一手的示指和中指指尖置于病人下颌骨下方，提起下颌开放气道，使下颌和耳垂连线与地面垂直。

（5）人工呼吸（B）：一般多采用口对口呼吸，一手捏住病人鼻孔两侧，另一手托起病人下颌，平静吸气后，用口对准病人的口且把病人的嘴完全包住，深而快地向病人口内吹气，时间持续 1 秒以上。吹气停止后放松鼻孔，让病人从鼻孔出气。这是心肺复苏的步骤。

依此反复进行，每次吹气量约 500～600 mL，同时要注意观察病人的胸部，操作正确应能看到胸部有起伏，并感到有气流逸出。

（6）国际急救新标准：在实施胸外心脏按压的同时交替进行人工呼

吸。心脏按压与人工呼吸的比例：按国际急救新标准，无论单人或双人抢救均为 30∶2，即先按压 30 下，再口对口吹 2 口气，再按压 30 下，以此类推。

（7）观察心肺复苏的有效指征：

1）观察心跳、呼吸：触摸颈动脉（10 秒），观察呼吸情况。

2）观察意识：观察瞳孔变化、压眶反应、对光反射。

3）观察循环：观察颜面、口唇、甲床发绀变化、末梢循环改善情况，测量血压。

2. 心肺复苏成功的标准　非专业急救者应持续 CPR 直至获得 AED 和被 EMS 人员接替，或病人开始有活动，不应为了检查循环或检查反应有无恢复而随意中止 CPR。对于医务人员应遵循下述心肺复苏有效指标和终止抢救的标准。

（1）心肺复苏有效指标：

1）颈动脉搏动：按压有效时，每按压一次可触摸到颈动脉一次搏动，若中止按压搏动亦消失，则应继续进行胸外按压，如果停止按压后脉搏仍然存在，说明病人心搏已恢复。

2）面色（口唇）：复苏有效时，面色由发绀转为红润，若变为灰白，则说明复苏无效。

3）其他：复苏有效时，可出现自主呼吸，或瞳孔由大变小并有对光反射，甚至有眼球活动及四肢抽动。

（2）终止抢救的标准：现场 CPR 应坚持不间断地进行，不可轻易作出停止复苏的决定。如符合下列条件者，现场抢救人员方可考虑终止复苏。

1）病人呼吸和循环已有效恢复。

2）无心搏和自主呼吸，CPR 在常温下持续 30 分钟以上，EMS 人员到场确定病人已死亡。

3）有 EMS 人员接手承担复苏或其他人员接替抢救。

第八节 "互联网十"信息技术在老年人安全照护中的应用

一、"互联网十" 信息技术在老年人跌倒、 坠床照护中的应用

（一）老年跌倒检测系统

开展老年人跌倒检测研究工作，对于保障老年人的身体健康、减轻家庭经济负担、节约社会医疗资源、缓解人口老龄化带来的巨大压力，具有重要的社会意义。现有的跌倒检测系统都各有其优缺点，主要分为 3 类，即视频式跌倒检测系统、环境式跌倒检测系统和穿戴式跌倒检测系统。视频式跌倒检测系统适用于室内环境，无需穿戴，检测准确率高。但是不足为涉及病人隐私和视频图像受光线及周围环境的影响很大；环境式跌倒检测系统无需穿戴，不涉及病人隐私，能在黑暗环境中工作，但监测范围有限制，易受外界干扰信号的影响；穿戴式跌倒检测系统体积小、便于穿戴，可全天候监测，对使用场地要求低，而且价格低廉。系统可与血氧、心电、脉搏等健康监护设备结合进行检测；可利用全球定位系统（GPS）等装置对监测对象的跌倒位置进行无线定位；可通过有线或无线等传输方式进行远程跌倒报警；并且可对人体进行跌倒预警，在人体跌倒之前，启动保护气囊等保护装置以确保人体安全。但此类设备需要被监测者佩戴在身上才能发挥作用。

（二）跌倒预防护理信息系统

美国护理信息系统发展历史至今已经有 40 余年，不仅发展得早，就深度与前瞻性而言，皆处于国际领先地位。2010 年底，Dykes 博士等人简单介绍了一个由团队开发的跌倒预防护理信息系统。这个系统将循证的要求巧妙地设计到信息系统中，由护理信息专业人员主导，结合临床需要与有效性的设计原则，决定了信息系统设计的内容。国内王丽等护理人员基于 Morse 跌倒评估量表结合 Android 平台，开发设计跌倒风险评估软件并应用于临床，及时对高危病人进行评分，量化病人风险水平，同时为医护人员在诊疗护理的现场提供必要的信息、知识，提供健康宣教，达到风险

评估护理质量的全面控制和持续提高的目的。

（三）老年人跌倒监测及远程救助系统

该系统主要有 3 个应用：①远程监视老年人的心电图；②监护老年人是否意外摔倒；③防意外走失。

1. 模块 A　远程心电控制系统。远程心电实时监控系统由 2 方面组成，远程监控终端和医院监控中心。远程移动终端由病人戴在身上，包括检测装置、应急医疗装置和 GPS 三部分，检测装置随时随地监测人体的心电信号，并且实时地将数据信号通过 GSM \ GPRS 无线网络传送到医院的控制中心，以便医生及时诊断。当病人心电出现异常时，医院监控中心将自动报警并且提示值班医生；同时，监控中心 GIS 系统根据移动终端的 GPS 信息自动提示病人的具体地理位置。对表现出高危心电图的病人，值班医生给出具体指令，由抢救人员最快速地到达现场并且给予最准确的抢救措施。本系统的嵌入式移动终端主要是实时采集病人的三导联心电信号，一方面经过简单分析在移动终端显示本地信息；另一方面将经过压缩病人的信息和 GPS 纬度通过 GPRS 网络传递给医院的实时监控中心监控系统的数据库中。

2. 模块 B　跌倒是导致老年人伤残的重要原因，也是老年人机体功能下降，多种急慢性疾病的非特异性表现，及时救助跌倒的老年人将大大降低伤残率和死亡率。防意外摔倒装置主要由单片机和传感器组成。在人的姿态转变过程中，重力将成为影响这一运动过程的主要因素。在正常运动和跌倒过程中，人的加速度、速度和位移三种矢量均发生了变化。三轴加速度传感器，实时检测到使用对象运动中身体的三个轴向的加速度，取在一定时间域的叠加，再经过数据处理模块进行绝对量、相对变化以及相关的运算后，判断出使用对象的运动状态和跌倒信息。如果发生意外摔倒，该装置通过 GPRS 网络将信息传输给监控中心，监控中心会和老年人联系，并且进一步制定医疗措施。

3. 模块 C　装置中的 GPRS 定位可以防止老年人意外走失，医院可以在征得家属同意后，准确定位老年人所在位置。

（四）预防老年人坠床跌倒的报警器

该系统包括压力感受器和蜂鸣器，蜂鸣器内部安装有电池，蜂鸣器上安装有开关，开关通过导线分别与电池盒压力感受器连接。本报警器结构简单，设计合理，将压力感受器放置于卧床病人的背部或轮椅坐位病人的臀部，如果家属或陪护离开病人时打开电源，报警器处于工作状态，当病人有坠床风险时及轮椅上站起等跌倒风险时将启动蜂鸣器报警，医护人员听到蜂鸣器报警声可第一时间赶到病人身边，及时制止坠床及跌倒事件发生；一旦已发生坠床及跌倒事件，医护人员第一时间进行评估及紧急处理，避免病人进一步发生伤害。

（五）防坠床感应寻呼器系统

该寻呼器系统包括床位、蓝牙网关、定位手环、POE交换机、云端服务器和终端，在床位的床栏上设有限位传感器，定位手环包括手环表带和手环表盘，手环表盘上设有显示模块，显示模块一侧设有语音模块，手环表盘内部还设有加速度传感器和蓝牙模块，手环表盘侧面还设有系统开关。该系统可保护活动能力差、临床上评估为跌倒坠床高危病人，且为夜间护士或陪人不能陪护时提供监测便利；此外有利于病人的精确定位、通话和及时了解病人情况。

（六）地板感应器

由维吉尼亚大学医学自动化研究中心开发的地板感应器能够跟踪老年人的走动步伐，帮助感知老人步子上的改变，报给看护者分析。如果老年人摔倒，感应器会立即发现，自动拨通设定的电话求救。该团队还开发了特制的床，病人只要往床上一躺，他就能感知其呼吸频率和脉搏，一旦出现突然变化，也会立即拨打电话给看护者。

二、养老机构护理风险预警与决策支持系统

国内李春艳、时春红开发了养老机构护理风险管理系统，该软件的框架和基本内容由养老机构护理风险因子预警模型、养老机构护理风险事件发生频度预警模型和养老机构护理风险事件危害后果预警模型3个维度（子模型）组成。模型的构建分3大模块。①信息源模块（输入模块），包括监测模块与标准信息模块，②分析评估模块（功能特性模块），对输入的信息源进行分析评估，对养老机构中存在的风险因子、风险事件发生频度及风险事件危害后果进行分析与评价。③预警应对模块（输出模块）：

根据分析评估针对不同护理风险预警等级、发生频度和危害后果，设计相应的护理风险应急管理预案与应急流程。该软件可应用于养老机构的日常管理工作中，可以提高养老机构护理风险管理的有效性和科学性，有效提高养老机构护理服务的质量。

三、 基于人工智能的烧烫伤图像快速分级识别方法及系统

该方法包括以下步骤：①采集烧烫伤创面照片图像；②照片图像分级标记；③获取分级数据库；④获取网络分级器，建立烧烫伤分级模型；⑤优化烧烫伤分级模型；⑥获得烧烫伤分级识别结果；⑦新的烧烫伤创面照片图像追踪愈合结果后进一步扩充原始数据库。此处还包括一种用于该方法的配套硬件系统。利用该系统，能准确预测烧烫伤病人伤口的愈合时间范围并分级，便于医生或病人本人判断病情；采用基于卷积神经网络的人工智能算法，随着样本量的不断增加及分级模型的不断优化，预测的准确率可以不断提高。

四、 互联网信息技术在老年防走失照护中的应用

当前市场上防走失电子产品主要是GPS技术的应用，主要有：防走失腕表、防走失环保定位鞋、防走失GPS定位器、防走失马甲、防走失专用病员服、防走失定位导航纽扣、离床报警器等等，其中有一种智能拐杖，它在辅助老年人行走的同时，还有GPS定位，通话，SOS一键求救，LED照明，MP3/FM，电子安全围栏，专属App，伸缩减震等多种功能。老年人外出散步玩耍一旦走失，不记得回家的路，可以马上通过智能拐杖拨打电话给家人，家人根据App定位信息指引老年人回家或者通过定位地址快速找到老年人。如果老年人迷路遇到危险，一键SOS求救能在第一时间和家人取得联系，拐杖也能发出报警声直接向路人求救。又如中国人口福利基金会为有走失危险的老年人设计了黄手环，为患病老年人佩戴上黄手环，并在其中附上老年人的姓名、家址、亲人联系方式等，以便他人发现后只需要通过微信扫描"黄手环"上的二维码就可以查询到病人相关信息。

五、 突发疾病监控及报警

由 Intouch Health 公司研制的机器人"伴侣"早已在医院或者康复中

心上岗。它能协助行动，装有众多的传感器和摄像头，头顶上还有个显示屏。如果病人在半夜发病，"伴侣"能和护工一起到现场，将现场情况发射给远在别处的医生，让医生给出救护的指导意见。而医生的图像，则显示在机器人的显示屏上，这对病人是很大的安慰。

六、 监控信息智能存储

由 MedicAlert 公司研发的一个可以套在钥匙圈上的活动闪存盘，取名为 HealthKey，它既保证了关于病人健康状况的所有数据是安全、加密的，又能在急诊室或者门诊室随时调用。医生只要将它插入到指定计算机的 USB 接口，就能立即了解病人的健康资料，包括病史、就医记录、医保号、免疫处理、家属史、医学影像记录等，以便准确地治疗，也为可能需要的抢救赢得了宝贵的时间。

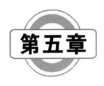

第五章 "互联网+" 老年人中西医整合康复照护

　　我国 80 岁及其以上的高龄老年人逐年递增，高龄老年人已成为医疗保健康复服务需求的一大群体，解决高龄老年人的康复医疗问题已成为当今社会面临的重要内容之一。照护者旨在针对高龄老年人的功能障碍，通过积极有效的康复手段和措施来增强和维持他们的功能状态，以促进老年人的功能康复和提高生活质量。针对高龄老年人的特点，本章重点介绍日常生活中常用的康复辅具和康复措施，帮助照护者掌握这些康复辅具的原理、使用技巧和具体的康复措施，为高龄老年人提供更为专业和优质的照护。

第一节　高龄老年人使用康复辅具的照护

一、 高龄老年人使用助视器的照护

　　随着年龄的增长，高龄老年人的视力生理功能在逐渐下降，加上眼睛疾病的困扰将严重影响他们的生活质量。流行病学调查显示：80 岁以上的高龄老年人视力达到 1.0 的仅有 10%。高龄老年人视力减退的原因既有生理因素又有病理因素，影响老年人视力的因素主要包括：屈光不正、白内障、黄斑变性及青光眼等眼病。因此，在日常生活中高龄老年人适当使用一些助视器，可以更好地改善老年人的视功能和提高他们的阅读和社交能力。

（一）助视器的类型

　　助视器是针对改善低视力高龄老年人视功能，提高其视觉活动的装置和设备的总称。助视器主要分为光学助视器和非光学助视器 2 类。

1. 光学助视器　光学助视器是一种借助光学性能的作用，以提高低视力老年人视觉活动水平的设备，光学助视器又分为远用和近用两种。一般，老年人使用的助视器包括：近视眼镜、远视眼镜、老花眼镜及放大镜等。除老年人日常配戴的眼镜外，手持式放大镜是高龄老年人常用的助视器，其优点是可以随意变化和调节阅读距离，小巧，携带方便。日常生活中，高龄老年人可以借助放大镜阅读书籍、报纸、杂志等，尤其是药品说明书等细小文字。

2. 非光学助视器　非光学助视器是通过改善周围环境的状况（如照明、控制反光、控制光线传达、加强对比度等）来增强老年人视功能的设备或装置。高龄老年人常使用的非光学助视器有特殊照明装置、阅读架等。

（1）可调节台灯（可调节床头灯）：照明对视功能障碍的高龄老年人十分重要。低视力老年人常常需要比较强的照明，但有时也需要中等或低程度的照明（如读书看报要求亮度高、聊天休闲最好照明柔和些）。对于一些视力尚存的高龄老年人来说，可调节台灯（可调节床头灯）对他们的日常生活帮助很大。

（2）可调节阅读架：可调节阅读架主要是供高龄老年人较长时间阅读时使用。阅读时，照护者使用可调节阅读架并调整至与桌面呈适当的倾斜角度让老年人阅读，这不仅可以让老年人采取舒适体位进行阅读，而且阅读的书籍或材料放置在阅读架上，老年人的双手得到解放，可以自由活动。

（二）高龄老年人使用助视器的照护方法

1. 验配眼镜　很多高龄老年人眼睛老花后不验光直接买成品老花镜，其实这种方法虽然省事，但是不科学。如果双眼的程度不一样，或者有散光、瞳距过大或过小，买成品老花镜都会存在安全隐患，还有可能造成视力越来越差。所以，照护者应陪伴高龄老年人到正规的眼科医院进行验光配镜。

2. 合理使用放大镜和阅读架　高龄老年人阅读时，照护者让老年人戴上他原有验配的眼镜，将可调节台灯（床头灯）或家中照明灯打开，使光线充足。

（1）坐位：照护者为高龄老年人选择合适的座椅，软硬度要适中，座位后放置靠垫。如老年人双手灵活有力可以直接手捧报刊书籍进行阅读，如遇微小字体或插图等，老年人可以手持放大镜可配合阅读。当老年人双手活动不便时，照护者可将读物放置在阅读架上，并调节阅读架与桌面呈30°～70°（以老年人舒适为宜）进行阅读。

（2）躺位：患有瘫痪或腰椎间盘突出急性期的高龄老年人可选择躺位阅读。照护者将阅读架架在床旁或放置于床上，并调节阅读架至老年人舒适的角度，将读物放置在阅读架上进行阅读。当然，长时间躺在床上看书读报，不利于老年人眼部健康，应适当控制用眼时间。

二、 高龄老年人使用助听器的照护

人的自然衰老会导致听力的逐渐下降，这主要是由于耳蜗基底膜增厚、变硬所致，听力损失的发生率随着年龄的增长呈进行性上升。然而，高龄老年人的听力下降还可能与部分慢性疾病有一定的关系，如糖尿病、高血脂、动脉粥样硬化等。听力的受损会引起老年人社交能力和自信心下降，所以，适时配戴助听器可以帮助听力受损的高龄老年人走出自我封闭的世界，回归社会，提高生活质量。

助听器是帮助听力残弱者改善听力，从而提高言语交往能力的一种扩音装置。随着微电子技术的发展，助听器已日趋小型化、微型化。助听器有4种基本类型：盒式、眼镜式、耳背式和耳内（耳道）式，高龄老年人可以根据自己的喜好和方便选择使用。

助听器原理：助听器的基本结构包括传音器、放大器、耳机、电源4个主要部分。助听器把声音信号转变为电信号送入放大器，放大器则将输入很弱的电信号放大后输出，这样老年人就可以听到声音了。高龄老年人验配助听器，一般给老年人推荐耳背式。首先，耳背式的功率比较大，留余地的范围也大，即使是过几年听力再次下降了，还可以补偿；其次，耳背机比较好清理、好保养及好操作；最后，与同等性能的助听器相比，耳背机比较便宜，老年人更容易接受。当然，有的老年人比较爱美，不喜欢耳背机，觉得耳内机放在耳朵里比较小巧隐形，其听力损失又不重，又没有中耳炎，动手能力又强，那就建议配耳内机了。

（一）助听器的类型

1. 耳背式助听器 耳背式助听器外形纤巧，有一个弯曲成半圆形的硬塑料耳钩挂于耳后，外壳借用皮肤或头发的颜色加以掩饰，放大后的声音经耳钩通过一根塑胶导声管传入耳模的声孔中。

2. 耳内式助听器 耳内式助听器的外形更加精巧，可依据每个老年人的耳甲腔或耳道形状专门定制，使用时直接放在耳甲腔或耳道内即可，不需要任何电线或软管，十分隐蔽。但耳内式助听器的输出功率不是很高，仅适用于轻度、中度及中重度听力损失的高龄老年人使用。

（二）使用助听器的照护方法

1. 耳背式助听器 耳背式助听器佩戴于耳背后，照护者给高龄老年人佩戴时可以按以下的步骤操作。

（1）装电池：应确定助听器使用的正确电池型号，或询问验配师。装电池时检查电池的正负极安装是否正确，电池"十"标志应与电池盒内的"十"标志保持一致，关上电池仓，打开助听器。

（2）佩戴助听器：把助听器戴上，用食指和拇指将耳塞塞入并保持贴合，不然在使用中会产生啸叫。

（3）摘下助听器：将助听器提起挂在耳边，轻轻松开耳塞，然后和助听器一起取下。

（4）取出电池：关闭助听器，打开电池仓取出电池。

2. 耳内式助听器 耳内式助听器使用时直接放在耳甲腔或耳道内，佩戴时可以按以下的步骤操作。

（1）用拇指和食指夹住助听器将其圆锥部分小心放入耳道口。

（2）轻轻旋转助听器并用食指将助听器慢慢往里推进一些，放置贴合正确。

（3）打开开关，调至合适音量。

三、 高龄老年人使用声光门铃的照护

一提起门铃，我们就会想起那悦耳的"叮咚"声，但对于大多数听力损失的高龄老年人来说，那也许就是置若罔闻。声光门铃就是让听力下降

的高龄老年人可以"看见"的门铃。当门铃被按响时，它可在响铃（音乐声）的同时，还能发出闪烁的灯光，即使老年人听不到门铃声却可以通过灯光知道有客人来访，解决了普通门铃的不足，不再由于听不到敲门声而耽误许多重要的事情或引起不必要的麻烦。

（一）声光门铃的原理　声光门铃一般由发射器和接收器两部分组成。发射器装上电池并安装于门外，接收器则安装在室内比较显眼的位置。一般来说一个发射器可以带有几个接收器，可以穿透墙体。如果有人按响门铃，那么放置在客厅、卧室或厨房的声光门铃会同时响起铃声，闪起灯光，提醒家中的高龄老年人有客人来访，亲戚朋友再也不会被拒之门外了。

（二）高龄老年人使用声光门铃的照护方法

声光门铃主要是被运用到听力下降而视力尚可的高龄老年人家庭中，高龄老年人根据光的刺激就知道来客人了，声光门铃让他们"看到"了敲门声。声光门铃安装起来比较方便，给老年人的生活带来了便利，照护者在给老年人使用声光门铃时注意以下事项。

1. 如家中购置的是安装电池或锂电池的声光门铃，照护者需定期更换电池或给电池充电，以防因电量不足而使声光门铃无法正常工作。

2. 照护者将声光门铃的几个接收器安装或放置在老年人经常活动的房间，如客厅、卧室和厨房，也可以将其中的一个接收器让老年人随身携带，以便老年人不会错过每一个"铃声"。

3. 如声光门铃是多功能的，照护者可根据老年人的喜好调节声光门铃铃声的长短和闪烁灯光的亮度和频率；如带有振动功能的，还可将其中的一个接收器放在枕头下，当老年人睡觉时也可通过振动的方式将老年人唤醒（此项功能根据高龄老年人各自的身体状况选择性地使用）。

四、 高龄老年人使用交流沟通板的照护

高龄老年人常因中风或老年痴呆等疾病引起短暂或长期言语障碍，甚至失语。当他们无法用语言来表达他们的生理需求、心理需求和感受时，常常会出现紧张、焦虑等不稳定情绪和孤独无助感，照护者也会因无法明确老年人的意愿而一筹莫展。因此，照护者除了在生活上给予老年人无微

不至的关怀外，更应采取积极有效的手段，比如利用交流沟通板与老年人进行沟通交流，以缓解他们消极悲观的情绪，同时给予他们更好的照料和护理。

（一）交流沟通板的原理

交流沟通板是比较常用的非电子辅助沟通系统。沟通板是将文字、线条画、照片或图片等符号放在一个板子上，这些符号可以单独呈现，也可以多个呈现。交流沟通板原理：有言语障碍的高龄老年人可以通过交流沟通板与家人、朋友和照护者进行简单交流。老年人可以把图片展示给对方，让对方领会他们想要表达的意愿。一般沟通板中所使用的版面设计都是以形象、生动的图片或具体的文字进行展示。为了方便保存和使用，照护者可以根据与老年人沟通时常用的符号加以整理和分类。

（二）照护方法

1. 照护者可以根据高龄老年人的日常需求和兴趣爱好自制交流沟通板，一般可以包括以下内容。

（1）日常生活方面：吃饭、口渴、吃药、大便、小便、睡觉、坐起、躺下、洗漱、梳头、穿衣、脱衣、开灯和关灯等。

（2）身体状况方面：胸闷、头晕、头痛、怕冷、发烧、输液疼痛、胃不舒服和便秘等。

（3）兴趣爱好方面：看电视、听音乐、读书、看报、赏花、下棋、散步和晒太阳等。

（4）情感需要方面：想见家人、想见朋友、想看医生、需要陪伴等。

2. 交流沟通板可以按不同方面的需求进行分门别类制作。沟通板上所使用的图片或文字最好颜色鲜艳，让高龄老年人一目了然，排版也尽量简洁、明了。

3. 交流沟通板应放置在高龄老年人拿取方便之处，用时老年人可以点指图示或文字，照护者就可以明白老年人的需求。也可在照护者询问老年人时使用，老年人可以点头或摇头表示自己的意愿。

五、 高龄老年人使用多功能护理床的照护

高龄老年人常因骨折、中风等一些疾病导致长期卧床，而长期卧床又

将给老年人带来如肺炎、褥疮、下肢深静脉血栓、骨质疏松等多种并发症，这无疑让老年人的康复雪上加霜，同时也给照护者的护理工作带来了诸多问题和不便。多功能护理床就是专为不能自理的病人、残疾人、瘫痪者及长期卧床的高龄老年人的特殊需要而设计的。如今，多功能护理床已经不是医院的专属品，正逐渐走入家庭及一些养老机构，在高龄老年人照护中起到了很大的作用。

（一）多功能护理床的原理

多功能护理床是采用了独特的双折面结构，床面为特殊的软垫，可以使床面随意调整成老年人感觉舒适的状态，具有侧翻、起身、便溺等功能，这不仅改善了长期卧床高龄老年人的生活质量，而且也解决了一系列护理难的问题。此外，一些多功能护理床还配有理疗磁垫，可刺激老年人局部血液循环，起到保健作用。

（二）使用多功能护理床的照护方法

对于长期卧床、生活不能自理的高龄老年人，照护者需要每天事无巨细、无微不至地照顾他们，如帮助他们翻身、进食、及时清理尿床等，否则一有疏忽，老年人就有可能患上压疮、肺炎等并发症。因此，照护者在使用多功能护理床护理高龄老年人时，需注意以下事项。

1. 翻身　照护者将护理床的床体整体向左或向右侧翻 $0°\sim30°$，根据老年人的要求，调整翻身的角度。一些智能护理床还可以设置定时整体翻身。

2. 起背　老年人坐起时，照护者可调整床背板向上慢慢抬起 $0°\sim75°$，任意调节到最佳姿势。一些护理床随着老年人坐起角度不断加大，护理床两侧床板会向内运动，呈半包围形式，可以避免老年人在坐立时向一侧倾倒。

3. 抬腿、曲腿　多功能护理床可以帮助长期卧床的高龄老年人抬高腿部 $0°\sim38°$ 或曲腿，获得有效的托举，有助于局部血液循环，缓解髋关节、膝关节的疲劳感。

4. 洗头、洗脚　多功能护理床有可拆卸式床头或床尾功能的，照护者就可以拆卸床头或床尾，定期为高龄老年人进行洗头、洗脚、按摩等日常护理。

5. 用餐 老年人用餐时，照护者将配套餐桌安装上即可使用。用餐完毕后，拆卸并推进床底部。

6. 便溺 老年人便溺时，照护者开启电动便盆让老年人解便，也同时配合使用护理床的起背、曲腿功能，实现坐式大小便。老年人解便后，照护者帮助做好清理工作。

六、 高龄老人使用轮椅的照护

轮椅是高龄老年人活动和康复的重要工具，它不仅是肢体伤残或行动不便老年人的代步工具，更重要的是使老年人借助轮椅进行身体锻炼和参与社会活动，扩大他们的生活范围。对于高龄老年人来说，使用轮椅的常见原因为关节疾病、中风、身体不能保持平衡和频繁跌跤等。许多高龄老年人虽然丧失了行走功能，但借助轮椅，就可以自由活动，还可以通过轮椅锻炼身体，提高老年人对生活的乐趣和信心。

（一）轮椅原理

轮椅一般由轮椅架、车轮、刹车装置及靠座 4 部分组成。轮椅根据功能分普通轮椅、电动轮椅和特型轮椅。普通轮椅主要针对下肢残疾、偏瘫、胸以下截瘫者和行动不便的老年人，这种轮椅价格比较实惠也比较实用；对于一些行动不便、认知正常、手有控制能力，又想扩大活动范围的老年人来说，电动轮椅是不错的选择；特殊轮椅主要包括助站式、平躺式、单侧驱动和竞技类，照护者可以针对老年人的不同情况选择合适的轮椅。此外，随着科技的发展，智能轮椅已成功研制，它在电动轮椅的基础上，增加了口令识别与语音合成、动态随机避障、多传感器信息融合及导航控制等功能。

（二）照护方法

高龄老年人在使用轮椅过程中，照护者应注意以下几点。

1. 轮椅的展开和折叠

（1）展开：照护者双手握住把套向两侧轻拉，使左右车架稍许分开，在坐垫两侧用手心向下轻压至定位处，轮椅车即自行展开平放。展开时，请切勿硬拉左右车架，以免损坏零部件。向下压坐垫时，请勿将手指握住左右支撑管，以免夹伤手指。

（2）折叠：照护者先将左右脚踏板翻起，用两手抓住坐垫两端向上提起，即可折叠。

2. 安全带使用　高龄老年人坐上轮椅后，照护者务必帮助老年人系好安全带，以防意外发生。

3. 推行轮椅　如高龄老年人认知和上肢运动功能均正常，可以适当让老年人自行在平地上移动轮椅，但遇到上坡、下坡时，必须由照护者推行，以防意外情况的发生。如老年人认知或上肢运动功能较弱，则需要由照护者推行轮椅。照护者站在轮椅的后面，双手握住把手，慢慢推行，注意前后左右的情况。

4. 上坡和下坡　上坡时，照护者应先告之老年人，让老年人手抓住扶手，后背紧贴轮椅的靠背，照护者身体前倾，一步步地用力向上推行。下坡时，嘱咐老年人手抓住扶手，后背紧贴轮椅的靠背，照护者双手用力握住把手，缓慢向下推行。

5. 刹车　当高龄老年人上下轮椅或推行中途停下休息时，照护者应将轮椅刹车，注意安全。刹车时，照护者站在轮椅的侧面，一手握住把手，一手关闭车闸。

七、 高龄老人使用助行器的照护

助行器为步行辅助器，是一类辅助人体支撑体重、保持平衡和辅助行走的器具。高龄老年人行走时容易腰酸腿疼，走路不稳，这就需要一个助行器来辅助老年人行走，以防意外发生。助行器适用于上肢有力量支持的，有意识去操作的高龄老年人。

（一）助行器类型

助行器是在拐杖的原理上设计而成的，其比拐杖更具有稳定性和使用的方便性。助行器主要有以下几种：

1. 交替式助行器　可以扶架左右交替移动向前，交替迈步。适合于下肢肌力弱，平衡功能较差的老年人。

2. 抬起式助行器　框架结构不允许左右交替移动，必须由老年人抬起框架或向前放，然后迈步和移动身体，移动性好，但速度慢。适合于下肢肌力弱，平衡功能较差，但上肢力量较强的老年人。

3. 前轮式助行器　容易移动，用于上肢肌力差、提起助行器有困难的老年人。

4. 助行台（四轮式助行器）　可以将肘部支托在台上以承担部分体重和保持身体平衡。适用于双下肢无力、上肢肌力较弱、手及腕力弱的老年人。

（二）使用助行器的的照护方法

1. 照护者首先将助行器调节至适宜高度，一般以老年人直立握住助行架的把手时，肘关节弯 $15°\sim30°$ 的高度为宜。

2. 检查助行器装置是否完好。

3. 将助行器放在老年人的正前方。

4. 照护者协助老年人取坐位，穿长度适宜的裤子（不拖地）、鞋子（不穿拖鞋），让老年人双足着地，躯干前倾。

5. 老年人手扶把手，照护者协助老年人站起，老年人将重心平稳落至助行器上。

6. 老年人移动助行器并迈步向前走路，起步时足尖抬高，着地时先足跟、再足尖，取得平衡后双足落于助行器后腿连线水平位置中间，再迈下一步。

7. 如果老年人有一腿不灵便，一般步行顺序为：助行器→患腿→健腿→助行器。

8. 老年人步行时，照护者须陪伴左右。

八、 高龄老人使用拐杖的照护

拐杖，又名手杖、拐棍，是高龄老年人"助走"的必带之器，它既可以稳步健身，又可以增强体力。高龄老年人常因一些疾病或骨关节的退行性改变以致走路时步履蹒跚，如果手边没有一个支撑物的话，老年人很容易摔倒。因此，拐杖成为老年人身旁最亲近的东西，充当老年人行走时的"第三条腿"。

（一）拐杖原理

拐杖由手柄、支柱和橡皮底端构成。拐杖是一种辅助行走的简单器械，通常是一根木制或金属棍子，顶端配有把手，供老年人手握行走，以稳定身体平衡。此外，也有三足或四足的拐杖，它加强了防滑作用，也加大了支撑面，很好地提高老年人的平衡能力，可以在人群比较密集的地方防止被走路匆忙的人碰撞摔倒。还有带座拐杖，步行容易疲劳或步行能力差的老年人可以选择带座拐杖，当老年人行走途中感觉疲劳时，可以随时坐下休息片刻。

（二）使用拐杖的照护方法

1. 选择或调节拐杖的长度　长度合适的拐杖，使高龄老年人行走起来更舒服、更安全，也让老年人的手臂、肩膀和背部得到充分锻炼。老年人穿平底鞋站在平地上，站直后，两手自然下垂，取立正姿势，胳膊肘应有20°的弯曲，然后测出手腕部皮肤横纹至地面的距离。这个距离就是拐杖的理想长度。

2. 平地上行走　由老年人右手持杖，先向前移动拐杖，一腿前行，然后另一腿跟上，如此反复，身体保持平衡。如高龄老年人一侧肢体不灵便时，可先由健侧手臂持杖前移，然后移患腿，最后移健腿，如此反复。

3. 上下楼梯　如高龄老年人一侧肢体不灵便的，可以采取以下方法上下楼。上楼梯：健手持拐杖，站稳→拐杖上台阶→健腿上台阶→患腿跟上。下楼梯：健手持拐杖，站稳→拐杖下台阶→患腿下台阶→健腿跟上。

4. 步行　老年人步行时，照护者须陪伴左右。

第二节　老年人维持正确姿势与压疮的照护

一、维持正确姿势照护

高龄老年人许多生理功能逐渐减弱，肌肉萎缩，弹性减低，骨质疏松，强度及柔韧性减弱，脊柱弯曲度也增加，从而造成老年人的身高降低、体重下降及体姿的改变等。如果高龄老年人能在日常生活中保持正确的姿势，就能延缓弯腰驼背的发生。

（一）正确姿势

中国有句古话"站如松，坐如钟，行如风，卧如弓"，意思是站着要像松树一样挺拔，坐着要像座钟那样端正，行走要像风那样快而有力，睡卧时将躯体侧弯成"弓"形，睡得更安稳，更有利于健康。虽然高龄老年人的生理功能逐渐减弱，骨骼、肌肉、韧带也会变得松弛无力，不像年轻人那样朝气蓬勃，但是身体健康的高龄老年人仍应保持正确的姿势，维持身体各器官的生理功能，防止形成老年性骨骼畸形。

（二）照护方法

1. 坐姿　坐姿在高龄老年人生活中占有重要地位。老年人正确的坐姿应该是躯干保持挺直，两臂平稳放在体侧座椅的扶手上或放在双膝上，双肩平直、不耸、不垂。头要正，眼要平视。若是坐着看书，眼睛要与桌面保持 30 cm 左右的距离。两小腿与地面垂直，两脚平放在地面上，不能摆得太开，更不宜翘起"二郎腿"东靠西歪。以免由于不正确的坐姿引起脊柱弯曲、局部不适或肌肉劳损而导致腰痛等。老年人坐一段时间后，应起身活动一下，不宜久坐。此外，高龄老年人入座时，动作要轻缓、平稳，切忌猛然坐下，突然起立。

2. 立姿　立姿在高龄老年人的日常生活中尽管不是主要的姿势，但对老年人的活动能力与精神状态却有重要影响。躯干无畸形、无明显驼背等不良体型是老年人健康与否的重要标准之一。老年人在站立时，躯体应自然、平稳、端正，两上肢自然下垂，挺胸收腹，上身不要倾斜，两下肢均匀受力。这样的站姿有助于胸腔容积的扩大，有利于呼吸和血液循环。

3. 走姿　一般说，年纪越大，走动的速度应当越慢，持续的时间应当越短。但是对具有步行能力的高龄老年人来说，每天都必须走动走动。各人走的姿势细微差别很大，但端正、平稳、自然是共同原则。高龄老年人行走时，脊柱挺直，抬头，平视，收腹挺胸，上身稍前倾，两臂自然下垂，协调摆动，步幅均匀有力。这种走姿，不仅给人精神抖擞的之感，而且随着行走时腹肌有节律的收缩，膈肌的上下运动加强，能使肺活量增加，肺功能得以加强。

4. 卧姿　高龄老年人的卧姿颇有讲究。最佳睡姿应该是右侧卧位，双臂自然伸屈，两下肢自然弯曲呈"弓"形，使全身肌肉得到最大程度的放松。这种卧姿，不仅血流趋于右侧，以减轻心脏的负担，而且还增加了肝脏的供血量，有利于肝脏的新陈代谢。对于餐后需要躺下休息的老年人，右侧卧位有利于胃内的食物向十二指肠推进，有助于胃肠的消化吸收，供给全身更多的营养。

二、压疮的照护

压疮又称压力性损伤、褥疮，是由于局部组织长期受压，发生持续缺血、缺氧、营养不良而致组织溃烂坏死。皮肤压疮是长期卧床高龄老年人康复护理中一个普通性的问题。而在人口老龄化的今天，如何预防和护理压疮已成为家庭照护中的一个重要课题。

（一）典型表现

压力是引起压疮最主要的原因。由于长期卧床导致局部组织遭受持续性垂直压力，特别在身体骨头粗隆突处，极易造成压疮。此外，高龄老年人的全身营养状况及皮肤抵抗力降低等因素也易引起压疮。压疮多发生于无肌肉包裹或肌肉层较薄、缺乏脂肪组织保护又经常受压的骨隆突处。主要有以下部位。

1. 仰卧位　好发于枕骨粗隆、肩胛部、肘部、脊椎体隆突处、尾部和足跟。

2. 侧卧位　好发于耳郭、肩峰、肋骨、肘部、髋部、膝关节内、外侧及内外踝。

3. 俯卧位　好发于面颊部、耳郭、肩部、女性乳房、男性生殖器官、髂嵴、膝部、脚尖外。

4. 坐位　好发于坐骨结节处。

一般来说，压疮的创面周围伴有红、肿、热、痛局部炎症，如果还有化脓、恶臭症状者即可认定为局部感染征兆，如果伴发热则说明是感染引起的全身反应。多见于截瘫、慢性消耗性疾患、大面积烧伤及深度昏迷等长期卧床的高龄老年人。

（二）压疮的照护方法

处理压疮的关键是预防，特别要强调的是如果已发生压疮，照护者应预防其他部位发生新的压疮以及预防已愈合的压疮复发。解除压迫是预防压疮的关键，又是治疗压疮的先决条件。针对压疮的处理，照护者可以采取以下措施。

1. 定时变换体位　照护者需要防止老年人同一部位的长期持续受压，一般采取交替变换体位的方法。卧位变换体位的间隔时间一般不超过 2 小时；坐位时应每隔 20～30 分钟协助老年人撑起身体，使臀部离开坐垫 30 秒，以改善受压部位的血液循环。

2. 减轻骨突出部位受压　照护者可用软枕、减压垫等将骨突出部位垫高，特别是后枕部、肩胛部、骶尾部、髋关节、膝关节以及足跟和内外踝部。

3. 选择良好的坐垫和床垫　坐垫和床垫要具有一定的厚度和弹性，以增大承重面积，坐垫厚度以约 10 cm 为宜，垫子应具有良好的散热、吸汗和透气性能。目前市场上多种充气垫及气垫床等可以选用。减压床垫不仅起到预防和治疗压疮的作用，同时也大幅度提升了长期卧床高龄老年人的舒适度。

4. 改善全身营养状况　照护者需保证老年人营养的全面均衡，多进食富含蛋白质和维生素的食物，提高机体的抵抗力有助于防治压疮。

5. 皮肤护理

（1）保持皮肤清洁和干燥：长期卧床的高龄老年人每周擦浴或洗澡 1～2 次，会阴部每天清洁 1 次，大小便污染物随时清洁，特别需注意皮肤皱褶处的清洁卫生。

（2）每天检查皮肤：特别是压疮的易发部位，如出现局部发红、发紫、水泡或硬结等，照护者需要考虑可能发生压疮，并及时进行减压处理。

（3）避免老年人皮肤外伤：如康复训练时，应避免局部皮肤长时间的反复摩擦或牵拉。照护者在日常清理床面或座椅时，也应注意是否有异物等。

（4）及时治疗各种皮肤疾病：特别是压疮好发部位的疖肿、湿疹等应及时治疗，同时，注意老年人患处皮肤的减压保护。

第三节　老年人无障碍生活环境改造

为高龄老年人提供居家生活便利的设计和改造，我们称为"无障碍生活环境改造"，正所谓"不改变老年人，就改变环境"。无障碍生活环境改造的最大目的在于提高老年人日常生活的独立度和方便度，同时也减轻了照护人员的护理强度。特别是针对功能障碍的或患病的高龄老年人来说，无障碍的生活环境尤为显得重要，既维护了老年人的自尊，保障了老年人的安全，也减缓了老年人失能的过程。当然，无障碍生活环境改造还要综合考虑家庭实际建筑结构和经济情况。

一、基本要求

如果没有无障碍环境，再好的辅助器具也无法很好地运用。因此，在无障碍环境改造的设计过程中，我们需从被照护的高龄老年人实际情况出发，充分考虑到他们因疾病或外伤等引起的功能障碍或生活上的不便之处，寻找适合他们的设计和改造方案。如老年人的居家环境改造中，需要强调任何一个空间都要有足够的轮椅回旋区，地面高度要求"零高度差"，推拉门大于90°，把手、扶手的安装和电源开关的位置也需因人而异等。

二、改造要求

1. 安装扶手　安装扶手是居家无障碍生活环境改造的一项基本项目。卧室、餐厅、走道、卫生间、浴室等高龄老年人活动的场所均需安装扶手。扶手不宜太粗或太细，粗细以老年人握住时大拇指和中指能碰触为宜，一般直径为28～36 cm。扶手的高度应以老年人髋部距地面的高度来安装，约离地面75～80 cm。扶手的材质选用以触感温暖的木质或者合成树脂为宜。

2. 铺设防滑地板或地砖　地板打滑很容易使高龄老年人跌倒，继而引起骨折、卧床，并因此产生一系列的并发症。因此，在环境改造中铺设防滑地板和地砖是非常有必要的一项措施，能有效避免老年人跌倒事故的发生。当然，也可铺设专用防滑垫进行防滑处理，同时保持地面清洁干燥。

3. 门扇要求　门扇可以采用推拉门、折叠门或平移门，不应采用大力度的弹簧门，门上应安装玻璃以便照护者观察，并配有把手或拉手，推开角度须大于90°，方便轮椅进出。此外，最好不设门槛，如有门槛建议以斜面过渡。

4. 拓宽过道　过道的宽幅最好有105 cm以上，以方便照护者搀扶老年人通行或使用轮椅推行通过。

5. 卧室改造　把有阳光的房间留给高龄老年人居住，房间尽量大些，留有轮椅进出和回旋的余地。在给老年人选择沙发、椅子和床的时候，首先高度不宜过低，以免坐下和站起时不方便；其次要软硬度要适中。家具在造型上选圆弧边角的比较好，减小磕碰时的伤害。老年人经常使用的物品应收纳好，放置在其便于拿取之处，存于储物盒中的物品，要在外标注名称，让老年人一目了然。床头配备呼救按钮，房间的隔音、采暖、换气等设备要到位，以确保房间的安静、清洁、温湿度恒定。高龄老年人的卧室中，还可以放置几盆绿植，既能净化空气，还能给家里带来生机。

6. 卫浴改造　如高龄老年人使用轮椅的，需主要考虑轮椅使用过程中可能遇到的障碍，改造重点应突出在老年人在卫浴间移动的便利性和洗漱的易操作性。卫浴间的空间要比一般浴室空间大，要有轮椅活动的余地。

（1）洗面台：高度一般以距地面70～80 cm为宜，使老年人坐在轮椅上就能完成洗漱。

（2）浴室：浴室是老年人意外跌倒事故的高发地。因此，浴室的地面要三保险防滑：防滑地砖，防滑拖鞋，防滑地胶。淋浴区的隔断门要采用平移式，既省力又防止倒地时身体将门堵住，无法推门进行救助，门移开后净宽不应小于80 cm。浴室设计以淋浴为宜，墙壁安装扶手，内配置淋浴座椅，安装恒温开关或触控装置可避免老年人因失误操作而造成烫伤。浴室还可安装呼叫装置，可以让老年人在发生意外时能第一时间向家人或照护者求救。

（3）坐便器：高度要与轮椅同高，坐便器旁安装扶手或抓握杆。

第四节　老年人中医康复照护

老龄化问题在我国日益凸显，老年人口在人口中的比例越来越大，中医药在老年人康复护理中的作用不可替代，在康复、按摩、针灸、刺穿、剃须、中药、药浴、熏蒸、洗浴等方面，都是属于常见的中医护理技术范畴。通过刺激身体表面来调节整个身体，促进血液循环，改善经络，祛风、祛湿、祛寒、消肿、止痛、强身等，不仅加强了老年系统的建设，而且有利于疾病的康复。这些中医护理技术的应用在减轻病人的病痛、促进康复方面起到非常重要的作用。

一、 概述

"康复"一词，即恢复或复健之意，是指综合地应用医学、社会学、心理学、教育学和职业等措施，对残疾和慢性病病人进行治疗、护理、指导和训练，改善或恢复他们的生理和心理功能，使他们重新参加工作、学习和社会活动。中医的康复，是指病后身心的恢复。如在形体功能的康复上，主要是针对慢性病或残疾者，特别是老年病残，已成痼疾，运用康复医疗及护理措施，尽量恢复其功能，减轻或消除功能障碍，以利于提高生活质量，重新恢复参加社会生活的能力。由于中医高度重视正气复原在康复中的重要性，认为正气是人体防御邪气、调畅情志、修复形体、适应环境的关键，因此，把正气的复原作为康复的核心。

中医康复护理是运用中医整体观念和辨证施护理论，利用传统康复护理的方法，配合康复医疗手段、传统康复训练和养生方法，对残疾者、慢性病者、老年病者以及处于急性病恢复期者，通过积极的康复护理措施，使形体和精神能尽量地恢复到原来的健康状态。中医康复护理不同于中医临床护理，临床护理多需要依靠药物和常用护理技术，而康复护理是运用独特的康复护理方法，配合自我康复训练使病人达到康复的目的。

因老年人元气衰退，形神皆虚，气血不足，五脏亏损，抗病能力、自我调节能力以及适应外界环境的能力下降，容易染病，古代称为"养老疾"，这类疾病多在慢性衰老的基础上发生，因此，老年病应以预防为主，康复护理时，应先指导其养生、调摄，以预防生病，一旦生病，病后则以调养身心为主，使脏腑功能尽快恢复。

二、 中医康复护理原则

（一）养生护理原则

养生护理要遵循"神形兼养"的原则，在实施中，把调摄精神与因人、因地、因时制宜的护理原则相结合，制定出康复护理计划。"形神兼养"是以养神为主，特别是对于精神残疾的病人实用意义更大，中医养神采用养形调神，以动静结合、动中求静为原则，其实质是取动静结合来调和人体阴阳气血的运行，促进机体康复。

（二）综合护理原则

综合护理原则主要是针对不同病证进行综合施护，适用于病情复杂、老弱痼疾者，用单一康复方法不易奏效，遵循标本缓急的护理原则，根据病情的轻重、缓急、新病、旧病等不同情况，制定出急则护标、缓则护本的康复护理计划。

（三）整体护理原则

整体康复护理原则是以中医基础理论中的整体观念为基础，对康复对象进行身心全面的护理。包括以下 3 方面：顺应四时气候变化护理，适应社会环境护理，注重身、心全面护理。

（四）因人、因证、因病程护理的原则

因人施护：护理时要根据每个人的身体素质、行为习惯、病情轻重、残疾程度、文化水平、经济条件的不同，采取不同的康复护理措施。因证施护：根据康复对象所患病证的不同，采取相应的护理措施。因病程施护：主要是指康复对象在同一疾患的不同康复期，应采取不同的护理措施，以适应病程中不同阶段的护理要求。常见康复疾病，离不开八纲辨证和气血津液辨证、脏腑辨证，其中又以脏腑辨证为核心，只有在明确的辨证基础上，才能采取恰当的方法施护。

三、 中医康复方法

传统康复护理的方法，除遵循一般住院病人的一般护理方法以外，还应在起居护理、饮食护理、心理护理以及运动护理方面突出康复期护理特点。康复期的病人与其他住院病人的区别是指导病人以自我护理代替他人护理。根据病证训练护理，对康复病人的功能训练，要根据病证和伤残情

况选择不同的训练方法，护理人员要指导和配合功能训练，使病人尽快能够生活自理，获得劳动的能力，走向社会，走向生活。

（一）心理康复护理

心理康复护理是通过治神、调神、护神、医心等治疗与护理手段，针对不同病人的心理状态进行心理教育以及心理训练的一种方法。使病人通过心理康复护理达到身、心全面的康复，即"欲治其疾，先治其心"。心理教育，是针对其特定护理对象，以改变病态心理的教育，故能改变意志，克服恶习，变化气质，提高心智。心理康复训练，是强调"自我调节"的一种训练，是通过语言进行分析、启发开导，使病人充分领悟而达到正常心理状态。《理虚元鉴》记有"五志七情之病，非药石所能治疗，亦非眷属所可解，必病者生死切心，自诊自克，自悟自解，然后医者得以尽其长，眷属得以尽其力也"。

1. 行为心理护理法

主要是针对老弱病残者因身体条件或周围环境的改变，心理不适应而出现的行为反常者而设。具体护理方法包括惩罚护理法、奖励护理法、语言教育法、移情护理法、满足护理法、环境变换法 6 种。

2. 情欲心理护理法

主要是通过调节病人的情性和欲望，以改变其病态心理活动，促进身心功能恢复，提高社会适应能力的一种康复治疗、护理教育和训练方法。具体护理方法包括残缺心理护理法、老年人心理护理法、妇女心理护理法、小儿心理护理法、谈心护理法、暗示护理法、释疑护理法、习惯护理法与心理咨询答疑护理法等。

3. 音乐疗法

五音疗法就是根据中医传统的阴阳五行理论和五音对应，用角、徵、宫、商、羽五种不同的音调的音乐来治疗疾病。五音分属五行（木、火、金、土、火）。肝属木，在音为角，在志为怒；心属火，在音为徵，在志为喜；脾属土，在音为宫，在志为思；肺属金，在音为商，在志为忧；肾属水，在音为羽，在志为恐。

（二）中药熏洗

辨证中药熏洗疗法，根据证型配以相应的方药，做成药包加沸水冲泡,先熏后洗。熏洗过程中一定要根据病人的耐受程度调节适宜的药液温度,特别是老年病人,由于对温度的敏感性下降,在熏洗时要防止烫伤的发生。合并有传染病的病人应使用单独的浴具,并单独严格消毒。

(三)针灸推拿

针灸推拿可疏通经络,调整脏腑气血功能,促进机体阴阳平衡;解除或缓解各种虚寒性病症的临床症状。通过运用温通经络、调和气血、消肿散结、祛湿除寒、回阳救逆等法,达到治病、保健、康复的目的。

脑卒中病人的后遗症,如偏瘫造成的肢体软弱无力、活动不便等现象。通过中医康复护理,早期病人病情稳定后通过针灸、按摩、理疗等手段促进瘫痪肢体肌肉收缩;恢复期采用针灸、艾灸加中药熏蒸、脑循环磁振热等方法,改变病人的病理状态。中医康复护理的实施能有效减轻脑卒中所致的肢体僵硬、活动不利、语言謇涩等症状,有的甚至可达到生活自理的水平,从而促进病人早日重返社会,提高病人的生命质量,减轻家庭和社会的负担。给予中风病人针灸与推拿护理。针灸可以疏通经络,对老年中风病人的头穴、风池穴、三阴交等穴位进行治疗,每天1次,每次治疗半小时。在对中风病人进行推拿时,选择曲池、合谷、承扶、足三里等穴位进行推拿按摩。若老年中风病人出现行动障碍,则可以采用中药熏蒸方式进行护理,根据病人的不同情况选择不同药材、不同剂量的中药熏蒸穴位。中药熏蒸后可将毛巾放入药液,并将毛巾敷在病人的穴位上。

(四)运动康复护理法

运动康复护理法是对康复病人的行走、活动的护理,应按照康复治疗的规程进行。要合理安排休息与运动,掌握动静结合的原则,做适当的运动健身,对康复功能训练进行指导与护理。运动康复护理是对康复病人按规定进行步行和活动的护理。对于老年人,特别是老年病人,要重视合理安排运动活动,掌握运动与休息结合的原则,进行适当的健身训练,给予康复机能的训练指导和护理。我们知道,中医保健有着悠久的历史和完善的制度,包括精神状态好、适度的饮食、适度的工作和休闲、适度的生活。此外,中医形成了独特的训练方法。例如,通过太极拳、太极剑、气功、五鸟戏、八段锦等身心训练和内外训练,帮助老年人防治疾病,延长生命。

老年病人多为年老体弱，运用八段锦的呼吸法、意念法和姿势法，既可增加气的生成，又可减少气的消耗，有利于静养正气、扶正祛邪。方法：双手托天理三焦，左右开弓似射雕，调理脾胃须单举，五劳七伤往后瞧，摇头摆尾去心火，两手攀足固肾腰，攒拳怒目增气力，背后七颠百病消。动作要求全身放松，缓慢柔和，意守丹田，排除杂念，进行呼吸，达到吸气绵绵、出气微微的要求。每天1次，每次20～30分钟。

（五）生活能力训练护理

为了使伤残人员尽快独立生活和工作，在康复期就应进行生活能力的训练，如起床、穿衣、洗脸、漱口、吃饭、解大小便等。

（六）职业训练护理

此项训练是为病人恢复工作或更换新的工种做准备。

1. 创造性技能训练　可以锻炼肌肉、关节功能和手的灵活性，还能训练思维能力，唤起伤残病人对生活的热爱，增强对康复的信心。训练方法如：编织、刺绣、泥塑、制作工艺品等。

2. 智力教育性训练　可使伤残病人提高思维能力，增强记忆力。训练方法如：阅读、绘画、书法、打字等。

3. 娱乐性职业训练　不仅可以陶冶病人的情操，而且可以训练其思维能力，有利于身心康复。训练方法如：弹奏乐器、下棋、打桥牌等。

第五节　"互联网＋"信息技术在老年人康复照护中的应用

为积极应对人口老龄化，按照党的十九大决策部署，中共中央、国务院印发《国家积极应对人口老龄化中长期规划》，明确强调，"强化应对人口老龄化的科技创新能力"，科技创新要发挥应对人口老龄化第一动力的战略作用。当前国内外"互联网＋"信息技术在老年人康复照护中的作用体现在以下几个方面：康复机器人能够替代/辅助康复治疗师，节约人力成本，提高治疗效果，对行动障碍进行治疗，简化传统康复治疗过程；智能可穿戴硬件能够对患者的康复状态进行远程监测和远程康复训练指导，大大提高管理效率，节约成本；康复训练 APP 则能够让患者在家中进行康复治疗，提高患者治疗的自由度，降低患者的治疗花费，还能实时收集数据，提供个性化治疗，监测治疗效果；康复学习平台主要是针对康复功能需求较轻的患者，患者通过学习康复视频进行居家康复，降低康复治疗成本；康复社交平台促进患者与患者、康复师及家人之间的鼓励互动。

一、 康复机器人的开发与应用

Chen 等以力学、运动、康复等理论知识为基础，发明了上肢康复机器人。该机器人能根据患者的身体状况，提供不同的康复模式（主动模式、辅助模式、被动模式）和不同强度的运动。目前已对 6 名患者进行了临床试验，患者和物理治疗师都评价该机器人具有积极的康复效果。一项对比机器人实施的多领域认知训练与传统认知训练效果的研究显示，两组老年人都伴有大脑皮质萎缩，与传统的认知训练相比，运用机器人进行多领域认知训练的老年人大脑皮质萎缩更慢。Lopez-Samaniego 等对西班牙 7 名有轻微身体和认知障碍的老年人的个案研究显示，机器人不仅能辅助老年人进行认知和身体康复，还能提供个体化的康复计划和生物学监测，如心率。但该研究的样本量较小，未来需要更多的研究去验证机器人对于患者认知和康复的辅助作用。Krebs 等研究显示，康复机器人有助于急性脑卒中患者的康复，改善患者预后；Zhao 等研究发现，康复机器人可辅助缺血性脑卒中患者下肢康复训练，改善患者肢体功能；Niu 等发现康复机器人提高 不完全性脊髓损伤患者的步行速度。

二、 残障护理智能机器人的开发与应用

国外对残障护理智能机器人的开发较早。PerMMA（注：机器人名）为美国匹兹堡大学研制的智能机器人轮椅，患者根据个人运动需要，通过多种方式（如话筒语音、操纵杆或屏幕触控等）交互界面进行操作。轮椅上的机械臂可帮助患者处理日常生活中的穿衣、购物、烹饪等事务。舒适度方面，瑞典公司研制的 C350 Corpus 智能电动轮椅，该轮椅系统完全按照人体结构设计，符合人体生理尺寸，贴合人体轮廓，适合长期行动不便老年患者。日本某公司的代表产品智能搭载机器 Keipu，与传统轮椅相比 Keipu 可有效防止跌倒，且机身小巧，方便在障碍地点穿行。日本丰田公

司推出的行走辅助机器人 WelwalkWW－1000 构造简单、功能性很强且易于安装。国内，目前该领域研究较少，尚处于初级阶段，早期清华大学针对肢体存在功能障碍的患者推出一款移动型护理机器人，可为无照顾的老年人或高位截瘫患者送水、取药，辅助老年人简单的日常使用。在交互功能机器人较少的今天，深圳先进技术研究院研制了一款口令识别、语音合成、动态随机避障、机器人自动定位、实时自适应导航控制及多传感信息融合的具有交互功能的机器人轮椅，这种交互功能可通过直接的人机对话实现。华南理工大学针对缺乏自理能力的残疾人及老年人，设计的多功能智能护理床通过机器人化语音操作和控制技术及其搭载的 ARM 多参数监察系统，可以准确地反映老年人的实时状态。由浙江大学研发的针对残障患者的大小便清理服务的护理机器人，可通过其感应器与患者体表的接触辅助患者完成清洁护理工作。研究显示，通过对患者残障的护理可以降低患者的抑郁心理、提高患者的自尊感。因此，机器人即使不能使老年残障患者完全自理，至少能让他们摆脱自卑、失落、自以为是家庭和社会的累赘等心理，从而获得积极乐观的心态。

三、 "互联网＋" 信息技术在老年骨折术后家庭康复中的应用

张媛媛等人基于"互联网＋医疗"的理念，搭建面向家庭的老年髋部骨折术后康复管理平台，从平台框架、技术特征、功能模块、平台应用、创新点、可行性等方面探讨平台搭建思路，旨在为患者的家庭康复治疗提供技术基础，有效跟踪患者康复进程，让患者在家获得持续高质量的个性化远程康复服务，同时为新冠肺炎疫情常态化防控下减少聚集提供重要手段。为患者和医疗人员的沟通搭建了平台，能够有效跟踪患者康复进程，让患者在家获得持续高质量的远程康复服务，打破了时间和空间的限制，积极推进医疗服务有序恢复。黄雪萍研究发现"互联网＋"随访管理系统可促进区域性老年髋部骨折患者术后康复，提高自我管理能力和护理满意度，且不增加术后并发症。梁婷等人发现"互联网＋"延续性康复护理能促进腰椎融合术后老年患者功能恢复，缓解疼痛和情绪，提高健康自我管理能力和遵医行为，提高护理满意度。

四、"互联网＋" 信息技术在慢性病康复照护中的应用

吴丽容基于互联网宣教平台采取一体化饮食护理模式治疗老年慢性心衰合并糖尿病患者，可使患者饮食知识了解加深，依从性提高，且营养指标得到改善，康复效果较好。沈小雨构建了"互联网＋中医康复"老年慢病远程管理平台，将老年糖尿病管理"五驾马车"和中医康复应用于老年慢病管理平台，实现五大管理内容、中医运动康复以及互联网技术的融合，全面介入老年糖尿病患者的疾病教育、饮食管理、运动管理、药物管理和家庭社会支持五大方面，将中医运动康复技术如太极拳等纳入老年糖尿病患者运动管理中，帮助患者建立适合个体化的中医康复运动方式，利用互联网新技术实现简便效良的中医康复。

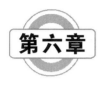

第六章 "互联网十" 老年人中西医整合心理照护

第一节 老年人心理健康的概述

老年心理卫生指老年人保持心理健康，预防精神疾病、身心疾病或者其他原因引起的缺陷的发生。注意心理卫生，可以使人保持心理健康、生活满意，能够妥善处理面临的问题，应付复杂的人际关系，经受得住外界各种紧张压力或社会变迁的困扰。

老年人不仅要重视生理卫生与健康，而且也要重视心理健康，只有身、心都健康才称得上是真正的健康。健康的心理状态会促进人的身体健康，不良的心理、情绪状态会危害老年人的身体健康。

一、 老年期心理特征

伴随人口老龄化，失能、空巢和独居等养老服务重点对象会大幅增加，不管是生理还是心理方面，基本特征是衰老与衰退，与此同时，生理机能的加速退化会带来心理特征的相应变化。

（一）感知觉变化

老年人的视、听、嗅、味、触觉有不同程度的衰退。视觉一般感受较明显，视敏度降低，"老花眼"严重，眼睛对于光线的刺激更敏感，眼角膜磨损程度高；听觉方面，耳聋、耳背现象普遍，与之交谈时，需提高声音分贝、多点耐心；高龄老年人鼻子部位敏感度降低，出现鼻涕有时自己却感受不到，给生活带来一定困扰；味觉方面，高龄老年人更少摄入重盐、高油的食物，偏好少盐、低油饮食；皮肤老化、松弛，触觉反应更迟钝，对热、冷、痛的感受度不敏感，阈限上升。

（二）心理运动反应迟缓

心理运动反应是个体从感知到动作反应的过程及其协调程度，主要体现在灵活度、反应时间及与肌肉运动有关的活动。随着感知觉的衰退，动作迟缓，反应时间增加，若有器质性病因，会进一步恶化。

（三）记忆力变化

一般记忆分为瞬时记忆、短时记忆与长时记忆，若想把短时记忆转化成长时记忆，需要对短时记忆的内容进行复述、加工、提取。高龄老年人短时记忆的能力削弱，因而很难形成全新的长时记忆。临床表现为记忆力减退，对近事容易遗忘，但对以往或年轻时的事情记忆特别牢固，容易怀念过去，难以适应环境变化。

（四）智力变化

高龄老年人的流体智力会随着年纪增长出现明显衰退，即以生理为基础的认知能力，受先天因素影响较大，随神经系统生理的老化而减退。但晶体智力受影响程度小，反而会随着年龄增加得到进一步提升，因为晶体智力主要依赖于已获得的经验和知识，阅历丰富的高龄老年人，其获得持续发展的可能性更大。

（五）人格变化

一般情况下，人格较为稳定，其中的性格是核心成分。高龄老年人的人格变化因人而异，个体差异较大。有的高龄老年人如陈年的老酒，醇厚、淡雅、充满智慧，令人钦佩。有的高龄老年人则敏感、多疑、固执、过于自我，封闭的生活圈，容易感到孤独、不满情绪的高龄老年人其性格缺陷更为明显，不利于高龄老年人的身心健康。

二、 老年心理健康标准

综合国内外心理学专家对老年人心理健康标准的研究，结合我国老年人的实际情况，老年人心理健康的标准基本可以从以下 5 个方面进行界定。

（一）有正常的感觉和知觉，有正常的思维，有良好的记忆

在判断事物时基本准确，不发生错觉；在回忆往事时记忆清晰，不发生大的遗忘；在分析问题时条理清楚，不出现逻辑混乱；在回答问题时能

对答自如，不答非所问；在平时生活中有比较丰富的想象力，并善于用想象力为自己设计一个愉快的奋斗目标。

（二）有健全的人格

情绪稳定，意志坚强。积极的情绪多于消极的情绪，能够正确评价自己和外界的事物，能够控制自己的行为，办事较少盲目性和冲动性。意志力表现得非常坚强，能经得起外界事物的强烈刺激。在悲痛时能找到发泄的方法，而不至于被悲痛所压倒。在欢乐时能有节制地欢欣鼓舞，而不是得意忘形和过分激动。遇到困难时，能沉着地运用自己的意志和经验去加以克服，而不是一味地唉声叹气或怨天尤人。

（三）有良好的人际关系

乐于帮助他人，也乐于接受他人的帮助。在家中与老伴、子女、儿媳、女婿、孙子、孙女、外甥等都能保持情感上的融洽，能得到家人发自内心的理解和尊重。在外面，与过去的朋友和现在结识的朋友都能保持良好的关系。对人不求全责备，不过分要求于人，对别人不是敌视态度，而从来都是以与人为善的态度出现。无论在正式群体内，还是在非正式群体内，都有集体荣誉感和社会责任感。

（四）能正确地认知社会，与大多数人的心理活动相一致

对社会的看法，对改革的态度，对国内外形势的分析，对社会道德伦理的认识等等，老年人都能与社会上大多数人的态度基本上保持一致。如果不是这样，那就是不接纳社会，与时代前进的步伐不能同向同步。

（五）能保持正常的行为

能坚持正常的生活、工作、学习、娱乐等活动，其一切行为符合自己在各种场合的身份和角色。

三、老年心理卫生的原则

老年心理卫生的原则主要包括以下几个方面。

（一）正确对待环境刺激

老年人生活与工作的环境应力求安静，但现实生活中并不能完全保证，例如环境中的噪音等不利因素时常存在。老年人如能心平气和地对待这些刺激，则有利于保持心理平衡。情绪稳定是保护健康的重要心理因素。因此，老年人要善于在刺激中保持和调节情绪，防止和克服心理冲突。主观的要求与客观的限制而引起的强烈或持续的心理冲突，在一定条件下，可以造成老年人的心理疾病。老年人在生活与工作中不可避免地要发生心理冲突，但要力求控制其强度，持续时间不要过长。

（二）保持乐观的心境

老年人要开朗，直率，畅所欲言，这有助于消除心理压力，解除心理冲突。陶冶情操，克服那些不能很好地适应环境的个性因素，就能很好地适应人际关系，经常获得满意感。脾气暴躁，性格孤僻，易产生不满意感与不安全感，有害心理健康。

（三）要有自知之明

老年人要了解自己的长处与短处，了解自己的身体健康与心理健康状况，经常用心理健康的标准来衡量自己的心理行为，促进心理健康。要根据自己的体力与智力等情况量力而行，切不可去做力所不及之事，否则会在挫折面前心绪不定，从而影响心理健康。

四、 老年心理卫生的主要内容

（一）退休后的心理卫生

为避免退休后无所事事，产生孤独感，造成心情抑郁。老年人应注意生活规律化，并参加力所能及的社会工作与娱乐活动，使精神生活充实，情绪健康。

（二）工作的心理卫生

老年人适当地做些工作，不仅有利于社会，而且有益于健康，在工作中获得心理满足。但工作切莫过于紧张，否则强大的精神压力导致心理不平衡，影响身心健康。

（三）家庭关系的心理卫生

家庭成员之间关系紧张，往往引起老年人心情不愉快。有时老年人由于疾病等原因心情不好，同家人的关系呈现紧张的状态，这是不利于老年人的身心健康的。因此，对老年人尤需建立一种和睦的家庭气氛。

（四）饮食的心理卫生

老年人消化功能减退，需要特别重视饮食时的心理卫生。吃饭前后应力求心情平静与愉快，切忌生气、忧愁、寂寞等消极情绪。吃饭时，可有意识地利用心理上对美味食物的想象、记忆与联想，唤起食欲，促进消化系统功能。

（五）娱乐的心理卫生

老年人适当参加一些娱乐活动有利于身心健康。但时间不宜过长，场面不宜过分强烈，否则极度的紧张和过分的激动在一定条件下可能诱发心脏病、脑血管病。

（六）交往的心理卫生

老年人在交往时要襟怀坦白，热情待人，不要多疑、过敏，否则不但不利交往与人际关系的协调，也有害于情绪健康。

（七）对待疾病的心理卫生

老年人往往体弱多病，有些人对待疾病焦虑烦躁，忧心忡忡，悲观失望，这种精神状态不利于对疾病的治疗，还会加速疾病的发展。因此，老年人应客观、正确地对待疾病，增强信心，保持健康情绪，以利于恢复健康。

五、 老年心理疾病常用的心理疗法

对于老年心理疾病所采取的心理治疗，亦叫精神治疗。通过治疗，从而影响人的心理活动，改变人的情绪，然后再通过情绪影响和改变一些躯体状态。

老年人的心理疗法应与幼儿期、青春期、成年期的心理疗法有明显的不同。另外，老年人在精神上、身体上总有某种形式的功能降低，与成年人相比，精神上的压力很容易在身体上表现出障碍，身体上的微小障碍也很容易产生疑病的精神表现。对普通人来说一般生活的状况，对老年人却可能成为特殊的刺激。

（一）谈话法

谈话法又称说服式说理疗法。在同病人的接触中，医生首先要了解病人的起病经过、临床表现、个性特征及心理矛盾，然后通过语言来影响病人的心理活动，有时还要借助于表情、姿势、态度和行为等。

（二）注意力转移法

这种方法并不直接改变病人的性格，而是使病人对生活建立起新的兴趣、爱好和联系。转移注意力的具体方法很多，如组织病人从事力所能及的编织、跳舞、唱歌、演戏等，以及开展各种体育活动。

（三）暗示法

在病人的配合下，利用语言、手势、表情等来影响人的心理和行为的一种方法。根据病人需要，可以给病人开安慰剂，即没有治疗价值的片剂或药剂。同时，医护人员对病人热情体贴，言语谨慎，行为妥帖，这对病人有重要的暗示和影响。

在心理治疗的过程中，医生在病人面前必须享有较高的威信，要使病人充分信任你，需十分讲究语言的用法，有耐心，治疗要循序渐进。在进行心理治疗的同时，应该认识到，心理治疗只是一个治疗环节，必须同物理疗法、药物疗法结合使用，才能达到更好的治疗效果。

第二节　老年人的心理特征

一、老年人心理与性格上的变化

当人老了以后，多少会呈现心理与性格上的变化，虽然狭义地说来并不是心理上的问题，但站在辅导的立场上来说，只有知道这些变化，才能给予老年人及其家属适当的指导。

（一）自我中心

一个人年岁增多之后，在心理与性格上会逐渐发生自我中心的倾向。从心理的动态观点说来，因为精神能力有限，所以会把精力放在与自己有切身关系的事情上。同时，由于跟他人及外界接触渐少，对别人的关注与兴趣也减低，而相对较会只关心与自己有关的事。比如跟别人谈话时，只会谈自己的事。一谈到别人孩子的事不太有兴趣，但一提到自己孙子的事就会很兴奋，并且可滔滔不绝地讲给人家听。这种"自我中心"的倾向，并非"自私"。因"自我中心"或自我关心的老年人，在必要时还可替别人处身设想，可表现同情心与同理心，也会跟他人同享利益；而"自私"

的人，则通常缺少同情心与同理心，只会顾自己的利益而行事。

（二）警戒怀疑

老年人因为自己应付外界的能力不如从前，出于保护自己的目的，他们会对一些人戒备，会担心别人的用意，考虑别人是不是在占他的便宜。比如，年老的人往往不敢出门，怕小偷来偷。就算是没有贵重物品，也会锁好大门，并在门后藏着防身的棍子之类。出门时，把身上的几块钱好好收藏在内衣口袋，担心会不会有人骗他的东西，甚或抢劫等等。

（三）墨守固执

由于对于新的观念或新的企图较不容易学习且吸收，相对地墨守成规，坚持传统与老办法，认为以不变应万变则比较容易。老年人对新事物的接受性会随着年龄的增大而逐渐地减低，不习惯于学习新花样。因此，往往选择墨守成规这一适应方式。

（四）还童幼稚

众所周知，年老的人，其心情会多少变得天真可爱些，退回到年幼时的单纯、天真无邪的幼稚心。在高兴或心情不好的时候，这种还童幼稚倾向更加明显。还童幼稚是老年人可爱的地方，也是让年老的祖父母能跟年幼的孙子易于接近的原因。

二、 生理功能衰退带来的问题

（一）功能减退的不安

四肢无力，关节疼，行走有困难，在家不能上下楼梯，外出自己无力过街或上下公共汽车；或者，听力减退，难与人沟通交谈，与外界隔绝，并享受不到生活之乐等等。这些都是令老年人担忧的事。相比之下，精神功能的变化与衰退则使人更操心。比如因一时紧张记不起来自己家里的电话号码，说不出自己家的门牌号码，或者一下子想不起来自己配偶或孩子们的生日等等，都会令老年人感到不安。一般来说，本人性格与家庭及环境因素也会对生理功能的减退或障碍产生影响。比如，有些人一向喜欢与人来往，假如听力发生了障碍，就会限制其与人交谈来往，这时他就会显得受不了，心情反应也会相对的严重。假如喜欢写书著作的学者，视力不好，或两手动作有困难，阻碍书写的话，其严重性就可想象得到。在这种情况下，应该乐观冷静，转移自己的注意力，将自己的兴趣转移到其他方面。

（二）躯体生病的烦恼

喉咙长瘤，开刀后要用管子喂食；直肠长瘤，手术后要在腹部做人工肛门，经腹部排泄大便，不但不方便，还得忍耐难闻的气味等问题。这些疾病对日常生活与起居会产生直接的影响，一些年老的人往往会因此失掉生活下去的兴趣。其他会产生痛苦或会引起不方便的慢性疾病，也会很容易打击老年人的生命意志，使其对生命的留恋逐渐减低，克服困难的斗志相对地减少，因此心理抵抗力也就可能消退。

老年人因躯体的毛病而引发的问题，涉及躯体与心情的 2 方面。一般说来，由有医学背景与知识的治疗者来进行辅导会产生很好的效果。这样既增加病人的信心，又可以依医学上的需要而兼顾 2 方面的问题，提供随时需要的观察及所需的适当检查，而不会只是注重心理方面的困难，而忽略了躯体发生的问题。治疗者要能切身地体会与了解老年人的情况与心境，不要只靠自己的主观去推测，忽略了年龄的差别所带来的感受的不同。同时，要做仔细的分析与判断，明确病人的申诉哪些是实际的躯体性问题，哪些是心理上的作用与情绪上的需要，并以此为根据做适当的处理。

（三）操心、焦虑、忧郁的情绪问题

因自我能力的减退，老年人对各种应急的承受能力也相应减少，支持力也变低。于是，老年人对各种挫折的反应变得比较脆弱，容易表现出操心、焦虑或忧郁等情绪上的反应。譬如，报纸上看到暴风雨将来袭击，就担心怎么去面对；收音机里听到某地发生了地震，就焦虑外出旅行中的家人是否遭到危险；假如说自己血压高些，就害怕是否会脑中风；胃口稍微不适，就怀疑是否患了胃癌。老年人与壮年比较起来，容易为了小的挫折而患情绪上的痛苦。

对于有如上倾向的老年人，应多施予支持性的辅导，给予适当的解释与说明，帮助老年人提高认知上的了解，减少不必要的情绪困扰。

三、 退休后的适应问题

年老了以后，迟早要从工作岗位退下来，离开每天在外工作的生活。

很多人都盼望退休后可以过比较休闲的日子，但有些人对退休后的生活适应不良，容易出现情绪上的毛病，多半是忧郁及焦虑的反应，严重时还得接受辅导或药物的治疗。一般说来，有许多因素影响退休后的适应情况，值得考虑的因素如下：

（一）既往对工作的态度与习惯

不用说，假如过去是工作很认真，常把整个精神都放在职业上，早出晚归，常常连周末也加班，把工作当成是整个生活重心的人，假如忽然被迫退休，生活就容易失掉重心，出现心理上的困惑。反过来，假如向来把工作只当做是生活的一部分，能把时间适当地分配在个人的乐趣、家人的相处、跟朋友来往的人，一旦退休，对退休后的生活比较会享受，不易受退休的负面影响。

（二）对退休的认识与准备

有些人，在退休年龄到达之前，不但在心理上就开始有所准备，在实际生活里也逐渐地适应退休后的生活方式，开始多旅行，也练习在家生活的情况，对于退休有实际的准备。因此，一旦退休，其过渡过程也会比较顺利，少有冲击。假如退休是突然来的决定，或者是没有预料到的情况，或者明知而不去考虑与做准备，其适应也就不良。

（三）工作性质与退休的年龄

一般说来，从事的工作需要体力的人，需要早点退休。可是退休后，按理就难于继续从事需要体力的活动，特别要练习从事不需体力的娱乐活动。假如是需要用脑筋的人，通常可以晚些退休，而且退休后，还可以继续其用脑力的长处去从事各种适合老年人的活动，包括做顾问性的工作，从而减少剧烈性的转变。

（四）性格上的伸缩适应性

假如是性格富于伸缩性的，不仅对退休后的情况比较容易适应，也容易开始各种新的活动，适应会比较好。至于个性比较呆板或固执，习于墨守成规的，显然对退休后的适应就比较不容易。

（五）男女的性别差异

一般说来，女性向来就从事家务，退休后比较习惯生活在家里。可是对于有些男性来说，他们向来不从事家务，也不喜欢呆在家里，退休后就容易出现适应困难。

（六）躯体健康与经济的条件

除个人的因素以外，个人与家庭的客观情况也会影响退休情况。假如一个人身体向来很健康，家里经济好，不用担心吃、住的问题，有经济条件去从事娱乐活动的，退休后就比较有利。反过来，身体常闹病，家里经济状况也不好，需要省吃俭用的，退休后的情形也就少有保障。

（七）休闲生活的习惯与活动

假如一个人只会天天吃饭，一点乐趣也没有，不懂得如何消遣过日子，就容易出现因无聊而来的毛病。假如能跟别人一起从事消遣的活动，不但容易打发时间，生活有乐趣，还会经由与别人的来往而充实自己的生活。

（八）配偶与家人的合作与支持

退休后，婚姻关系是否融洽，家人对老年人是否很关心，并供给所需的支持，都会影响到老年人退休后的适应情况。

（九）对年老的看法与态度

假如一个人对年老的现象保持很正面与积极的看法，能去迎接且适应，退休后的生活也就比较容易而且会顺利。假如一个人心里总认为年老就是完蛋且没有希望，觉得是绝望的开始，那么，退休后就更会增加其悲观的感觉，无法好好地去接受与享受了。

四、 与家人相处的问题

（一）与子女相处的问题

父母与子女的关系会经历几个不同的显著过渡阶段。即：孩子出生后的断奶阶段、青春期的疏远独立阶段、结婚后的离别成家阶段，以及父母年老以后的亲子关系反转阶段。在最后一个阶段，父母在生活上需要依赖子女的帮助，心理与功能上的角色发生倒转。

可是，老年人在与子女的关系上，却不容易按上述阶段去过渡转变，因而发生困难。比如，子女们逐渐成熟，在某些方面比他们父母还能干，有新知识，精力充沛；而相对的，快进入老年阶段的父母已将从工作岗位退休下来，生活要变得比较简单，有些知识可能会比较落后，适应困难的能力比较差些，要与成人子女扮演倒转角色，需要依赖子女的协助与建议，必要时还得接受他们的辅助与帮忙。

有些人不太容易适应进入老年后的这个阶段。比如，有时还坚持继续照顾已成长的子女，显出父母的权威；不能平等对待子女、相互协助，不能保持良好的情感关系；与子女变得疏远，或者不愿意适当地接受倒转的角色，有需要时仍拒绝被关照或辅助。

老年时期，造成与子女关系不良好的最重要原因是，过去子女小的时候就没建立良好的关系；父母没有伸缩性的性格，没法适当地转变跟子女阶段性的关系；心理上无法接受自己已经进入年老的阶段，也难于接受处于壮年的子女们比年老的父母还能干、有劲的事实。这些因素使得老年人不容易跟自己的孩子相处，因此，老年人在与家人相处的过程中应尽量地加以避免。

（二）老夫妻的适应或再婚而带来的困扰

如何过退休后的夫妻生活，是老年人必须面对的婚姻适应课题。夫妻双双退休后，他们彼此在家相处的机会无形中增加，这是好或是不好，要看每对夫妇的情况才能决定。有的，由于能日夜相处在一起而特别享受夫妇一起生活，但有的却受不了这种过分在一起生活的情况，使得夫妻间原有的相处困难暴露出来。而且，此时夫妻二人在基本的需求上将逐渐出现许多差距，这些差距只会继续存在，而不会像年轻时那样有调节适应的可能性，可能会带来不少相处方面的问题，包括身体的健康情况、心理成熟或萎缩的程度、对年老适应的态度与方法上等。这种被扩大的差距，有时为了家里子女的事情，可能会被放大而形成严重的问题。譬如，如何准备财产的分配，要哪个子女来照顾等，都可能是招来家庭问题爆发的潜在性问题。此外，老年阶段的夫妻还可能面对双方年老的速度不同的问题。这不但是生理方面的情况，包括性生活的情形，还包括躯体的健康与精神状况的问题。假如年老丧偶而想再婚时，要很小心考虑其后果如何，将可能会面对哪些问题，否则为了一时的兴趣或心情上的需要而再结婚，可能会遭遇一些意想不到的各种心理困难。

五、 丧偶或子女去世的悲伤反应

（一）丧偶的一般悲悼反应

配偶与自己共同生活了几十年，就像自己的另一半一样。对老年人来说，最伤心的事莫过于丧偶。对于丧偶，有些人早就有心理上的准备，实际生活上也有所安排，对于丧偶的发生较能接受且适应。可是对那些不容易独立自主地应付生活的人来说，配偶的突然去世，造成的挫折与打击会特别大。

实际的生活经验及临床观察表明，一个亲近的人去世后，开头的两三个星期里，往往会有较强烈的心情反应。会心情不佳，难过伤心，会责备自己，后悔没好好照顾，有许多事还没替去世的亲人做等等。会很思念去世的亲人，会发生幻觉，犹如听到或看到去世的人还在身边，或在梦里梦见去世的人等等。两三个月后，这种强烈的心情反应通常会慢慢平静下来。这些都是丧失亲人时，会发生的悲悼反应过程。对于丧偶的寡妇或鳏夫也是如此。

假如哀悼反应超过两三个月，仍胃口欠佳，睡眠也不好，时时悲伤，很苦闷，甚至有厌世之意念，则可说是过分或者是病态的丧偶悲悼反应，宜接受精神科的医护与治疗。

（二）男人与女人对丧偶的反应差异

统计上说来，男的平均寿命比女的短三五年。因此，一对夫妻，通常是丈夫先去世，留下来的妻子多活几年，过寡妇的生活。偶尔妻子先过世，丈夫留下来，过无妻的鳏夫生活。从性别上说来，女人比较习惯家庭的生活，喜欢烹饪，洗衣服，丧偶后容易适应家庭的生活；只是不容易出去跟人交往，过社会性的活动，也比较不容易处理需要男人做的吃力的劳动。相对说来，男人素来不习惯烹饪、洗衣服等这些家事，妻子去世以后，就比较难以适应生活上的基本需要，包括三餐饭的准备或别的家事。目前，许多以男主外、女主内的亚洲国家都在提倡男人的家庭化训练，以帮助其趁早练习如何进厨房动手煮饭烧菜，练习洗衣服等等。这样不但平时可帮助妻子做家事，增加夫妻的友好，到年老时万一不幸丧妻后，还可以保证自己生存下去，减少丧偶的冲击。

（三）年老父母丧子的痛苦

假如一家人个个都健康的话，按自然规律，应随着年岁与世代的不同而父母先去世，子女后去世。可是，事实上不见得都是如此。特别是平均年龄延长以后，许多情况下是中年的子女因疾病而先死，或者壮年的子女因意外事故而去世，而年老的父母还存在着，去面对丧失子女的哀悼。这是很凄惨的事，但是随着父母年岁的显著延长，这也变成是比较可能发生的事。如何去面对与接受这样不幸的人生悲剧，是现代老年人无法避免的一些可能发生的情况，也无形中增加了老年人的痛苦。

六、 生活孤单与终生的焦虑

（一）生活孤单、寂寞与忧郁

由于身心的变化，再加上环境的因素，有不少老年人容易陷于孤单寂寞的生活，产生忧郁不乐的心情。特别是自己的家人不常来看他，来了也不愿意多听他对身体毛病的诉苦，不体会老年人的心境，有时再加上孩子不孝顺，都是令人很伤心的。多半的老年人都不习惯轻易地交新朋友，顶多只会维持过去认识的老朋友，因此自己的社交范围只会一天比一天地缩小，跟亲友在一起的场合会一年比一年地减少，跟自己聊天的对象只会越来越少。再者，时时都会接到老朋友死亡的消息，令人感慨伤心。除非能把自己的生活充实，自己享受自己的天地，否则老年人容易患上忧郁症。

（二）残疾或衰退的焦虑

如何去避免躯体或精神上的衰退甚至残疾，或者去面对应付这样不好的情况，是许多老年人所关心和担心的事情。一旦发生上述状况，老年人对日常生活的适应就会变得困难起来。这种情况下，是由家人或其他人来照顾，是在家里过日子，还是进入疗养院，是要提前考虑的事情。即使想继续住在家里，如何请人来照顾，自己的孩子能否有时间来看，是否会给家人添麻烦、增加负担，是否会引起彼此间的冲突等等，都是很现实的问题。从实际的经验来看，要在家长久照顾残疾的年老父母，的确会给家里人带来许多心理与精力的负担。假如想住到疗养院，也有许多问题，譬如邻近地方是否有疗养院，其设备与工作人员的水准如何，费用多少，是否能长期负担等等，都是很实在而烦恼的事情。

（三）终生的惧怕

老年人的心理问题，除了担心配偶的去世之外，还会害怕自己的死亡。有些老年人心里仍觉得自己的工作事业或抱负未完成；或是担心家庭里存在的大问题未解决，会把问题遗留给下一代，或者有许多心事未能有所交代，而担心自己哪一天会过早死亡。有些老年人因觉得自己还年轻，一旦患了不治之病，将过早死亡，会感到不甘心，死不瞑目。有些老年人，因自己过去曾对离别有创伤经验，会容易害怕死亡，也害怕去世时无人在旁侍候，自己一人孤单去世。因此，也有不少老年人将心思寄托到宗教上，对于自己的后世有心理上的安排。有的，逐渐把生死看作是自然的现象，泰然看人生，把死亡当作是犹如上床入眠似的，会安心去世，少有忧虑。换句话说，随个人的情况而做终生的准备。

第三节 老年常见心理问题的照护

一、孤独感

（一）临床表现

老年人易产生"寂寞孤独之感"。其原因一方面是，老年人较之以往的身体功能衰老速度更快，身体状况的变化会改变老年人的活动范围。一般情况下，受制于身体状况的老年人，日常社交圈进一步缩小，与外界交往减少，缺少相应社会刺激源，易产生与社会隔绝的孤独感；另一方面，即使老年人儿孙满堂，但儿女们也有自己的小家庭，需要耗费很多精力照顾，尤其是处于中年阶段的子女们，可谓"上有老、下有小"，自身还面临"中年危机"的风险，缺少对老年人足够的陪伴。一个人在家的老年人，面对空荡荡的房子，也容易有孤零零被抛弃的感觉。

（二）照护方法

1. 坚持适量运动 俗话说，延年益寿没有巧，坚持锻炼是法宝。运动不仅可以强身健体，还可以帮助老年人提高心理健康水平，消除孤独感。对于老年人来说，散步、做简单家务是较可行的方式，每天坚持 40 分钟至 1 小时，长此以往可达到不错的效果。

2. 维持必要的社会交往　老年人在身体允许的情况下，应尽可能保持与老友之间的联系，好朋友是个体重要的社会支持系统，除了运用电话、微信网络方式外，线下的交流也很必要，面对面地沟通会给老年人带来必要的情感支撑力。

3. 培养兴趣爱好　老年人有点自己的兴趣爱好是好事儿，它能使老年人把注意力集中在自己感兴趣的事情上，丰富生活，增加生活乐趣。闲暇的时间不再是难过的，因为当人集中精力做事情的时候，对时间的感受度会变化，在不知不觉中时间飞逝而过。

4. 子女抽空陪伴　老年人由于日常的生活范围有限，接触外界新鲜事物减少，再加上年老、体弱多病，对亲人、子女的牵挂和对过往好友的怀念，容易陷入消极情绪而无法自拔，内心的不平静感较重。若子女能多抽点时间，陪伴在高龄老年人身旁，多聊一聊身边的事和人，对老年人来说，是莫大的精神慰藉，对孤独感的缓解会有明显的效果。

二、 无用感

(一) 临床表现

心理学中的无用感，是一种较复杂的常见问题之一。病人的典型特征是心境低落，与所处的境遇不匹配，从闷闷不乐到悲痛欲绝，甚至发生木僵状态，严重者出现幻觉及妄想等精神病性症状。心境低落持续至少 2 周，在此期间至少有下述症状中的 4 项：

1. 对日常活动丧失兴趣，无愉快感。

2. 精力明显减退，持续疲乏感。

3. 精神运动性迟滞或激越。

4. 自我评价过低，自责、内疚感。

5. 联想困难，思考能力下降。

6. 反复想死，自杀行为。

7. 失眠或早醒，或睡眠过多。

8. 食欲不振或体重减轻。

(二) 照护方法

80 岁以上的老年人，身体机能加快衰老，对社会、家庭的贡献减弱，社会角色变化，会有成为家庭累赘、负担的担心，自我价值感降低而产生的无用感。若情绪调节不当，老年人会产生焦虑、抑郁甚至轻生的念头。因此，提前预防、及时调适很有必要。

1. 正确对待衰老，接纳自己　要让老年人相信，衰老的他（她）们不仅不是子女的负担，而且还是家庭的幸运，老年人的健在有利于家庭和睦关系的维系，"多世同堂""子孙满堂"想想都是很温馨的场景。老年人要消除"树老根枯"的悲观想法，接受晚年的自己。

2. 发挥余热，量力而行　老年人中也有一些身体仍然很健朗，对于这类老年人，可以继续担任健朗、思维清楚的"资深导师"。余热，担任一些社会角色，丰富生活的同时，富足精神，将积累的宝贵经验与年轻人分享，增加自身价值感。当然，工作必须力所能及，量力而为，不可勉强，讲求实效，不图虚名。

3. 适度学习，延缓智力衰退　正如西汉刘向所说："少而好学，如日出之阳；壮而好学，如日出之光；老而好学，如秉烛之明。"老年人的时间相对充裕、人生阅历丰富，适度学习能够延缓智力衰退、保持大脑灵活，对于预防老年痴呆有一定作用。同时，在学习过程中汲取到的营养，能使老年人增加获得感与价值感，保持与外界联系，所谓"常读常新"，即使是对同一本书的学习，也能在不同的阶段读出不一样的味道。

4. 合理饮食，规律作息　健康规律的生活方式有助于心理健康。世界卫生组织将老年人的科学生活方式归纳为：情绪平稳、科学饮食、适当运动、戒烟限酒。按此要求去做，其心脑血管病和糖尿病的发病率可下降 69%～75%，老年常见病减少一半左右，会使人更长寿。老年人应以低盐、低脂、易吞咽、易消化食物为主，多进食蔬菜水果，均衡营养合理膳食，补充维生素 C，提高身体免疫力。高龄老年人所需睡眠时间相对缩短，应早睡早起，保证睡眠质量，保持豁达心情。

三、 老年期抑郁障碍

老年期抑郁障碍，泛指存在于老年期（≥60 岁）这一特定人群的抑郁症。即包括原发性（含青年或成年期发病，老年期复发）和见于老年期的各种继发性抑郁。它是以持久的抑郁心境为主要临床表现的一种精神障碍。其主要表现为情绪低落、沮丧失望、活动能力减退、迟滞和躯体不适等，且不能归同于躯体疾病和脑器质性病变。同时病人常患有轻度认知障碍（≥60 岁为 8％，≥80 岁为 40％），甚至表现为假性痴呆。高龄老年人罕见首发的抑郁症。通过非言语交流方式，如肢体语言、抚摸、微笑等配合简单语言沟通，让其了解照护者的意图，不可强迫执行操作。

（一）典型表现

老年期抑郁障碍有阳性家族史者较少，神经科病变及躯体疾病所占比重大，躯体主诉或不适多。疑病观念较多，较突出；体重变化、早醒、精力减退等因年龄因素变得不明显。老年期抑郁症的临床表现往往不太典型。具体表现为：对日常生活丧失兴趣，无愉快感；精力明显减退，无原因的持续疲乏感；动作明显缓慢，焦虑不安，易发脾气；少言寡语，主动与他人交谈的次数减少；自我评价过低，自责或有内疚感；严重时感到自己犯下了不可饶恕的罪行；思维迟缓，思考问题困难，重则双目凝视，情感淡漠，呈无欲状，对外界动向无动于衷；反复出现自杀观念或行为；失眠或睡眠过多；食欲缺乏或体重减轻。老年人躯体不适症状繁多，需重视抑郁症状的躯体化倾向。

（二）治疗措施

老年期抑郁障碍的药物治疗一方面是抗抑郁，另一方面兼顾认知功能改善。符合抑郁症诊断的病人治疗需依据规范化治疗程序选用药物，个别酌情并用抗焦虑药、抗精神病药和促智药等。国内外老年人照护手册内极个别严重消极自杀言行或抑郁性木僵病人也选用改良电休克治疗。

1. 对早期轻度的高龄抑郁障碍病人，可以选择单一心理治疗，对中度抑郁症病人，建议药物治疗加心理治疗。而对于伴有精神病性症状，或严重消极抑郁症病人，则不建议辅助心理治疗。对认知完整的老年抑郁症病人可采用人际间心理疗法、问题解决疗法和认知行为治疗等。

2. 老年期和晚发抑郁病人常常共患躯体疾病。躯体疾病会增加发生抑郁的风险，而抑郁的发生也会增加罹患内科疾病的概率或延缓内科疾病的康复。因此，在针对抑郁障碍治疗的同时需进行相关躯体疾病治疗。

（三）照护方法

老年人抑郁会随年龄增长而上升，往往是因身体疾病和疼痛而生，并导致认知能力衰退。对已患疾病的治疗，抗抑郁药物，来自家人、朋友的支持配合治疗都有助于缓解抑郁。

1. 基础护理　首先做好老年人的基础护理。如饮食护理，少食多餐，补充水分和营养；保证充足的睡眠；系统接受抗抑郁药物的治疗。

2. 密切观察，严防自杀　老年期抑郁病人易产生悲观厌世、无助感、无望感、无用感，会出现自杀企图和自杀行为。照护者应及时识别自杀行为的先兆，避免老年人独处，拿走或藏好危险物品，如长绳类、刀剪类、玻璃器皿、药品等，发现老年人有自杀企图时需及时寻求专业指导和救助。

3. 心理辅导　要以真诚、支持、理解的态度，耐心地协助老年人。鼓励老年人说出自己的想法和感受，在了解老年人痛苦体验的基础上，给予尊重和支持，使他体会到自己是被接纳的、安全的，而不是无用、无望的，认识到自己生存的价值，改善老年人的情绪。

4. 同龄互助　社交隔离和环境变化也会引发心理能力衰退，鼓励老年人参与社交活动，与周围环境保持良好接触，认知功能通常也能够有一定的恢复。

四、老年期疑病症

老年人身体的各个系统和器官逐渐发生器质性或机能性改变，常身患各种疾病。疑病症是老年期较为常见的心理障碍之一。老年人对自身的健康状况或身体的某一部分功能过分关注，有担心或相信自己患有一种或多种躯体疾病的持久的先占观念，恐慌不安。老年人诉躯体症状，反复就医，但担忧的程度与其实际健康状况不符，医生对疾病的解释或客观检查常不足以消除他们固有的成见。

(一) 典型表现

老年人疑病症表现的躯体症状多样而广泛。通常对某躯体部位的敏感性增加，对一般人所觉察不到的内脏活动，如心跳或躯体微不足道的疼痛、酸胀都很敏感。常伴有失眠、焦虑和抑郁等症状。大部分病人常有疼痛症状，但老年人对这种疼痛描述不清，有时甚至诉全身疼痛，但查无实据。疑病症的老年人在求医时总是喋喋不休地诉说自己的病痛，对于自己臆想中患有的疾病坚信不疑，并会找出一些很小、但很有特征的症状来，唯恐医生疏忽大意。尽管客观检查并没有相应的阳性结果，医生耐心的解释也很难消除其疑病的信念，但是老年人各种躯体的不适感却是客观存在的，这种不适感使老年人痛苦不已，这时老年人常常表现出焦虑、烦躁、抑郁，对任何事缺乏兴趣，失眠、食欲不振等。

（二）治疗措施

老年期疑病症的防治关键是针对心理冲突进行系统的心理治疗为主，酌情给予药物治疗为辅。心理治疗前先排除器质性疾病。

1. 支持性心理疗法　向病人提供必要的知识，鼓励和提高病人与疾病斗争的自信心，给病人以指导，提供如何对待疑病症、处理好各种关系和改善社会生活环境的方法。

2. 认知疗法　疑病症的老年人遇事往往过多地考虑悲观或者不幸的一面，要在帮助老年人正确评价自我的基础上，改变不良认知，调节心理不适。

3. 药物治疗　老年期疑病症病人临床上除了各类心理治疗外，疑病症所引起严重的焦虑、抑郁等症状，要适当进行药物治疗。

（三）照护方法

1. 心理支持　作为照护者，首先要有同情心，体会老年人的情绪与想法，理解老年人的立场和感受，并站在老年人的角度思考和解决问题，给予老年人心理支持。

2. 积极的心理暗示　对于心理易感性和依赖性比较明显的老年人，积极的心理暗示效果较好。如让老年人进行慢走或身体锻炼，每次予以耐心的鼓励，让老年人发觉自己的身体在好转。

3. 转移注意力　鼓励老年人多和他人沟通，做一些力所能及的家务活，增加一些老年人感兴趣的活动，如养花、下棋、绘画等。

五、 老年期谵妄

谵妄是老年人常见的认知障碍之一，发生于老年期的谵妄称为老年期谵妄。综合性医院高龄老年人中出现谵妄迹象者比例较高，而多数老年躯体疾病病人伴发轻度意识模糊时，常不会到医院就诊。

老年期谵妄发生的危险因素包括：年龄的增加（超过 65 岁），既往存在脑损伤史（如痴呆、脑血管病、脑外伤、脑肿瘤等），曾有谵妄史，电解质紊乱，服用精神活性药物，并存多种疾病等。此外，老年人服用多种药物以及药物之间的相互作用也是诱发谵妄的原因之一。男性较女性更易罹患谵妄。

（一）典型表现

常急性起病，症状变化快，病情短暂，常为数小时至数天。谵妄是一种临床急重病，死亡率高达 20%，需要紧急处置。

典型的谵妄主要表现在以意识障碍和认知障碍为特征的临床综合征，并伴有多种其他神经精神症状。病人常显得神志恍惚，时间、地点、人物定向障碍，注意力不能集中；记忆障碍，以即刻记忆和近记忆障碍最明显；感觉过敏、错觉和幻觉；继发片段的关系或被害妄想；不协调性精神运动兴奋或冲动行为，如过分的躁动，无缘无故喊叫，不听劝阻四处无目的走动；情绪变化快，使人难以捉摸、预测；睡眠节律紊乱，白天嗜睡而晚上活跃；可出现呼吸困难、头痛、头晕、出汗、全身发抖等自主神经功能障碍。

（二）治疗措施

谵妄的治疗需要综合性的治疗和干预措施，包括病因和诱因的治疗、支持治疗和对症处理等。

1. 病因治疗 积极治疗原发躯体或脑部器质性疾病。去除疾病诱因和加重因素，如制订非药物性睡眠计划、早期康复训练、应用防护眼镜、放大镜以及助听器等、控制使用止痛剂及镇静催眠药物。

2. 支持疗法 维持水电解质平衡、适当补充营养等。

3. 对症治疗 针对谵妄病人的精神症状用药，氟哌啶醇较少引起嗜睡和低血压，可为首选，其他新型抗精神病药也可用于谵妄治疗。

（三）照护方法

谵妄急性起病，在发病前 24～72 小时可有前驱期表现，如警觉性增强、焦虑、坐立不安、激越行为和易激惹；注意涣散，注意力不集中，活动减少；出现睡眠障碍，如失眠、白天嗜睡晚上活跃等。如果老年人出现以上症状表现，照护者应引起重视，警惕是否会发展为谵妄。

1. 稳定病人情绪　谵妄病人可表现为易激惹，过分的躁动，乱扔东西，不听劝阻，大喊、谩骂，严重时甚至会在照料者对其进行护理或帮助时，突然出现攻击行为，照护者需要注意自身和老年人安全。接触时要保持温和、耐心、冷静、不歧视的态度，及时给病人以引导。

2. 调整居住环境　谵妄病人对声光刺激特别敏感，居住环境要减少不必要的噪音和刺激等。提供安静、舒适、光线柔和、陈设相对简单的房间，避免因光线不足引起老年人错觉，因光线过强影响睡眠。

3. 帮助重建定向能力　病人有定向障碍，在房间内放置日历和钟表，提醒病人时间、地点、日期、季节等。

4. 促进认知功能恢复　可在室内放一些熟悉的照片，播放病人喜欢的音乐，或运用游戏的方法促进病人认知功能的恢复。疾病急性期病人兴奋或意识模糊，要防止其因兴奋出现的自伤或伤人行为。注意观察病情变化，如出现幻觉、妄想、抑郁、焦虑等症状应及时就医。

六、 性心理问题

(一) 临床表现

人的性意识与性能力，和身体机能一样，也会随着年龄的增长逐渐衰退。作为老年人，对于性心理认识的变化也是非常明显的。一方面，许多老年人对性生活持犹豫与排斥态度，受传统文化与社会舆论压力的影响，老年人性生活被描述成"不正经的"，给老年人心理造成极大负担，性压抑较为普遍；另一方面，许多老年夫妻对彼此太过熟悉与了解，回归家庭后单调的、一成不变的生活状态更是磨灭了彼此之间的激情，加上"老年人不应该有性生活"的错误心理暗示，缺乏对性生活的兴趣。

(二) 照护方法

根据马斯洛的需求层次理论，生理需要是个体最基础、起基石作用的需要，性需求就是其中之一，适度地得到满足有利于更高层次需要的实现。夫妻生活是婚姻关系重要的组成部分，老年人应该根据自己的实际身体情况，调整性心理与状态，保持内心平衡，安享晚年。特别是对于丧偶的老年人，他们愿意的话，有权利选择再婚，应当抛弃旧的传统观念的枷锁，正大光明地去争取自己的权利。

同时，也应该看到，老年人的性表达方式不同于年轻人，彼此之间的陪伴、低声耳语、默契的微笑、关怀的举动等都是表达情感非常适宜的行为，不能用单一的所谓"性标准"去衡量所有年龄段人群。

七、 死亡与丧失

死亡是人的基本属性，是每个人都无法逃避的问题。对于高龄老年人来说更是如此，上了一定年纪之后，一方面，身体健康状况面临更多挑战，身体功能衰退加重，有的老年人会说"一半身体在黄土之上，另一半已埋在黄土之下"；另一方面，若老年人身边的老伴儿、曾经的知己朋友早一步离世，对于在世的老年人来说，会承受很大的心理负担，心灵寄托与精神支柱的缺失，有时会压垮孤独的老年人。

（一）临床表现

丧失，即曾经拥有、现在逐渐失去的过程，老年人的丧失感则主要是以下两种类型：

1. 自我价值感 有些老年人在刚退休前几年，会重新以退休返聘的身份投入到工作中，而从 80 岁高龄开始，多数老年人选择彻底告别工作角色。如此一来，从以前的被别人需要到逐渐需要别人，曾经是儿女的支撑转换到儿女独立有自己的小家庭，忙碌的生活与工作节奏使得陪伴高龄老年人的时间也很受限。此时的老年人在很多问题上感到无能为力，容易产生失落感与丧失感。

2. 健康状况 年龄的增长，生理状态的老化，老年人的躯体疾病渐渐增多，并且治愈的机会也越来越小，身体的不适本身就会让高龄老年人心情不好，再加上依赖他人照顾的机会增多，更让老年人觉得自己在给家人增加沉重的负担，易产生无助感以及失去对生活的控制感。

（二）照护方法

面对不可回避的死亡与丧失感受，照护者和老年人都应该做到以下两点：

1. 正确对待 应明确并接受正确的死亡观念，即"生老病死"是不可违背的自然规律，唯物辩证法认为死亡的本质在于社会性，是个人社会关系的断裂、社会价值的最终证明。伊壁鸠鲁说过："一切恶中最可怕的——死亡，对于我们是无足轻重的，因为当我们存在时，死亡对于我们还没有来，而当死亡时，我们已经不存在了。"清晰对死亡的认识，帮助消除对死亡的恐惧，正确对待死亡，提高生活质量，珍惜当下生活。

2. 及早干预 政府、社会、照护者和老年人本人采取措施进行适当干预。政府开办养老教育，推进社区养老，在宏观背景下尽可能实现"老有所依"。社区或民间组织可以开办"老年人活动社"，开展丰富的文体、保健、养生活动，让老年人有些事情可以去忙。心理咨询机构可专门针对老年人的心理问题进行思考，有针对性地帮助，并且在隐私保护、咨询手段、课程设计上用更多的心思。照护者或老年人本人要合理安排好自己的生活，规律的生活状态会带来积极的心理状态和情绪感受。"夕阳无限好"，只要调节好对衰老与丧失的心态，无论什么年纪，都是可以辉煌闪耀的。

第四节 老年人中医情志护理

随着社会的进步与发展，老年人应受到关注与重视，年迈、劳动力较低或丧失、经济来源微弱、情感支持少等因素会严重影响到他们的心理健康，以焦虑和抑郁最为常见。情志护理是以中医基础理论为指导，以良好的护患关系为桥梁，应用科学的方法改善和消除病人不良情绪状态，从而有利于疾病治疗的一种护理方法。护理人员应设法消除病人紧张、恐惧、忧虑、愤怒等情志因素刺激，帮助病人树立战胜疾病的信心，以提高治疗效果。

一、情志致病特点

在正常情况下，七情是人体精神活动的外在表现，若外界各种精神刺激程度过重或持续时间过长，造成情志的过度兴奋或抑制，则可导致人体阴阳失调，气血不和，经络阻塞，脏腑功能紊乱而发病。

（一）情志致病损伤五脏

情志致病，主要是引起五脏气机失调的病证。如《灵枢·寿夭刚柔》

所说："忧恐愤怒伤气，气伤脏，乃病脏。"《医学正传》指出："喜、怒、忧、思、悲、恐、惊，谓之七情，七情通于五脏：喜通心，怒通肝，悲通肺，忧思通脾，恐通肾，惊通心肝。故七情太过则伤五脏……"说明情志变动可以损伤内脏，其中首先是心，因心为五脏六腑之大主，为精神之所舍。另外，不同的情志变化，对内脏又有不同影响，如《素问·阴阳应象大论篇》中说"喜伤心，忧伤肺，怒作肝，思伤脾，恐伤肾"，但一般说，情志伤脏，常以心、肝、脾三脏的症状多见。

（二）情志变动影响气机

《素问·举痛论篇》云："百病生于气也。怒则气上，喜则气缓，悲则气消，恐则气下，思则气结，惊则气乱。"说明不同情志变化，对人体气机活动的影响是不相同的，所以导致的症状亦各异。

反之，内脏变化也可引起精神情志的变化，如《素问·宣明五气篇》中说："精气并于心则喜，并于肺则悲，并于肝则怒，并于脾则是思，并于肾则恐，是谓五并，虚而相并者也。"《灵枢·本神》中又说："肝气虚则恐，实则怒。""心气虚则悲，实则笑不休。"所以，当患病后，不论急性病还是慢性病，都可导致精神情志的变化，而情志变动反过来又可导致脏腑功能进一步紊乱。可见，精神与情绪因素对疾病的治疗和预后有很大的关系。正如《素问·经脉别论篇》中说："当是之时，勇者气行则已；怯者则著而为病也。"凡激怒、忧郁、焦虑，特别是对自己所患"不治之症"的恐惧忧虑心理，往往能促使或加速病情向坏的方向发展。反之，保持开朗乐观的思想情绪，对战胜自己疾病充满信心和意志顽强的人，将有利抗邪能力的提高，促进疾病向好的方向转化。说明情志护理在疾病预防治疗中的重要作用和意义。

二、 中医情志疗法

（一）顺情从欲

"从欲会志于虚无之守"出自《素问·阴阳应象大论篇》，"未有逆而能治之也，夫惟顺而已矣。百姓人民，皆欲顺其志也"出自《灵枢师传》，即顺其意治其病。顺情从欲法是通过改变求助者的生存环境和条件来满足求助者的基本需要，从根本上消除或减弱外在的致病因素，这些外在的客观存在的致病因素给求助者的情绪上带来的痛苦很难通过劝慰或改变态度来消除。因此，顺情从欲就是顺从求助者的想法和情志，认可求助者的不良心理状态有其存在的必然性。

（二）移精变气

移精变气法也称移情易性法。移精变气就是移变精气，"古之治病，唯其移精变气，可祝由而已"出自《素问·移精变气论篇》。移精变气法是通过疏泄情志来谋求求助者的心理平衡，改变求助者精神意念活动的指向，以缓解或消除由情志因素引起的疾病的一种心理疗法。所谓移精，就是转变求助者的精神注意内容，变气，就是改变求助者的气机，调动人身体的力量。这种疗法体现了"天人相应"的整体观，通过改变求助者内心不适时的指向性，改变生活环境和家庭环境，培养爱好、学习及交谈等方式，排除杂念，改变认知、不良的情绪以及不健康的行为模式和生活习惯。

（三）情志相胜

情志相胜疗法又称为以情胜情疗法，出自《黄帝内经》基于"百病生于气"的理念而构建，是指心理师对求助者施加以一种或多种情志刺激，来克制另一种消极情志。该疗法基于中医五行生克制化、阴阳消长互制及气机升降出入等理论。《素问·阴阳应象大论篇》中第一次系统地阐述情志相胜疗法的基本原理，认为悲伤情志能克制愤怒情志，恐惧情志能克制喜悦情志，愤怒情志能克制思虑情志，喜悦情志能克制忧伤情志，思虑情志能克制恐惧情志。治疗时，对待过喜者，以恐惧死亡之言怖之。对待过怒者，以怆恻苦楚之言感之。对待过思者，以行辱欺罔之言触之。对待过悲者，以谑浪亵狎之言娱之。对待过恐者，以虚彼志此之音夺之。

三、 中医情志疗法的优势

中医情志疗法是来自中国本土的传统心理治疗方法。随着医疗实践不断的传承和发展绵延数千年，在新的历史时期仍旧生机勃勃，这来自它的魅力与生命力。

（一）注重求助者的实际情况

中医提倡"心病还需心药医，善医者，必先医其心，而后医其身"。

情志疗法作为临床上常用的心理治疗方法，构思精巧。情志疗法需关注求助者的现实情境，在与求助者充分沟通、获得信任的基础上，依据求助者的成长经历和心理发展特点，在基础原理不变的情况下，不拘泥于某一治法，不受具体操作步骤的约束，做出符合求助者实际的治疗方案和实施步骤。情志疗法大多是在求助者不知道治疗原理的情况下进行的，使求职者自然接受，尽量避免其无意识的抵触。

（二）注重个体差异

情志疗法在临床应用时注重个体差异。人作为独立的个体，具有自身的独特性，每个人的性格、气质、年龄、家庭环境、生活状况、社会地位、人生阅历等都不尽相同，因而其身心状况也有明显的情志差异性。临床上采用情志疗法干预求助者时，即使是同一种情志也会考虑每个求助者的实际情况来采取相适宜的情志手段。情志疗法应多法合用、因人制宜地进行针对性治疗，切忌千篇一律。

（三）注重整体观

情志疗法以《黄帝内经》理论为基础，治病求本，注重形神合一的整体恒动观。《黄帝内经》认为形神是辩证统一的。中医学认为，情志活动和脏腑气血密切相关，情志活动的产生必须以五脏作为物质基础，它是脏腑功能活动的一种表现。形为神之质，神为形之主。形与神具，形神合一。形神关系，实际上就是身与心、生理与心理的关系。在心理治疗过程中激发求助者的某种情志时，要充分考虑求助者的生活环境、社会地位、人际关系、疾病起源，同时也要考虑求助者的个性特征和对医生的接受程度，把医患双方都纳入其中，将其作为一个整体来看待。

（四）具有鲜明的本土特色

情志疗法源自中国古代文化，与民族心理根植于中医相关理论，具有鲜明的本土特色，适合中国人独特的思维方式、情感表达方式和个性特点。其中的情志相胜疗法不论是情志的相生还是相克，都是为了调适病态情志，使其达到社会认可和接受的平衡状态，这也是中国文化中一直提倡的中庸之道。

四、 中医情志护理

(一) 中医情志护理的定义

情志活动是人的心理活动对外界刺激所做出的不同情感反应,其产生、变化与外界环境(自然、社会环境)密切。在中医整体观念的指导下,基于对个体特异性的认识,将病人的遗传禀赋、性别年龄、生活环境等因素考虑在内,对不同的病人采取适宜的方法灵活施护,这是因人施护的实质。中医情志护理是指在护理工作中,以中医基础理论为指导,秉承中医护理整体观念和辨证施护的基本特点,通过掌握病人的情志变化,设法防止和改善其不良情绪,从而达到预防和治疗疾病目的的一种方法。近年来,中医情志护理已被广泛应用于老年护理领域,越来越多的研究证明可有效改善老年人的负性情绪反应,进而提高其生活质量。通过中医情志护理中细心关照、言语开导、移情易性、情志相胜、顺情解郁、家庭沟通的方法,与对老年病人的护理相结合,针对老年病人不同的情志反应,辨证施护,因人施护,使他们畅情志,以最佳的心态接受治疗,促进疾病的康复,提高了老年病人的生活质量。

(二) 情志护理的原则

1. **热情诚恳,全面照顾** 老年人在患病后,常有恐惧、紧张、苦闷、悲哀等不良情绪,迫切需要新人或医护人员的关心和照顾。医护人员要以诚恳热情的态度去关心体贴、安慰、同情老年人的病痛。除自己的语言、态度外,还应重视病室环境和病人周围的人和事,全面进行照顾。如主动介绍医院规章制度和同病室的病友、安置优雅舒适的病室等,使病员感到如同家里一样温暖、亲切和舒适,能很快安下心来接受治疗和护理。某些对治疗缺乏信心而终日忧心忡忡的病员,可安置与性格开朗,对治疗充满信心的或治疗效果理想的病员在一起,以相互开导、启发和影响,可去忧解烦,增强其信心。

2. **因人施护,有的放矢** 病人来自社会各个方面,各人的性格、年龄、爱好、生活习惯、经济情况和病证不同,会产生不同的情绪。因此,护理人员要在全面了解情况的基础上,有的放矢地做好情志护理。

(1)新入院病人:由于环境陌生和生活不习惯,心情多显紧张或有忧虑，担心自己的病、工作或学习，对治疗有恐惧感。护理人员应主动介绍有关情况，帮助解决其疑虑和困难。

（2）危重病人：病情急、痛苦大，多缺乏思想准备，而产生悲观和忧伤，尤须耐心安慰和开导。讲清情志对疾病治疗的影响和利弊，使其消除顾虑，积极配合治疗。

（3）慢性病或生活失去自理的病人：精神上压力大，考虑生活、工作和预后。护理人员要主动热情地做好生活护理，实事求是地讲解疾病治疗的难易和规律，也可请治疗效果好的病人进行现身说法。对住院时间长而思念家人的病人，尽可能请家人多来探视，以解思念之情。有条件亦可开展多种形式的娱乐活动，以丰富生活内容和怡情悦志。

（4）对易发怒生气的病人：更应耐心，注意态度和语气，待其情绪安定后再慢慢进行劝导和安慰。

3. 乐观豁达，怡情养性　情绪乐观，心胸宽广，性格开朗，精神愉快，可使营卫流通，气血和畅，生机旺盛，身心健康。《遵生八笺》说："安神宜悦乐。"通过各种情趣高雅、动静相参的娱乐活动，如音乐欣赏、书法绘画、读书赋诗、种花养鸟、弈棋垂钓以及外出旅游等，可以颐养心情，舒畅情怀，修养道德，陶冶情操，克服禀赋、年龄以及文化教育背景对情志活动的不良影响，从而远离疾病，达到延年益寿的目的。

4. 避免刺激，稳定情绪　稳定和谐的情绪一般不会致病，而且有利于人体的生理技能，情志只有在过激时才会成为致病因素。因此，调和情志，避免七情过激是护理人员预防和治疗病人七情内伤的重要方法之一。喜是人对外界信息反应中属于良性的刺激，喜乐适度对于心的生理功能是有益的。但若喜乐太过或不及，则均可使心神受伤。如喜乐太过，会使人心神涣散，神不守舍；喜乐不及，则使人情绪易悲，精神不振。怒是人的情绪激动时所产生的一种情志变化，属于不良的情志刺激。当大怒或暴怒时，可使阳气升发太过，血随气逆则呕血，甚至猝然昏倒不知人事。悲和忧均属不良情绪变化，对人体的主要影响是使气不断地受到损耗，尤其易损伤肺气，出现气短胸闷、意志消沉、精神萎靡、倦怠乏力等症状。思为脾志，但亦与心主神明有关。适度的思，能强心健脑，有易于健康；若思虑过度，所思不遂，则可影响气的正常运行，引起脾胃功能失调。惊与恐也属不良情志刺激，可导致机体心神受损，肾气不固，出现心神不定，手足无措，下焦胀满，遗尿等症状，甚至心惊猝死。

（三）情志护理方法

1. 说理开导法　说理开导法是以语言交谈方式来对病人采取启发诱导，通过改变病人不合理的认知来改变不良的情绪和情感活动的心理治疗方法，属于中医认知疗法。它以实现认知与行为的结合为核心，以解除顾虑，增强信心，改变行为为目标。开导法，就是通过正面说理，使病人了解自己病的发生、发展，及治疗护理的情况，使其引起注意和重视。《内经》中的语言开导法，包括解释、鼓励、安慰、保证等内容。《灵枢·师传》云："人之情，莫不恶死而乐生，告之以其败，语之以其善，导之以其所便，开之以其所待，虽有无道之人，恶有不听者乎。"所谓告之以其败，是指向病人指出病逝危害，使病人重视疾病认真对待之，如不及时治疗，就会贻误病情；所谓语之以其善，是指要求病人与医者很好配合，告诉病人疾病的可愈性，只要遵照医嘱服药，病是可以治愈的；所谓导之以其便，则指告诉病人如何进行治疗和调护的具体措施，懂得自我调养的方法；至于开之以其所待，是解除病人消极的情绪，给以一定承诺、保证，以减轻病人心理上的压力。以上开导法，可运用于情志护理实践。通过开导法的运用，可解除病人不良的情绪，从而使病人心境坦然，精神愉快，心情舒畅，气机条达，气血调和，脏腑气血功能旺盛，促使疾病早愈。

说理开导法是通过正面的说理，使病人认识到情志对人体健康的影响，从而使病人能自觉地调和情志，积极配合治疗，使机体早日康复。

其干预的内容包括信息支持、心理教育、放松技巧等。陈雪华等和蔡瑞霞等分别对老年高血压病人和综合 ICU 老年病人进行说理开导，结果表明说理开导法能够提高两类病人的心理水平、治疗效果及依从性。其中信息支持为介绍疾病治疗、预后及危险因素等，放松技巧为诉说、宣泄、深呼吸、大声哭泣等。目前，说理开导法在系统性和操作性等方面与现代认知疗法有一定差距，但治疗思路和具体做法基本一致，且随着认知心理学的不断发展及研究的不断深入，将说理开导法与现代认知疗法相结合，实现整合、创新为大势所趋。石丹丹的研究依承于对儒家文化和现代认知疗法等内容的基本认识，构建了具有儒家思想特点的中医认知治疗模式。虽然该模式应用的有效性尚未在老年人中得到验证，但为老年人心理干预提供了新视角。说理开导法能帮助老年人建立正确的疾病认知，促进其行为改变，但内容囿于古人之训，缺乏创新性。

通过与老年人闲谈聊天拉家常等方式了解其心理变化，了解心理问题发生的原因、经过及有针对性地做好情志护理，耐心开导使老年人认识到情绪好坏的利弊。

2. 顺情从欲法 是指顺从病人的意愿、情绪，满足其身心需求的一种精神疗法，其与马斯洛人本主义心理学中的需要层次理论相契合，均强调当客观事物或情境符合主体的需要和愿望时，就会引起积极的情绪和情感。有研究证实，顺从老年人的身心需求，使其得到身体的照护与精神的呵护，对其身心调适、疾病恢复及生活质量有积极的影响。杜金玲等应用此法对老年睡眠障碍病人进行干预，发现对病人心理调适、睡眠效率有积极的作用，但该研究未介绍疗效评价方法，可信程度需进一步验证。徐旭等研究验证了此法在促进老年高血压病人身心健康中的效果。由于环境条件、家庭支持获得性、想法与欲望不合理性等问题，目前该方法在老年人中的应用研究尚较少。其中，针对想法与欲望中的不合理成分，多采用善意、诚恳的说服教育或是对不合理的欲求进行调整等方式处理。张倩等以中医情志思想为基础，采用认知、行为调欲疗法对老年皮肤瘙痒症病人的过度搔抓皮肤欲求进行调整以控制搔抓行为。在客观条件及伦理道德许可的前提下，尊重、同情病人的情绪，创造条件，满足病人的愿望，有助于疾病的治疗。但也应注意，所"顺"之"情"，所"从"之"欲"均建立在合理合法的基础之上。顺情从欲法能满足老年人合理的身心需求，但对于不合理的欲求多为简单的说服教育，而对于采用何种方式调欲探讨极少。

3. 移精变气法 移精变气即排遣情思，转移思想焦点，是通过一定的方法转移或改变病人的情绪、注意力，以调整气机，疏利气血，使病人精神内守的情志疗法。其机理在于让病人处于"在于彼而忘于此"的状态，以排解愁绪、舒畅情怀，促进身心恢复健康。其主要方式有音乐疗法，运动疗法（养生气功、八段锦、太极拳等），书法绘画，读书赋诗，前两者的应用较多。吴艳等将音乐疗法应用于老年慢性呼吸衰竭病人，引导病人将注意力投放于温婉轻柔的音乐中，在生理、心理方面都取得了肯定的效果。廖建国的研究表明，经过锻炼太极拳后，城市老年女性的紧张、愤怒、抑郁等心理水平显著下降。传统运动具有浓厚的中国传统文化意蕴，强调形体活动、呼吸吐纳、意念的结合，促使身心臻于协调和顺的状态。虽然传统运动安全、操作简便、老年人易于接受，但老年人在运动过程中需要注意掌握该运动方式的技巧，并制定安全有效的锻炼计划，包括运动强度、时间、频率等。除了音乐疗法和运动疗法之外，还可联合应用多种移精变气方式。王红艳等对老年 2 型糖尿病病人进行团体移精变气干预，包括练习八段锦、开展读书赋诗会及才艺展示会等，发现该干预能够改善病人焦虑情绪、提高生理水平。应用联合移精变气方式可有助于老年人情志舒缓，从不同的方式中获益。然而何种联合方式效果最佳，目前缺少研究。今后有必要比较不同的联合方式对老年人身心健康的效果，以便为其制订更合理的移情方案。各种移精变气方式的应用都能起到陶冶情志的作用，但何种联合方式能让老年人更受益仍需进一步探讨。

通过一定的方法转移老年人的注意力，以摆脱不良的情绪。如音乐疗法的运用，对于脾气暴躁、易着急生气的老年人选用徵调音乐以泻其肝火，对于性格沉静易于抑郁的老年人则选用羽调水性音乐以舒展心情，每天听 1 次，每次 30 分钟；如运动疗法的运用，情绪激动或与人争吵的老年人，干预者组织其适当地参与活动，如打太极拳、散步等，用形体的紧张消除精神的紧张等。

4. 暗示法 暗示法是指采用含蓄、间接的方式，诱导病人在"无形"中接受一定的意见或产生某种信念，或改变情绪和行为，以解除其精神负担，增强战胜疾病信心的方法。暗示方式包括语言、体态、操作及环境等，其中语言暗示最为常见，在老年人中应用较为广泛且显效突出。黄丽等运用语言暗示对老年类风湿关节炎病人进行干预，证实了语言暗示能有效降低病人的焦虑、抑郁程度。李琼仲等对老年髋部骨折病人的研究也得出了相同结论。研究显示暗示法能够有效缓解老年耳鸣病人的焦虑、抑郁，同时还能够降低耳鸣水平，进一步验证了此法对改善老年人生理功能的作用。研究表明，体态、操作及环境等暗示虽能起到一定的暗示作用，但缺乏特殊性，暗示效果一般。欧阳鹏飞等认为老年人易受外界影响，无论是护理人员的体态、娴熟的操作技术、还是环境的适宜性，对其都具有暗示的意义。故何种暗示方式对老年人身心调整效果更佳还需进一步探索和研究。另外，护理人员作为主要的暗示者，其对心理学知识及暗示技巧的掌握程度是心理暗示取效的关键。因此，可通过专业心理培训提升护理人员的心理学知识水平、心理干预技巧，以提高人格魅力，取得病人信任，保证暗示效果。暗示法的成功实施很大程度上依赖于护理人员的自身素养、心理工作经验，但对护理人员的相关资质报道甚少。

暗示法指医护人员运用语言、情绪、行为、举止等，给病人以暗示，从而使病人解除精神负担，相信疾病可以治愈，增强战胜疾病信心。临床上有部分病人对疾病失去治疗信心，形成顽固的偏见，正面说理开导不易接受，可通过某种场合，某种情景施予针灸、药物等方法，暗示其病因已解除，从而达到治疗目的。

干预者的语言包含着强烈的暗示作用可影响老年人们的心理和行为，良好的语言能使老年人心情舒畅，精神振奋，食欲增加，抗病力提高；消极或不确定的语言可使老年人们自我臆测，心生恐惧，不利于健康。因此要尽量利用语言和行为将老年人们的注意力转移到其他方面以减轻其思想包袱。

5. 以情胜情法 中医还有关于"五志过极""以其胜治之"的情志治疗方法，是指有意识地采用一种情志抑制和调节某种情志刺激，以纠正过激情志变化引发的脏腑气血紊乱，使病向愈的一种方法，亦即《黄帝内经》中所提出的"怒伤肝，悲胜怒""喜伤心，恐胜喜""思伤脾，怒胜思""忧伤肺，喜胜忧""恐伤肾，思胜恐"目前，情志相胜法在老年人身心调节的干预中应用较为普遍。陈淑艳、陈霞分别将情志相胜法应用于老年心绞痛病人和老年肺心病病人，结果均表明此法对两类病人心理调适及生命质量有积极的影响。其中陈霞的研究更注重情志相胜法运用的灵活性，以五行相克思想为基础，却不拘泥于五行相克理论，而是从病人的实际情况出发纠正其不良情志。这提示运用此法时不能机械照搬五行相克规律，需根据具体情况灵活施治。以上研究均在干预前充分评估明确病人情志因素，制定个性化的应对措施，具有良好的借鉴意义。此外，有研究对情志相胜法做了全新的诠释和运用，为情志相胜法的继承与发展提供了新思路。闫少校等根据五行相克原理，结合现代心理治疗的理论与实践，提出了"改良中医情绪疗法"，其独特之处在于通过角色扮演因势利导，疏泄情绪，而非强加情绪刺激。目前该疗法尚未运用于老年人，其在老年人中的有效性有待进一步验证。情志相胜法为老年人的心理干预提供了一种有效的途径，但运用什么情志刺激，如何运用情志刺激，刺激到什么程度才能达到治疗目的，刺激的时间等均无标准可参考，影响了其在临床的应用。因此，制定操作性强的规范化治疗方法将成为下一步的研究重点。

情志制约法是一种情志抑制另一种情志，以淡化或消除不良情绪，保持良好精神状态的一种方法。根据喜胜悲忧的道理，对于悲伤忧愁过度的病人，不妨让其多听听相声，或适当讲个笑话，以调节病人的情绪，在用以情致胜法时，要在病人有所准备时再进行正式的情志护理，并且还要掌握病人对情志刺激的敏感程度，以便选择适当方法，避免太过。

（1）喜：喜为七情之首，心气所发。中医学认为心主神志，与人们的精神、意识、思维活动有密切关系，喜为心之志。故有"喜则气缓"之说。但，喜乐过极则损伤心神，就可导致心的病变。五行相生相克中，心属火，水克火，喜伤心，恐胜喜，也就是说适当恐惧可以制约过喜所致病变。

（2）怒：怒为肝之志，与喜相反，肝主疏泄，调节人体精神情志；喜条达而恶抑郁。小怒可有某种快感，有利于肝胆之气舒畅条达。人遇怒，而不怒而致疏泄不及，易出现：孤僻寡欢，悒郁不乐，嗳气太息，严重者精神错乱。暴怒太过，则"怒则气上"而见头晕头痛，面赤耳鸣，薄厥吐血等症。五行相生相克中，肝属木，木克土，怒伤肝，悲胜怒，也就是说适当悲痛可以制约过怒所致病变。

（3）忧：忧为肺之志，忧伤肺，忧则气郁。肺主气，忧愁过度会引起肺气郁滞不畅。临床上出现：少气，音低，息微，咳嗽，胸满，气粗，食欲不振等症状。过度悲哀，耗伤肺气。可出现面色惨淡，吁叹饮泣，精神萎靡不振之症。五行相生相克中，肺属金，火克金，忧伤肺，喜胜忧。忧则气结，喜则百脉舒和，也就是说适当喜庆可以制约过忧所致病变。

（4）思：思为脾之志，思伤脾，思则气结。中医认为："思发于脾而成于心"。思虑过度不仅耗伤心神，也会影响脾的运化功能失调。可导致气结于中，脾气郁结，中焦气滞，水谷不化。伤于心则使心血虚弱，神失所养，而见心悸、怔忡、失眠、健忘、多梦等症。五行相生相克中，脾属土，木克土，思伤脾，怒胜思。思则气结，怒则气上，气行则结散，也就是说适当发怒可以制约思虑过度所致病变。

（5）悲：悲为肺之志，中医把悲和忧在五脏相配中同属肺。悲为忧之极。悲哀太过，往往通过耗伤肺气而涉及心、肝、脾等多个脏器病变。致气弱消减，意志消沉，可见气短胸闷，精神萎靡不振，乏力懒惰等症。累及肝脏，甚至筋脉挛急，胁肋不舒。悲哀过度，可使心气内伤。伤及于脾则胃气滞塞，消化失职，则现腹部胀满，四肢肌肉萎缩等症。五行相生相克中，肺属金，火克金，悲伤肺，喜胜悲，悲则气消。喜则百脉舒和舒畅，也就是说适当喜庆可以制约悲伤过度所致病变。

（6）恐：恐为肾之志，中医把恐和五脏相配中属肾。俗语有"吓得屁滚尿流"，恐伤肾。人体过于受到恐怖，所致肾气不固，气陷于下，出现大小便失禁，精泄骨萎等症状。恐惧伤肾，精气不能上奉，则心肺失其濡养，水火升降不交，可见胸满腹胀，心神不安，夜不能寐之症。五行相生相克中，肾属水，土克水，恐伤肾，思胜恐，恐则气下。思是一个认知过程，能约束各种感情的思维活动，当人受到恐时，只要静下来思考就会消除恐惧的心理，故即时的思考可以制约恐惧过度所致病变。

（7）惊：惊为心之志，中医把惊和五脏相配中属心。成语有"惊惶失措""惊喜交集"，说明了喜和惊在志又同属于心。惊伤神而致人体气机功能紊乱，内动心神。出现目瞪口呆，彷徨失措，精神错乱，心悸失眠，心烦气短等症。五行相生相克中，心属火，水克火，惊伤心，恐胜惊，惊则气乱。当人受到惊骇时，只要迅速冷静下来就会减轻惊骇所带来精神创伤。

6. 发泄解郁　发泄解郁法是指通过发泄、哭诉等方法，将忧郁、悲伤等不良情绪宣泄出来，达到释情开怀、身心舒畅的目的。让老年人把抑郁于心中的不良情绪宣达、发泄，维系愉悦平和的心境。通过认真倾听老年人的诉说，了解他们所担心和忧愁的问题，并根据他们的情况提出具体解决方案，鼓励他们遇事不顺时，要善于向熟识的人倾诉。

7. 释疑解惑　由于身体状况的下降，加之缺乏相关医学知识，老年人往往认为身体不适就是得了某种严重疾病，他们往往因此感到焦虑和恐慌，由此造成严重的心理问题。干预者根据所学知识对老年人的不舒适做粗略地判断，向老年人解释不舒服产生的原因，对他们所提出的各种疑问都真诚而巧妙地回答，并告知老年人保持良好心情有助于不舒适感觉的缓解。

8. 综合性情志护理干预　包含以上多种干预措施，这也是研究者较多采用的一种方式。目前的各研究中大都将两种或两种以上中医情志护理方法联合应用于老年人，仅个别研究在以上研究的基础上，融入中医按摩、针灸、耳穴疗法等中医特色疗法，虽然各项研究的干预方法不尽一致，但研究发现综合情志护理干预对老年人有积极的心理作用。实施综合性情志护理干预或许对老年人更为有效，值得进一步拓展研究。

（四）中医情志护理效果评价

1. 评价指标　经过文献回顾，发现除了对焦虑、抑郁等心理指标进行评价外，不同学者还从老年人局部症状、病人依从性、生活质量等层面评价情志护理实施的有效性，表明心理评价手段更加客观。但多数研究缺乏对老年人生理学指标的评价，未来研究可加入生理指标，以提高研究可信度。

2. 评价工具　采用量表科学客观评价实施效果。在检索到的相关文献中，发现目前临床缺乏信效度较好的公认的情志测评量表，现有的评价工具都是从国外引进的，缺乏中医特色。常用的心理学量表多为焦虑自评量表、老年抑郁量表（GDS）、汉密尔顿焦虑量表、纽芬兰纪念大学幸福度量表，只能评价抑郁、焦虑，不能反映惊恐、悲伤等其他情志。而其他护理效果评价的量表多为生活质量量表、自制满意度问卷等。目前可检索到的情志量表为不同学者编制的正性情绪-喜量表、中医五态情志问卷、五志测量量表及针对更年期女性的中医情志测评量表，但未见老年人情志护理研究中引入该类量表。

综上所述，中医情志护理能够改善老年人不良心理状态，使其在心理、生理上处于接受治疗的最佳状态，促进疾病的早日康复。临床上运用了各种情志护理方法，且都在不同程度上取得了一定的效果，但仍有一定的不足。研究对象多为临床病人，研究环境多为医院，关于在社区老年人中开展干预的研究还较少。除以上问题外，还存在研究重点局限于心理、生活质量方面，缺乏生理结局指标（如血糖、血压等），中医特色的心理评价工具，科研设计不够科学严谨等问题。

（五）中医情志疗法的发展困境

无论是西医、中医、心理学都证明了情志对疾病有一定的影响作用、情志的及时释放和消解对于改善人们的健康、防范未病及病后康复有较大帮助。随着时代的进步与发展，现代社会人们的物质生活水平在不断地提升，生活方式也发生了很多改变，人们感受到的压力越来越大，心理紊乱的概率也在不断攀升。中医的情志相胜疗法原理简明，用其治疗心理疾患既有历史上的文献记载，又有现代临床实践的验证。

在运用情志疗法的心理治疗中，先决条件是良好的医患关系，使求助者能感受到心理师的尊重，信任心理师。而在现代临床实践中，医患关系因其信息不对等原因面临一定的挑战。其次，要求心理师对求助者的问题有专业敏感度，能准确地区分是何种情志引发其心身疾病，应诱发何种适当的情志来引导。这体现了心理师的临床诊疗风格，需要临床经验的积累。另外，古代医案记载，情志疗法要在求助者不知情的情况下进行，让求助者在无意识的状态下接受心理治疗师的情志刺激。刺激量要因人而异，刺激的强度要适度。刺激过弱达不到情志相胜的目的；刺激过强，可能给病人造成伤害，引起新的情志病变也可能产生不必要的医患纠纷。如古代医家在运用情志疗法时，大胆采用欺骗、痛打、侮辱等治疗方式，现在就会给医生和求助者双方带来一定的危险，有悖于现代临床心理治疗的伦理规范。

中医情志疗法有其独到之处，但因其理论、方法产生、发展的经验性不是严格意义上的量化研究而被诟病。目前对心理问题的治疗大多是采用西方主流学派的经典疗法。中国古代医家的情志理论，例如，"怒伤肝悲胜怒"的情志相胜理论来源于古代医师的经验和五行哲学的智慧，在用这一原理来解释和干预求助者出现的临床心理症状时，情志之间的转化与制约会呈现出一定的灵活性，尤其是出现多种情志伤及脏或一种情志伤及多脏的情况。例如，喜、怒、思、悲、恐均可伤心；思不仅伤脾，还可伤心、肝、肺。心理师在干预求助者的心理时，会灵活多变地开展实际操作。从某种程度上看"情志相胜"心理治疗就为何要这样施治、如何施治等问题没有给出规范化、可操作性的病因解释和治疗模式。但是，它的情志之间相互联系、相生相克的思想有其合理性和有效性。如何使情志疗法的理论与方法不断完善与提高、更符合当今科学学术语境是未来需要探索的课题。

第五节 "互联网＋"信息技术 在老年人心理照护中的应用

一、 心理学网站、 App 和微信公众号的应用

国内外较好的各种心理学网站，一般都会有传递老年心理健康的相关知识，能在线进行心理测评，在线心理咨询，心理问答，心理倾述以及提

供心理保健机构的相关信息；还有众多的心理学 App 和微信公众号在老年人心理照护中发挥了积极作用。

二、 人工智能在老年人心理照护中的应用

（一）智能心理辅导机器人

2018 年 11 月 24 日，第十五届中国（中智）职业心理健康（EAP）年会在杭州圆满落幕。并在会上发布了国内职业心理健康领域智能机器人"静静"。"静静"是中智关爱通旗下中智职业心理健康中心（下文简称"中智 EAP 中心"）推出的一款兼具人脸情绪识别与语言交互功能的智能机器人，也是国内首个通过国际 EAP 协会中国分会（CEAPA）专家认证的人工智能 EAP 机器人。"静静"目前可向使用者提供心理知识与初步的心理辅导服务。情绪识别技术使"静静"能通过摄像头识别开心、愤怒、惊讶、恶心、害怕、悲伤、中性 7 种情绪，如果检测到使用者抱有负向情绪，"静静"会主动发起聊天。在语言交互中，针对工作、家庭、情感所产生的焦虑、抑郁、愤怒、害怕情绪，"静静"能给予使用者心理支持。在使用过程中，若"静静"评估发现使用者需要人工心理干预，还会向使用者推荐匹配的心理咨询师进行线下服务。

（二）全国首款 AI 心理服务机器人

连小信（Psybot）心理机器人是一款通过人工智能技术实现"不见面"就能畅所欲言的人机互动心理健康咨询平台。该平台涵盖了 6 大功能：心理知识百科、多维度的"心理体检"、一对一的 AI 心理咨询、心理成长课堂、日常情感陪伴与心理疏导等多项功能。用户只需登录"我德清"微信小程序进入"心理健康"板块，就能与连小信在线畅所欲言，接受心理健康咨询服务。

（三）聊天机器人

聊天机器人（chatterbot）是一个用来模拟人类对话或聊天的程序。"Eliza"和"Parry"是早期非常著名的聊天机器人，它试图建立这样的程序：至少暂时性地让一个真正的人类认为他们正在和另一个人聊天。世界上最早的聊天机器人名为"阿尔贝特"，诞生于 20 世纪 80 年代，用 BASIC 语言编写而成。日本为老年人开发了机器人"体贴 ifbot"，可陪伴老年

人说话，宣泄不良情绪。中国生产的老年陪伴机器人也应用于老年情感陪伴、互动交流、视频通话中。

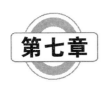 "互联网＋" 中西医整合
慢性病长期照护

第一节 "互联网＋"背景下慢性病管理的现状及对策

2017 年，《中国防治慢性病中长期规划（2017—2025 年)》就提出，推动互联网创新成果应用，促进互联网与健康产业融合，发展智慧健康产业，探索慢性病健康管理服务新模式。今年新冠肺炎疫情防控期间，国家医保局、国家卫健委联合发布开展"互联网"医保服务的指导意见提出，对符合要求的互联网医疗机构为参保人提供的常见病、慢性病线上复诊服务，各地可依规纳入医保基金支付范围。相关法规和标准规范不断完善，各地在探索健康服务上加强引导、加大支持，为"互联网＋慢性病管理"开辟了发展快车道。在互联网技术进步、医疗政策驱动、慢性病患病人数不断增多而医疗资源分布不均等背景下，"互联网医疗＋慢病管理"得到飞速发展，现处于病人自我管理、医患沟通管理和第三方服务融合发展阶段。慢性病的主要群体是老年人，随着部分高知、富有老年人的增多和智能手机的普及，围绕"线上＋线下""药-医-险-养"一体化闭环式的老年人互联网慢性病管理模式也逐渐成为一个可行、可期的发展方向。

一、 "互联网＋老年慢病管理" 模式服务现状

（一）慢性病互联网医疗服务体系逐步建立

2016 年国家卫生健康委发起了家庭医生签约服务，现已搭建了一套相对完善的互联网＋社区卫生健康管理服务体系，针对高血压、糖尿病均设立了规范化的管理目标，各级地方政府和基层医疗机构也结合实情开展了慢性病互联网医疗服务，如北京、上海、厦门、无锡等。同年，宁光院士

和中国医师协会内分泌代谢科医师分会发起了国家标准化代谢性疾病管理中心（national metabolic management center，MMC），以一个中心、一站服务、一个标准为理念，推行糖尿病标准化管理，病人通过"MMC管家"APP进行健康评估、预约复诊、查看检查结果和家庭数据记录等。2019年，中国高血压联盟创建了智慧化高血压诊疗中心（intelligent hypertension excellence center，iHEC），运营管理模式同MMC，但大部分信息由医护人员在工作站填写，病人使用微信上传血压、在线咨询、浏览知识和疾病信息，操作更简单、快捷。

（二）"互联网＋慢性病"分级诊疗模式多样化

全国各地逐步形成了慢性病分级诊疗的多样化模式，如上海"1＋1＋1"模式、厦门"三师共管"模式、MMC"1＋X"模式、北京大学第一医院糖尿病共同照护模式、四川大学华西医院糖尿病分层分级管理模式、东南大学附属第一医院糖尿病及并发症筛防管理模式等，这些模式多利用互联网、物联网、可穿戴设备等实现预约复诊、在线问诊、健康教育、电子健康档案、检验报告、疾病风险评估、饮食运动管理、病情监测、线上支付、线上购药、远程会诊、双向转诊、检查及入院预约等多学科的慢病管理服务，大大节约了病人就医时间，提升了就诊体验。

（三）互联网医疗形式多元化

当前互联网医疗形式呈多元化趋势，PC端和移动端是互联网医疗2个重要的渠道，面向病人的PC端主要是获取健康信息、情感支持、社交沟通或购买医疗产品的网站；移动端以手机APP软件、微信小程序为主，如WellDoc、eHealth、微医、糖护士等。面向医护人员也有PC端、移动端，PC端主要用于建立健康档案、记录信息、数据分析、工作提醒等，移动端用于查看病人病情、在线答疑等。但对于老年慢性病病人，随访仍以电话、门诊、家庭访视和讲座等形式进行。对PC端的使用以国外老年人居多，他们会利用论坛、社交媒体网站获得同伴教育支持。美国学者Litchman等报道该模式可提高老年人自我保健知识，获得情感支持，有利于糖尿病的管理。国内老年人主要使用移动端。微信群、公众号、APP成为了互联网医疗的常见形式，如有学者对老年高血压病人给予基于微信群、公众号的"互联网＋"医院-社区一体化慢性病管理，也有学者对老年糖尿病病人使用手机 mHealth 系统管理进行手机和智能监测装置管理，还有医院对老年糖尿病病人使用 APP 管理。目前有关老年人使用互联网医疗的相关报道较少，且与医疗健康类应用软件 APP 相比，老年人更容易掌握操作简单、页面简化的微信。

二、 实施 "互联网医疗＋老年慢病管理" 模式面临的问题

实施"互联网医疗＋老年慢病管理"模式面临的主要问题是老年人互联网医疗的需求度不高，利用率很低。尽管互联网医疗的迅猛发展带来了全新的就医体验，与年轻人相比，因功能衰退、疾病、既往就医习惯、我国基础医疗保健体系完善等因素，老年人互联网使用需求不高。有学者调查了天津市 333 名城乡老年人，发现 82.9％有信息化居家养老服务需求，但城市和乡村老年人对互联网医疗服务需求均处于中等水平。新疆农村老年人养老服务需求调查发现有 72.8％的老年人表示对这种"互联网＋养老服务"方式有选择意愿。美国与我国情况相似。Ar－cury 等对≥55 岁人群调查也发现，仅 53％的人使用互联网，其中健康素养水平高的人不足一半。Gordon 等调查了 65～79 岁的老年人发现，与非西班牙裔白人相比，非裔黑人、拉丁裔人、菲律宾人的电子健康工具使用率更低。可见，挖掘、开发老年人互联网医疗需求是核心。

此外，由于老年人手机仍以老年机为主，智能手机尚未普及，使用的智能手机大多数也是子女旧手机，对智能手机常用功能，如图片发送、视频语音聊天、扫码、在线支付等操作不熟悉，在子女或其他人指导下也需经过多次学习才能学会操作，而且因记忆衰退、遗忘规律、软件功能使用频率少等因素常忘记操作方法，导致老年人对互联网医疗服务的利用度不高。

影响老年人互联网医疗使用的影响因素

1. 个人因素 包括年龄、受教育水平、收入、健康状况、认知能力和社会适应等。有学者抽样调查了上海、江苏、浙江等地 536 例老年人，发现低龄、女性、城市居住、不太了解慢性病知识、能独立使用智能设备、需要非药物治疗、参加体育锻炼以及参加老年社团的老年人，更愿意参与

"互联网＋慢性病管理"。

2. 家庭、社会环境因素　子女数量越少、空巢老年人、城市居住、居住地有网络、所处城市信息化水平越高、常去综合医院就诊的老年人使用互联网的可能性更大。但也有研究报道显示，与没有使用互联网医疗的老年人相比，使用互联网医疗的老年人就医满意度更差，这也是阻碍老年人继续使用互联网的主要原因。

3. 其他因素　医疗信息网站很多，简单的在线搜索即可获得健康信息。有学者对老年论坛用户信息进行挖掘分析，发现老年人对中医养生的原理与方法、生活方式的调整与改变、疾病防治与应对老化、食品营养价值与功效的信息需求比较高，这提示与操作复杂的 App 相比，老年人可能更倾向于使用浏览器快速搜索健康信息。还有研究报道时间不足、操作复杂、血糖控制无效也会导致病人停用程序。

三、 "互联网医疗＋老年慢病管理" 模式的发展对策

（一）科学系统规划，创新优化服务模式

构建数据共享驱动的服务是当前"互联网＋慢病管理"模式创新的突破口，因此针对糖尿病和高血压已逐步建立了区域中心及下属多个社区卫生服务中心的模式，实现了标准化管理，提升了慢病管理效益。但老年人传统就医习惯尚未转变、对新事物的排斥、学习能力差，层级模糊致使严格分级诊疗难以实现，单一模式不适用于所有地区，出现使用互联网医疗的病人流失或越来越少等现象。为提高服务质效，可借鉴美国、英国、日本等老年慢性病管理模式，并引入市场竞争机制，对标老年人慢病管理服务需求，加快互联网医疗服务模式转型升级，创新服务供给方式。

（二）建立多部门联动机制，助推老年智慧医疗的便利化

除专科医护人员、健康教育者、营养师、药剂师等人员直接参与慢性病管理，还需信息技术部门、慢性病管理中心、双向转诊办公室、门诊、医技、急诊、住院部等多部门合作，保障服务的有效性。同时为老年人建立就医绿色通道，保留人工服务窗口，指定专门工作人员为老年人提供接待咨询、就医指引、互联网医疗软件、可穿戴设备的使用指导服务，并进一步整合医、药、保险等各种资源，更好地实现医疗服务的线上、线下融

合和衔接，为老年人提供覆盖院前、院中、院后的全程慢病管理服务。

（三）发挥家庭、社会支持系统功能，实现慢性病整合照护

互联网的使用可以有效缓解老年人的孤独感，但他们更需要的是子女陪伴，而子女因工作、个人家庭等原因无法常伴老年人身边。"互联网+慢病管理"可更好地搭建起父母与子女间沟通的桥梁，子女还可以远程"贴身"照顾父母健康，如预约就诊、线上支付、上传居家采集的疾病数据等，这也是目前老年人"互联网+慢病管理"的主要形式。可当下所有慢病管理系统病人端账号只有一个，子女远程登录系统后，老年人无法同步登录，因此，需建一个以病人为主体，家庭成员或主要照顾者为客体，医护人员共同参与的病人家庭管理群，解决沟通不畅、信息传递失误、信息丢失等问题，有效发挥家庭支持在慢性病管理中的积极促进作用。同时借鉴英国的整合照护模式，依托城市医疗集团、城市社区联盟、县域医联体，与基层、社区卫生医疗机构、养老服务机构等建立信息服务共享保障机制，大力推进家庭医生、护士上门服务，更好地为老年慢性病病人提供居家医疗服务。

（四）加快老年互联网医疗平台的建设和运营推广力度

要真正实现老年人智慧医疗，首先要加大信息技术的研发和配置，将远程监控技术、传感技术、人工智能技术等应用到互联网医疗服务中，并根据老年群体的特殊需求，不断优化软件和产品的设计，如字体大小适中，突出显示关键操作按钮，简化操作流程，增设语音录入、点读、放大镜等功能，同步开发微信小程序等，提高用户使用体验。其次，需扩大互联网医疗的宣传途径、方法，除传统发放宣传手册、张贴海报外，还可在门诊播放互联网医疗就医流程视频、设立线上医疗虚拟体验中心等，并在医疗机构以外的地方或平台（如社区、养老机构、健康资讯媒体等）进行宣传。

（五）积极推进互联网医疗相关保险控费与监管制度的建立

老年人慢病医疗费用支付的险种有基本医疗保险、特殊门诊保险、长期护理险、商业健康保险等，随着互联网医疗服务的扩张，相关医保支付问题已成为民生热点问题。近日，国家医疗保障局颁发了关于积极推进"互联网+"医疗服务医保支付工作的指导意见，标志着互联网医疗纳入医保支付进入实操阶段。但要优先保障门诊慢特病等复诊续方需求，再到扩大至支付慢病互联网＋医疗的其他服务项目仍需一段时间，建议加快推进信息的互联互通、实时共享技术平台建设，建立起医疗、医药、医保的"三医联动"控费和监管机制，促进地方在线医保支付政策尽快落实。

第二节　中医护理在老年慢性病长期照护中的应用

一、中医护理在慢性病中的应用治则

（一）固护卫气

慢性病病人由于病程时间长，导致身体虚弱，损及气血，致使卫气不足以顾护卫表，病人容易复感外邪，引动宿疾复发，延误病情，对治疗造成负面的影响，甚则危及病人性命。所以在治疗上谨慎使用辛温解表的药，禁止使用重剂发汗，即便外邪侵袭，也只能轻清宣透，微发其汗，亦或配以益气固表之药，以顾护卫气。所以慢性病病人应当慎避风寒，医护人员应帮助病人适当户外活动，增加阳光的照射，以温煦卫气，充实肌表。

（二）调和情志

《黄帝内经》曰："恬淡虚无，真气从之，精神内守，病安从来；精神不进，意志不治，故病不可愈。"慢性病病人常常表现得精神抑郁，情绪低落，缺乏信心，容易引起肝气郁结而并发其他疾病。故善医者，必先医其心，而后医其身。医务人员应当及时疏导病人，给予病人思想教育，从多方面着手，使病人正确面对自己的病情，消除负面的情绪，保持精神愉悦，心情舒畅，从而调理病人的气机，使其气血畅通，调和脏腑的功能，促使疾病早愈。

（三）调理脾胃

日常生活中通过食物的摄取给我们的身体提供必须的能量，同时食物还是人体气血的生化之源。慢性病病人病程长，容易耗损正气，使得病人抵抗疾病的能力降低，所以在治疗护理中，必须注意保护脾胃，促进脾胃化生水谷精微，充养机体。慢性病病人病情好转，胃气恢复时，应当少食多餐，尽量摄入易于消化的食物，忌食肥甘厚味、生冷、过硬、过热的食物，以免损伤脾胃之气。中医认为食药同源，五色养五脏：红养心，青养肝，黄养脾，白养肺，黑养肾。通过进食不同的食物，可以调和其相对应的五脏，损其有余，补其不足，最终达到阴平阳秘的水平。

（四）运动保健

慢性病病人身体素虚，故应通过适量的运动来增加正气。运动保健在中医学上被称为导引，即"导气令和，引体而柔"。适量的运动可使病人疏通经络、气血调和，增强一身之气，抵御病邪。常见的运动养生法有八段锦、太极拳、太极剑、五禽戏等。太极拳可增强血管弹性，增强呼吸功能，有利于降低血压，扩大肺活量，对提高肺的通气有良好的作用；而八段锦中"两手托天理三焦""五劳七伤往后瞧""两手攀足固腰肾""攒拳怒目增气力"等对于降低高血压病人的血压以及缓解其相应伴随症状方面具有良好效果。通过适量的运动保健，可以激发慢性病病人的正气，滑利关节，舒筋活络，调节气血阴阳平衡，进而达到增强体质，促进疾病早日康复的作用。

（五）生活起居

护理顺应四时是一切生物维持生存的重要条件，起居有常，适度劳逸。慢性病病人的体质偏虚，抵抗外邪能力较弱，故病人对四时节气的替换、生活起居环境的优劣等因素均更为敏感，甚者直接影响治疗效果。所以医护人员应根据病人不同病情去创造不同的生活起居条件，如阳气不足的病人，应尤为注意保暖防寒，通风时间不宜太长。

二、 中医护理在慢性病中的应用

张泽菊等人将老年性高血压分为肝阳上亢、痰湿壅盛、肝火亢盛、阴阳两虚等几个不同的证型，然后按照不同证型实施辨证施护。张泽菊等人推荐老年高血压病人采用中医起居运动养生法，遵循四季养生原则，运用中医起居运动养生法指导高血压老年人进行运动锻炼，不仅能有效减少高血压症状，如头痛、头晕、耳鸣等的发生，还能疏导情志、愉悦身心，最终达到降低血脂指数与血压水平，保持血压稳定，防止并发症发生。此外，辅以如神门、心、胃、肾等耳穴埋籽，对老年性高血压引起的失眠具有明显效果。刘建霞等在中医护理慢性前列腺炎中，在辨证论治观念的指导下将病人分为湿热下注型、气滞血瘀型、阴虚火旺型、脾虚气陷型和肾元虚衰型，然后根据不同证型采用相应的中药方剂内服，外加用中药灌肠及坐浴、针灸护理、推拿护理、情志护理以及起居生活护理，取得了良好疗效。而在糖尿病的中医护理中，护理人员根据证型的不同，采用饮食护理、中药茶饮、情志护理、生活起居、运动保健以及采用艾灸、耳穴埋籽、中药敷贴、穴位按摩等中医技术，可以有效地缓解症状，提高生活质量，增强保健意识。龚礼敏等在对中风（脑梗死恢复期）病人的治疗中，采用在常规护理基础上增加中医护理的方案。结果显示，对中风（脑梗死恢复期）病人实施中医护理方案较对照组更能提高他们的自我效能及生活质量，其疗效显著。苏书贞等对 30 例老年性痴呆病人实施中医护理干预，在常规药物治疗基础下，通过辨证施护，给予穴位按摩、刮痧疗法、八段锦、指导体育锻炼等方法，结果显示干预组病人日常生活能力、定向能力、记忆力及认知水平均优于对照组病人。

第三节 "互联网十"信息技术在慢性病长期照护中的应用

一、"互联网十"信息技术在高血压长期照护中的应用

2015 年国务院发布了《"健康中国 2030"规划纲要》和《国务院关于积极推进"互联网十"行动的指导意见》等多项文件支持常见病、慢性病线上复诊，对"互联网十医疗健康"的发展模式提出了指导意见。我国信息化建设起步较晚，电话/短信、电子健康档案、远程血压监测系统、移动医疗健康应用程序（App），以及微信、QQ、信息化平台等不同信息化管理手段的使用，给病人提供了便捷、持续、个性化的管理服务，规范化的治疗行为提高了高血压病的管理成效。

（一）电话/短信

手机因其操作简便、携带方便，使用人群最为广泛，85.2%的病人表示更乐意接受电话随访与提醒。研究表明在社区卫生服务中心实施电话和短信随访干预能有效提高社区老年高血压病病人的服药依从性。手机和短

信作为医患交流的媒介，可用于帮助病人坚持遵医行为，两种干预方式各有利弊。短信干预具有经济、便捷等优点，但发送内容仅局限于文字，形式较单一，且视力不佳的老年高血压病人或文化水平较低者在短信收发和阅读方面存在障碍；电话干预则适用人群更为广泛，更为直接，但在管理成本方面则需要花费更多的人力和精力；两者在提高管理人群依从性方面的效果不可否认，但对数据的处理分析方面存在较大局限。

（二）电子健康档案

随着信息技术的发展，健康档案由纸质向电子化发展已成为必然趋势。电子健康档案（Electronic Health Record，EHR）：即电子化的个人健康记录，是以电子化方式存储和管理有关个人整个生命周期健康状态和医疗保健行为的信息记录，是数字化的个人健康信息的集合，它包含过去、现在和未来的健康信息。我国 EHR 的起步较晚，从 2000 年前后数字化健康档案在我国兴起，到 2009 年正式提出电子健康档案建设要求，再到 2016 年开始全面建设，对于如何实现全民健康档案数字化管理，已成为现阶段我国医疗健康事业发展的一大课题。

（三）远程血压监测

系统通过物联网的射频识别（Radio Frequency Identification，RFID）、可穿戴设备、移动终端等可实现对病人健康信息的感知与采集，以实现对健康状况的检测与记录；移动互联网技术实现信息的传输与储存，从而使得医务人员对管理对象的健康信息进行实时监测与评估，尤其适用于没有时间经常到门诊就诊或复诊的中青年高血压病人。

（四）移动医疗健康应用程序（App）

App 是互联网应用与服务（Application）的简称，通常指能够在移动设备上运行的程序，移动医疗 App 是安装在智能移动设备上，以健康信息推送、咨询等方式为用户提供健康信息或改变用户健康行为的简单计算、数据追踪等功能，以促进健康和预防疾病，从 2013 年开始，随着智能手机的普及以及大众对自我健康管理的重视，我国面向消费者/病人的移动医疗健康应用程序 App 数量持续增加，越来越多的证据表明移动医疗 App 的使用增加了病人依从性，使饮食和健康干预的成功率提高。62.75％的受访者表示，期望移动医疗 App 应用于高血压病的居家护理，可以为其提供"用药提醒、复诊提醒和饮食提醒"等功能；而医务人员则在"门诊教育与互动"方面对 App 的需求较高。甘志娟等人依托管理软件对高血压病人自动实施人群分类、危险分层，给予病人随访时间及内容提醒，干预组病人的服药率较管理前上升了 24.67%，油盐量超标、抽烟、饮酒和超重等危险因素较管理前有不同程度的下降。因缺少对 App 质量和安全角度的评价，导致 App 在高下载量的同时也普遍存在着使用率低、卸载率高的现象，真正意义上移动的医疗仍未实现，因市场缺乏相应的监督和管理。

（五）在线群组

微信和 QQ 作为一种日渐普及的信息交流方式，用户可以通过手机、平板、网页发送文字、图片、语音和视频，具有操作简单、不拘形式等优点，在慢病管理中展现出良好效果。通过在线群组对高血压病病人发送健康知识、讲座视频，医生可以随时随地对病人进行健康指导，让病人自主掌握控制疾病的方法，有助于病人不良生活方式和行为习惯的改变，使高血压病干预由被动变成主动，更易被广大中青年人群接受。

（六）多维度信息化干预

多维度信息化干预即同时应用两种及以上的信息化干预方式。临床中多种信息化手段相结合的综合管理方式逐渐增多。李凯以居民电子健康档案为基础，以 3G 无线血压计为手段，网络平台为载体，配合高血压远程监测管理系统，由不同管辖范围的全科医生团队对信息进行处理分析，并通过短信或电话方式定期进行健康教育和医患沟通，1 年后的遵医服药率、盐摄入及饮酒控制率、适量运动率等健康行为改变效果优于对照组。刘安银给予病人建立电子信息及病历档案，同时通过网络页面公布病人普遍关心的健康知识及保健咨讯，提供多种形式的用药指导及非药物治疗的指导，调动了病人参与疾病管理的积极性，较干预前，病人的吸烟、饮酒、运动、食盐摄入量等不良行为改变率明显提高。

目前，综合的信息化管理平台逐渐成为高血压病管理的发展方向，依托智能化的平台开展多样化的信息管理手段，能保证数据信息更加全面，提升管理的效能。丁宏健等人将城市网格化管理经验应用于社区高血压病的管理中，通过网络信息化管理平台，实现了高血压病的远程化管理与监管，由责任医生团队实现对病人全方位全过程的管理，使得病人的遵医行为执行率明显提高。顾亚琴将门诊签约的 100 例病人随机分为试验组和对照组，对照组根据自己的情况自行去社区卫生服务中心门诊复诊，进行血压自我管理，试验组依托居民健康管理信息化平台，由签约医生定点、定期给居民监测血压，所测数据自动上传至信息平台，根据病人的健康数据进行药物治疗方案和生活方式的调整；试验组病人控盐勺、控油壶的使用率明显高于对照组，运动时间长于对照组，差异具有统计学意义（$P<$ 0.05）。社区卫生服务中心复诊随访的 $70\%\sim80\%$ 都是单纯配药或咨询，通过信息化手段给病人提供医患交流的平台或渠道，病人可以将自己的疑问以及用药、饮食、锻炼等情况通过文字、图片等上传供医生参考，医疗团队根据病人的特征给予相应的指导，提高了健康教育的针对性，又可以减少病人往返医院的时间，减轻经济负担。

二、"互联网十"信息技术在糖尿病长期照护中的应用

（一）互联网医院糖尿病线上管理

2021 年 5 月 20 日，由中国老年保健协会糖尿病专业委员会牵头制定的《互联网医院糖尿病线上管理中国专家共识》正式发布。共识中对互联网医院糖尿病线上管理的定义及流程等内容进行了阐述。互联网医院糖尿病线上管理指依托互联网医院糖尿病线上管理平台，由内分泌专科医生、医生助理、护师、药师、营养师等多学科糖尿病管理团队协同参与，开展健康咨询等服务的过程。互联网医院糖尿病线上管理以病人为中心，以线下诊疗为基石，遵从安全性、自愿性、有效性、个性化的原则，以发挥线上管理对线下诊疗的延伸作用。通过互联网医院糖尿病线上管理提高糖尿病病人管理的依从性，延缓或减少糖尿病并发症发生，降低致残率和病死率，提高病人生存质量。

互联网医院糖尿病线上管理的规范化流程如下（图 2－7－1）：糖尿病病人应先有线下管理，然后再进行线上管理。转入互联网医院后，糖尿病线上管理团队应结合线下医生对疾病评估的结果，对病人进行综合评估，制订管理方案，并对病人进行健康教育、行为干预和用药指导。糖尿病病

人在互联网医院线上管理过程中，应进行定期随访，以改善临床结局，提高生活质量。若病人病情出现变化或存在其他不宜在线诊疗的情况，糖尿病线上管理团队成员应当引导病人到线下医疗机构就诊。

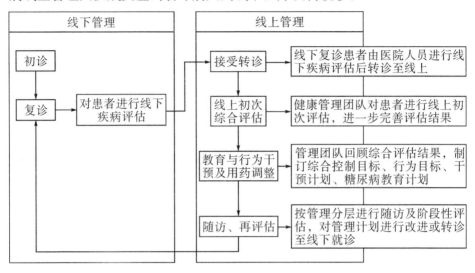

图 2-7-1　互联网医院糖尿病线上管理的规范化流程

（二）微信小程序在糖尿病病人饮食监管中的应用

李贝等人设计了一款糖尿病病人饮食监控微信小程序，实现对糖尿病病人的饮食监管。该小程序包括记录、测评、发现、我的 4 个模块；病人、医护人员两种模式。平台通过分析各类食物中糖分、碳水、脂肪、热量等比例，给予病人日常饮食推荐；病人可以通过平台记录日常饮食内容与总量；医护人员可以接收相关病人的饮食情况。应用结果显示：糖尿病病人饮食监管小程序的设计可以实现医护人员对糖尿病病人的饮食监管，同时有利于糖尿病病人养成良好饮食习惯，提高病人对自身血糖水平的控制能力。

（三）信息技术在糖尿病防控中的应用

在互联网发展早期（2000 年以前），人们关注与糖尿病管理相关的信息技术应用，评估交互式教育模拟工具与病人的通用协议等。在医疗决策支持系统出现后，人工神经网络模型成为支持医疗诊断推理的工具。带条形码的检测仪——PDA 型血糖仪开始用于毛细血管的血糖水平的测量，同时，下一代个人护理设备还支持正确的胰岛素输注计算。在互联网高速发展的今天，基于人工智能与云计算、大数据、物联网、移动互联网等先进信息技术对糖尿病病人综合解决方案的投入实施，云平台由用户终端智能平台、数据处理智能平台、泛在网络智能平台、综合服务智能平台及主要子系统模块构成。主要包括以下几项应用。

1. 连续血糖监测　血糖监测是糖尿病管理中的重要组成部分，其结果有助于评估糖尿病病人糖代谢紊乱的程度，借助信息技术制定合理的降糖方案。开展循证医学视角下的糖尿病教育与干预，可反映降糖治疗的效果并指导医生调整治疗方案。有效的自我管理对于糖尿病血糖控制、延缓并发症及改善生活质量至关重要。糖尿病病人通常采用自我血糖监测技术来检测血糖水平，每天需要多次刺破手指，而连续血糖监测器可全天连续测量血糖水平（如雅培瞬感血糖仪，通过康为"掌控糖尿病"App 的移动健康核心技术，使用穿戴式智能设备，结合分布式计算，可维持 2 周左右的血糖监测周期，最大限度降低病人的不适感）。

2. 预测糖尿病并发症　从数据中提取隐藏的、具有潜在价值的、新的信息，可以提高糖尿病病人的诊断准确性，减少时间和成本，常用数据挖掘和预测模型算法有 K-means 算法、Logistic 回归算法、决策树算法、随机森林算法等，可在病人提出诊断前 240 天内识别并开展早期诊断。Logistic 回归模型结合多层感知器神经网络模型，预测准确率高于单一模型应用，对某些并发症的预测准确率可达 90% 以上，可为糖尿病并发症预测提供科学参考。

3. 糖尿病"数字疗法"　信息技术的发展推动"数字疗法"的产生。数字疗法是"经过严格临床验证，将对疾病、健康状况或综合症状的诊断、预防、监测或治疗产生直接影响的技术性产品"。美国数字疗法联盟将数字疗法定义为面向病人提供基于证据的治疗措施，由高质量软件程序驱动，用于预防、管理或治疗某种疾病，可单独使用，也可与药物、设备或其他疗法协同使用，从而优化治疗结果，改善病人的健康状况。

自 2016 年起，国内领先的控糖 App "掌控糖尿病"的开发者——福州康为网络技术有限公司，联合闽江学院、福建医科大学附属第一医院等单位开展合作，后又陆续与北京大学第一医院、中国疾病预防控制中心等相关知名医院、企业、高校、科研机构联合，组成糖尿病"数字疗法"项目组，开展了一系列关于糖尿病及其并发症的"数字疗法"关键技术研发。

综上，互联网、大数据、人工智能等技术的发展，可改进并完善糖尿病防控机制，多学科交叉背景下的信息技术和手段已被广泛应用于糖尿病防控领域。

（四）信息技术在糖尿病跨学科干预中的应用

糖尿病作为一种慢性疾病，日常行为和自我管理能力是控制其发展的关键要素，系统化管理尤为重要。

1. 早期互联网社区论坛的作用　2000 年后，互联网上由专业人士主持的 BBS 讨论小组受到广泛欢迎，病人和家庭的积极访问，让受众参与情感支持和信息交流被视为有效策略。通过监控、信息、个性化、通信和技术评估发现，网站将医疗、保健专业人员资源整合到糖尿病的在线管理相关小组内，会提升网络社区人员沟通的有效性。但仍有学者忧虑互联网的作用是否能够覆盖到弱势群体，以及网络的公平性等问题。

2. 网络工具对糖尿病管理的干预　研究者基于 Web of Science 数据库，检索 1986 年至 2018 年收录的社会网络领域的糖尿病管理文献，通过高频引文和关键词聚类分析发现，研究热点主要集中在社会支持、家庭支持、同伴支持、自我管理、血糖控制、服药依从性等方面。81.5％的相关文献发表于 2015 年后，大多数为干预性研究，体现为通过 App、网络、社交平台等对受众进行血糖监测、健康教育和反馈指导等。

2020 年初新冠肺炎疫情暴发后，日本任天堂公司出品的"Switch＋健身环"，通过传感器接收，将环的拉伸和挤压产生的模拟信号，通过将压敏感测数据转换为数字信号传递到感应器 Joy-Con 上，使健身与游戏闯关融合在一起，形成"娱乐＋健身"模式。此外，还可以通过互联网与其他体验者进行交互，用户黏性相当高。因此可以借鉴任天堂的设计理念，增强糖尿病健康教育管理平台和移动设备的社交属性，提高用户黏性，潜移默化地开展糖尿病健康教育干预，改进人群的糖尿病自我管理模式。

3. 区块链技术的应用　在医学领域，建立专业的糖尿病病人临床知识库，采用计算模型构建病人标签，引入区块链技术，可解决通用用户画像精确度不高、不适合医疗领域应用以及病人个人隐私保护困难等问题。通过使用大数据平台和数据引擎，可进一步构建病人画像标签体系。区块链技术的应用场景，进一步体现为经由智能手机收集血糖值，发送到云平台，通过分布式存储器和区块链数字加密系统，结合去中心化存储、私密签名、不可篡改等技术，提升信息可靠性，开展糖尿病诊断、监测、研究，以及采取公共卫生行动，帮助政府和公民防控疾病，提高健康意识。

4. 基于大数据的糖尿病人群画像　已有文献基于大数据的真实人群本质研究，体现为人群特征的可视化，通过收集与分析人群基本属性、社会交往、行为偏好等多维度信息，结合机器学习和深度学习等算法模型，根据需求将不同标签组合成情境化用户特征，可构建精准用户画像。通过对网络社区上糖尿病群组用户问答数据进行比对，发现其主题分布、演化及共现规律的核心需求往往聚焦于"疾病如何治疗"。

三、 "互联网十" 信息技术在脑卒中长期照护中的应用

近年来，移动互联网技术和机器人技术的迅速发展，提升了远程、智能化照护的可行性，不仅改善了医疗资源分布的不平衡，还保证了医疗服务的连续性，使得世界上许多国家逐渐利用移动互联网和机器人技术来拓展脑卒中病人的管理。移动互联网和机器人技术为脑卒中病人提供了便捷有效的医疗服务，不仅打破了时空的限制，节约了人力，还提升了病人的疾病自我管理能力，已在我国引起了高度重视。2016 年，《关于促进和规范健康医疗大数据应用发展的指导意见》中提出：规范和推动"互联网十健康医疗服务"，要求全面建立远程医疗应用体系，发展智慧健康医疗。这一新型医疗服务模式或将引发技术革新所致的疾病管理流程和管理模式上的创新。

(一) 脑卒中风险评估应用程序

脑卒中风险评估应用程序主要是针对脑卒中风险低或中的人群。它可以评估成人 5 年和 10 年的相对或绝对脑卒中风险，使用户识别自己发生脑卒中的相关危险因素，包括年龄、性别、体质量、身高、吸烟等 19 个选项，还允许用户与同年龄、性别、无其他危险因素的人群的风险比较。

除了评估用户的脑卒中风险，脑卒中风险评估应用程序还提供健康教育资料，帮助病人识别脑卒中危险信号，并提供循证意见以控制用户的危险因素。Stroke Riskometer App 是由新西兰研发的脑卒中风险评估工具，已经得到世界脑卒中协会的认可。被翻译成世界上最流行的 12 种语言使用，北京神经外科研究所的王文智教授与复旦大学的华富教授已经将这款应用程序翻译成普通话版。我国的"101 健康管理"系统根据用户上传的数据，自动生成脑卒中风险分级，并给予相应的健康计划。对于高风险用户，社区医生或护士直接发送短信提醒。目前该系统已成功运用于国内医院，进行社区人群脑卒中的预防。

（二）建立区域协同救治体系

1. 远程脑卒中分诊　　远程分诊系统本质上是一个整合的远程医疗健康服务平台，连接着医疗机构、服务机构和终端层手机用户。脑卒中远程分诊系统对突发脑卒中病人上传的数据进行自动化评估，预测病人的脑卒中类型；同时结合全球定位系统技术，计算出病人现场的位置与所有脑卒中中心的运输时间；并根据病人脑卒中的严重程度、年龄、最后一次发作时间、转运时间（综合考虑距离和交通信息）和脑卒中中心功能，将急诊医护人员引导到最适合的脑卒中中心，从而实现了脑卒中病人的分流。Nogueira 等的研究证实，智能手机应用软件"FASTED"脑卒中远程分诊功能有效地缩短了脑卒中病人到达医院的时间，并且最大限度地实现了溶栓抗凝治疗，将医院急诊分诊平台与急救医疗服务有效前移，有利于病人取得较好的预后。与 Nam 等的研究结果一致。

2. 远程脑卒中救治　　2013 年，国务院下发的《关于促进健康服务业发展的若干意见》指出，以面向基层、偏远和欠发达地区的远程影像诊断、远程会诊、远程监护指导、远程手术指导、远程教育等为主要内容发展远程医疗。2014 年，以宣武医院为中心成立了国家远程脑卒中中心，对区域医院行远程会诊指导、远程病房查床及手术专家指导，并直播手术供下级医院示教；充分发挥了大医院的资源和人才优势，为医疗资源匮乏的地区提供有效的指导，为建立区域协同救治体系提供了可能。

远程脑卒中救治通过远程视频和影像进行查体和病情评估，给脑卒中诊断和治疗提供了更高效的资源。在现场抢救和转运途中，救护人员便可开展心电图等多项检查，卫星通信技术将病人的生命体征及现场抢救的音视频上传到医疗信息云平台，医生实时接收并查询病人在该系统的健康数据、既往病历，在第一时间作出诊断，实施远程救治指导，同时在院内开辟绿色通道，做好术前准备，完成脑卒中病人救治过程的无缝衔接。Itrat对通过远程视频会议技术实现的脑卒中评估决策的正确性进行评估，发现远程评估决策与现场评估决策的一致性高达88％，且远程决策溶栓的正确率达到100％。2018美国脑卒中协会《急性缺血性脑卒中病人早期管理指南》中最新推荐意见提出，远程脑卒中可以为脑卒中病人进行静脉溶栓提供有效的决策支持，可见远程脑卒中能够提供有效的神经科专业医师诊疗服务，使脑卒中病人获得最佳的治疗。

（三）信息技术在脑卒中居家康复护理中的应用

1. **远程指导和咨询，满足护理需求** 美国门诊护士协会（American Association of Ambulatory Care Nursing，AAACN）指出，远程护理是运用远程信息技术进行护理保健、指导护理实践的护理活动，其应用形式包括远程护理指导和咨询。Siegel等采用个人健康助理（Personal Health，PHA）给出院后的脑卒中病人发送健康教育材料、提供预约复诊及健康咨询以保证病人院后的治疗依从性，降低病人的再入院率。宣武医院开发的"医家护"App在一对一咨询服务基础上，每天定时提醒脑卒中病人服药、做康复功能锻炼，并与家属绑定，同步了解脑卒中病人的康复情况，满足了病人的护理需求和情感需求。金燕等通过网络视频及语音给病人家属培训居家护理知识及康复护理指导，如评估病人的居家环境、脑卒中病人的行走能力及生活自理能力后，为脑卒中病人制定个人康复计划并实时督促。远程医疗视频软件也实现了康复指导及咨询功能。

2. **远程三级康复，优化资源配置** 脑卒中远程三级康复主要指家庭远程康复（Home Telerehabilitation，HTR）模式，即病人利用手机、平板、电脑等设备，接受终端专业康复师的指导，模拟一对一的康复训练。远程康复主要应用于肢体功能康复和语言康复。

3. **远程康复系统提供康复指导** 肢体功能康复通过便携装置采集病人

在家的各种康复治疗数据并传送给康复医师，康复师即可根据病人的状况制定个性化的康复计划。另外，康复师借助 QQ、微信的视频会议及语音会话功能，对病人及其家属进行康复指导，包括问诊、肢体康复指导，意见收集等。

4. 远程康复系统辅助语言功能康复　远程语言康复是指病人基于远程康复系统锻炼自身的语言功能，系统自动反馈结果，病人可以自己控制个性任务的难度，检查存在的错误，康复师定期对其语言功能进行评估，具有自主性、灵活性和交互性的特点。如语音引导病人触屏操作的 iAphasia App。iAphasia 的电话治疗方案包括 6 个治疗领域：听力理解、阅读理解、重复、命名、写作和流利的口头表达。

（四）机器人技术促进脑卒中康复护理发展

1. 康复机器人促进运动训练　目前神经康复疗法已转向针对特定任务的训练。有证据表明，以任务为导向、重复性强的运动训练可以增强脑卒中后偏瘫病人的肢体康复，其中康复训练持续时间是影响康复治疗进展的关键因素，机器人辅助的康复运动训练可以有效促进病人进入强化的康复训练，从而改善病人肢体功能。目前，国内外康复机器人类型主要包括上肢康复机器人、手指康复机器人、下肢康复外骨骼机器人。

2. 护理机器人改善脑卒中病人独立生活质量　护理机器人主要为脑卒中后病人处理日常事务。如浴立式机器人帮助下肢瘫痪或有行走功能障碍的病人洗浴，老年机器人除了帮助处理病人的吃饭、提醒吃药等日常事务，还能监测老年病人的安全行为，避免危险。南昌大学开发了一种移动监护系统，将服务机器人与床体结合，通过智能手机遥控，改变床体姿势，达到为偏瘫病人翻身、改变体位、预防压疮的护理目标，实现了脑卒中病人的远程护理。

四、"互联网十"信息技术在失智症长期照护中的应用

随着年龄的增长，我们的身体免疫力会变得越来越弱，也更容易生病，其中老年痴呆症就是一种比较棘手的疾病。老年人会在肢体行动力、听力、说话和视力等方面都有相应的减弱。老年痴呆症是出现几种精神状态和功能状态上的障碍，比如记忆力衰退、思考方式的改变等。老年痴呆

症的学名是阿尔兹海默病，一种起病隐匿的进行性发展的神经系统退行性疾病。老年人在受到这个病症的影响时，往往会失去以前大部分的记忆和日常生活中的其他认知能力。阿尔兹海默病是一种类固醇性的痴呆病。目前还没有找到可以完全治疗这种疾病的方法，但是医疗保健领域在为延迟这种症状的发生而不断努力。现在人工智能在医疗科技上广泛应用，物联网和人工智能技术广泛用于改善老年痴呆的症状。

（一）医疗物联网（IoMT）

IoMT 是医疗保健领域的物联网技术。当物联网技术与医疗行业相遇时，人类见证了强大的解决方案。移动设备和传感器正在证明它们在帮助病人、医生和医疗保健专业人员的生活中起着至关重要的作用。物联网是一种技术，通过这种技术，人们可以将数据从一台机器传送到另一台机器，而不需要进行身体接触。它是一种无线技术，不同的计算机、传感器和机器可以相互通信。物联网传感器使医生和护士能够访问远离他们家的病人的健康记录和重要信息。这些物联网传感器与互联网相连，任何重大更新都将立即报告给医疗保健专业人员。

老年人患老年痴呆症的早期症状之一就是开始容易迷路。他们开始逐渐丧失记忆使他们很容易迷失回家的方向。这种症状给他们的照顾者或家庭成员带来了很大的担忧。病人在他们所处的环境中是不安全的，因此，至少要有一个护理者必须一直陪伴在他们身边。物联网技术应用于 RFID 芯片、GPS 跟踪器和这些病人使用的运动传感器等设备，可以帮助他们变得独立。物联网技术附着在日常用品上，如腕带、袜子、夹克、纽扣、眼镜、鞋底等，使得这些日常生活用品变得十分有用。在这样的安排下，当病人离开家或日常工作时，他们所用的物联网传感器会通知他们或者看护人和护士病人现在的情况。通过这种方式，可以有效锁定病人的位置和并监测身体情况。

（二）机器学习模式

相比之下，许多人无法做到护士提供的常规认知护理。当看护者将现代人工智能技术与用于痴呆病人的物联网设备配对时，人工智能可以覆盖看护者对人脑的印象。用于痴呆病人的物联网设备每时每刻都会收集大量数据。在这些病人数据上使用机器学习算法时，可以训练人工智能管理员的应用程序来帮助这些病人采取进一步的行动。例如，ML/DL程序可以帮助老年痴呆症病人在进行日常活动（如做饭、穿衣、社交活动）和阅读、游戏等休闲活动的同时改善病情。IBM和Michael J. Fox基金会已经开始研究一种机器学习模型，它可以帮助临床医生更好地理解帕金森氏症。BRAIN的一项研究成果，一本神经学杂志和深度学习计划可以解释MRI测试、年龄、性别、病人病史和神经心理学测试，以预测患老年痴呆症的可能性。毕竟，人工智能和物联网是无法分割的。人工智能可以为物联网技术提供很多东西。人工智能有潜力从人类的头脑中学习，也可以随着时间的推移从数据中学习。现在的物联网技术仍有一些不足之处。用于痴呆病人的智能物联网设备需要具有关于病人健康和生命体征的重要信息。人工智能最适合利用这种高端数据。

（三）辅助机器人

华盛顿州立大学（WSU）的科学家表示，其机器人活动支持系统（RAS）使用嵌入在家中的传感器来确定居民的位置、他们正在做什么以及他们何时需要日常任务的帮助。在需要时，可以部署辅助机器人以自行查找人员，并提供有关如何执行简单任务或将所有者引导至重要对象（如药物或食物）的视频说明。电子工程和计算机科学的董事教授，以及开发机器人的WSU自适应系统高级研究中心主任DianeCook表示，该系统可以帮助更多的老年人留在自己的家中。有证据表明机器人可以促进社交参与，改善情绪并减少一些痴呆症病人的躁动。

（四）Helius 智能药丸

Helius智能药丸是由初创公司Proteus数字医疗公司研发的一种可吞服性智能药丸，被应用于老年痴呆症病人。Helius智能药丸实际上是可消化性微芯片，该芯片随着药物被吞食，可以被人的肠胃吸收，配合外部贴在皮肤上的贴片，Helius就可以在人的体内实时监测各种人体体征，比如心率、呼吸、是否服药等。收集到的数据会被传送到用户的手机上，医生可以随时观察病人的身体状态和用药的依附性，方便观察病情，制定更个性化的医疗方案，建立高效的目标疗法。

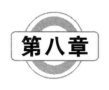

第八章 "互联网十" 老年人中西医整合临终照护

第一节 临终关怀的概述

"临终关怀"一词译自英文 Hospice Care，原是欧洲中世纪设立在修道院附近为朝圣者和旅行者提供休息和治疗照顾的地方。现代临终关怀则是一种人性化的关怀理念，为临终病人及其家属提供生理、心理和社会全面支持与照护的特殊医疗保健服务。临终关怀是由医疗、护理、心理等多学科的专业人员和志愿者组成一个团队，共同为当前医疗条件下没有治愈希望的临终病人（通常生存期在 3~6 个月内）及其家属提供全方位的舒缓治疗看护和心理关怀，使临终病人能够舒适平静地度过人生的最后阶段。病人家属则可通过关怀得到情感支持，维持和提升身心健康。本章从临终关怀的理念、生理关怀、心理关怀、人文关怀、家庭照护、姑息照护、善终照护等 7 个方面进行介绍。

一、临终关怀的理念

（一）积极进行现代生死观教育，推进临终关怀新理念的生成

临终关怀不仅仅是对临终病人最终时光的医疗照护，其本质上应该是广义的对大众的死亡教育。让临终者明白死的意义和生命的意义，帮助他们克服对死亡的恐惧，学习"准备死亡，面对死亡，接受死亡"，培育一种积极地接受死亡的生死观念，从而推进临终关怀的新理念形成。

（二）建立新的家庭伦理观念，使临终病人积极地参与临终关怀

对待临终病人的伦理问题上，要以"善终"为价值，以"善终"行孝道，这样更能符合临终病人的意愿。病人家属把病人送进临终关怀医院之

后，应当围绕病人在最后阶段的伦理要求，围绕如何提高临终病人的尊严和生命意义，积极帮助和鼓励临终病人参与临终关怀，提高临终病人的生命品质。

（三）改善伦理环境，营造良好临终关怀氛围，推动临终关怀的发展

一是要积极地培育适合我国现阶段的伦理道德体系，使临终关怀的大环境呈现良好的态势。二是要在临终病人与医护人员、社会之间的关系上，建立一种和谐关系。

（四）构建一种普适性的临终关怀伦理，避免道德和法律的冲突

要构建一种最低限度的临终关怀伦理共识，一方面连接法律，另一方面连接伦理道德，使这两种社会规范融合，只有这样才能解决临终关怀法律和道德的冲突。这种普适性伦理以临终者的道德诉求为基本的出发点，同时兼顾家属对临终病人的道德义务；以和谐处理临终病人与医院、医护人员、社会的伦理关系为手段；以提高临终病人的生命质量、获得死亡尊严，最终获取善终为目的。

二、 临终关怀的目标

临终关怀追求以下 4 个方面目标的实现。

（一）医学目标

即通过医疗手段的介入，帮助临终病人满足各种基本生理需要，如控制并减轻病痛、缓解症状。

（二）心理学目标

帮助病人正确面对死亡，消除对死亡的恐惧与不安，从容平静地度过生命的最后历程。

（三）伦理目标

尊重临终病人的生命、人格和权力，帮助他们保持个人尊严，使其获得友爱和关怀。

（四）社会学目标

为临终病人的家属提供关怀与照护，为他们提供心理抚慰和居丧服务。鼓励、支持并帮助临终者家人顺利度过沮丧期，重建生活。在临终关怀中，其突出的特点是照护重于治疗，即重点不在于治疗，而是心理和社会等多方面的照护。

三、 死亡教育

临终关怀理念的有效推展，必须使以下 4 部分人群获得深刻的死亡教育。

（一）病人

这是即将死亡的主体，是开展死亡教育最直接的对象，如何使之建立合理的死亡观和死亡态度，把痛苦、焦虑、恐惧降到最低程度，这是死亡教育最主要的工作之一。所以，此项艰巨的工作必须由医务人员和心理咨询人员等共同参与。

（二）病人亲属

哀伤处理同样是死亡教育极其困难的工作之一。一般而言，亲属哀伤的程度与逝者的血缘亲密程度成正比，越亲近者的去世，亲属的哀伤就越强烈。如何使病人亲属保持平缓的心态，积极配合对病人的治疗；又如何在病人去世之后，使亲属们能够把哀伤情感控制在一定程度和范围之内，使之不至于伤身害体；最后，如何使亲属尽快从痛苦和悲哀中摆脱出来，步入正常的人生轨道，这 3 方面的问题都包括在死亡教育的哀伤处理之中。

（三）临终关怀小组的成员

要实现临终关怀的理念，使之达到预期的效果，从事这项工作的人员必须受到严格的生死教育，具备心理学、社会学、宗教学、哲学、生命科学等多方面的知识，才能完成死亡教育的工作。

（四）社会大众

每一个人从出生那一刻起，便开始了经历这一或长或短的生命迈向死亡的旅程，正是因为人能够清醒地认识到这一过程的有限性，因此才能够把更多的生命内容注入到这一有限的过程之中。因此，人死不过是肉体的死亡，所留下的丰富的生命内容可供更多在世的人分享，从这个意义上来说，临终关怀是通过个体的死亡教育来实现对大众的死亡教育。

第二节　临终病人的生理关怀

临终病人的生理变化是一个渐进地过程，濒死期各器官功能均已进入衰竭状态，表现为循环衰竭，呼吸困难，胃肠道功能紊乱，肌张力丧失，感知觉、意识改变、疼痛以及临近死亡的各种体征。高龄老年人常有缺血性心脏病、高血压、糖尿病、脑血管病和慢性阻塞性肺疾病，这些疾病可加速器官衰竭的发生。此外，临终病人会出现多方面的问题，常表现为营养、皮肤、排泄、疼痛、癌因性疲乏和静脉血栓等。

一、临终病人营养失衡的原因

临终病人由于疾病影响或药物不良反应，出现厌食、恶心、呕吐、口干等症状，从而引起食欲严重下降，进食减少，造成营养摄入不足，导致营养不良、消瘦。引起恶心、呕吐、厌食常见的原因有以下几种：

1. 疾病因素　各种疾病导致的味觉敏感度降低，如疼痛、咳嗽和感染等。

2. 代谢因素　癌症引起的代谢障碍，如晚期癌症便秘是常见引起病人呕吐的原因，见于肠梗阻等。

3. 治疗因素　如药物不良反应、低血钾、低血钠等，均可引起病人食欲减退或缺失。

4. 心理因素　临终病人身体虚弱，活动受限，以及由长期慢性疾病造成的疲倦感和绝望感，可能会影响中枢神经系统造成食欲低下。

二、临终病人营养照护方法

（一）对于能正常进食的临终病人的营养照护方法

1. 适量营养　食物必须新鲜，且易消化吸收，增加蛋白质丰富的食物。如牛奶、蛋、鱼、瘦肉、豆制品等。一般鼓励病人每天至少喝半杯牛奶或豆浆，食用 2 种以上新鲜蔬菜，多吃水果，每天适量饮水。

2. 按症选食　临终病人宜按照不同症候吃相应的食物。如口干时，吃流质或湿的食物；食欲不佳者宜吃山楂、萝卜等健脾开胃食品。

3. 按"性"选食　合理运用食物的性味功能来选食，临终病人一般不宜食用甲鱼，因为甲鱼性凉补血，性冷滋腻，且不易消化。生姜、花椒、大蒜等性热，食用后则生内火，热毒内蕴，也不宜食用。

4.鼓励进食　在病情允许的情况下，鼓励病人争取多吃一些。在营养师的指导下，制订合理的饮食计划，保证膳食的色、香、味俱全，少量多餐，保证营养均衡摄入。

5.避免吃不易消化的食物　临终病人应多吃以煮、炖、蒸等烹饪方法制作的易消化食物，少吃油煎食物。临终病人忌口食物只是极少数，家属亲人要关心体贴病人，应尽一切可能满足临终病人的饮食要求，让病人心满意足地告别人生。

（二）对进食困难的临终病人的营养照护方法

对进食困难或不能进食的临终病人，为维持其机体必需的营养，需要肠外营养及肠内营养支持。常用方法为鼻饲及肠外营养。

1.鼻饲　是将鼻饲导管经鼻腔插入胃内，从管内输注食物、水分和药物，以维持病人营养的治疗技术。

（1）鼻饲灌注流食前应将床头抬高30°～35°，以避免进食过程中及进食后发生呛咳、返流、呕吐等情况。

（2）鼻饲灌注时先回抽有胃液时，观察有无消化道出血或胃潴留（如血性、咖啡色胃液或空腹胃液大于1000 mL），如果有消化道出血或胃潴留应停止鼻饲，待症状好转后再行鼻饲。如无异常，则可缓慢注入少量温开水，然后再灌注鼻饲流质或药物。灌注药物时，应将药片研碎，待其溶解后灌入。鼻饲速度应缓慢，并随时观察病人的反应。

（3）鼻饲病人需要一个适应过程，开始时鼻饲量应少而清淡，以后逐渐增多。鼻饲食物有米汤、混合奶、果汁、菜汁、温开水等，每次注入量不超过200 mL，间隔时间必须大于2小时，食物温度应在38℃～40℃为宜。

（4）鼻饲灌注后须用温开水20 mL冲洗胃管，以避免食物残留在胃管内发酵或变质，引起病人胃肠炎或堵塞管腔。鼻饲完毕后，将胃管末端盖帽固定，并用纱布包好，用线绳扎紧，用安全别针固定于枕旁。让病人保持半卧位30～60分钟后再使其恢复平卧位。

（5）鼻饲管的放置和更换须由医生或护士操作。

2. 肠外营养　肠外营养是指通过静脉途径供应病人所需要的营养要素，包括能量物质（碳水化合物，脂肪乳剂），必需和非必需氨基酸、维生素、电解质及微量元素。肠外营养分为完全肠外营养和部分补充肠外营养。肠外营养宜在医院或社区卫生服务中心进行，根据病人营养需求及代谢能力，制订营养制剂组成。要做好静脉导管护理、营养液的安全配置和输注护理等。

三、 临终病人皮肤照护

皮肤由表皮、真皮和皮下组织构成。皮肤具有保护机体、调节体温、吸收、分泌、排泄、感觉等功能，也是人体的一道天然屏障，可避免微生物的入侵。皮肤的新陈代谢迅速，排泄的废物及脱落的表皮碎屑容易与外界病原微生物及尘埃结合成脏物，黏附在皮肤表面，如不及时清洁皮肤，将会引起皮肤炎症，造成各种感染。

（一）临终病人皮肤的典型表现

1. 皮肤瘙痒　皮肤瘙痒是大部分皮肤病的表现，常与以下因素有关。

（1）环境因素：接触过敏原。

（2）与疾病有关：肾功能衰竭、胆汁淤积性黄疸。

（3）与癌症相关：白血病、淋巴瘤、胰腺癌、皮肤转移癌等。

（4）与治疗相关：某些药物过敏。

（5）其他因素：皮肤干燥、甲状腺功能亢进、精神疾病、皮肤疾病等。

2. 干性皮肤　指不光滑的、或粗或细的鳞屑皮肤。由于皮肤表面脱落，真皮暴露，暴露的真皮红肿疼痛，搔抓使炎症加剧并形成恶性循环。

3. 湿性皮肤　指皮肤浸渍，常因水疱、渗出及由继发感染而发生脓液使病情加重，通常为真菌感染。常发生于皮肤重叠和皱褶的部位，如会阴部、臀部、腹股沟、下垂的乳房底部、溃疡周围和瘘道周围。

4. 皮肤水肿　临终病人常常由于器官功能衰竭、肿瘤压迫、低蛋白血症、淋巴回流受阻等发生皮肤水肿。水肿常发生在组织疏松和下垂的部位，如眼睑或颜面部、足踝部、腰背部、阴囊，严重时可以累及四肢及全身。根据水肿部位可分为轻、中、重三度。

5. 压疮 皮肤或皮下组织由于压力、剪切力或摩擦力而导致的皮肤、肌肉和皮下组织的局限性损伤，常发生于骨隆突处。临终病人由于疾病影响往往长期卧床；有些病人有躯体移动障碍；有些病人由于疼痛或胸闷等被迫采取强迫体位；有些病人因大小便失禁造成局部皮肤潮湿，或受排泄物刺激；再加上病人往往全身营养状况差，皮肤抵抗力低下，更容易产生压疮。

(二) 临终病人皮肤的照护方法

1. 保持皮肤清洁干燥，去除污垢，使病人感到舒适。每天晨晚刷牙、洗脸、梳头、洗脚、擦洗会阴部。大小便后及时擦洗，保持皮肤清洁、干燥和舒适。鼓励病人勤翻身，对于无法自行翻身的病人应该协助其翻身，并按摩受压部位。

2. 对于可以行动的病人，协助其用淋浴和盆浴来清洁皮肤，一般每周2～3次。定期清洁皮肤，可使病人肌肉放松，疼痛减轻，清洁舒适；同时刺激血液循环，增强皮肤排泄功能，预防皮肤感染及压疮等并发症的发生。洗浴时室温保持在22℃～24℃，水温调节在41℃～46℃为宜。操作过程中要注意防止病人受凉、晕厥、烫伤、滑跌等意外情况发生。沐浴应在饭后1小时后进行，以免影响胃肠道的消化功能。

3. 对于无法行动的临终病人，可以为病人进行温水擦浴和床上洗头，一般每周2～3次，室内温度在24℃以上，关闭门窗，必要时用屏风遮挡。温水擦浴水温控制在50℃～52℃，床上洗头水温控制在43℃～45℃或按病人习惯控制水温，注意预防烫伤。

4. 对于脱水和皮肤干燥瘙痒的病人，如有可能，每天努力让病人保持一定量的饮水；使用润肤脂使之渗入皮肤；也可在洗澡水里加入润肤油等起到保护皮肤的作用。

5. 对营养缺乏和消瘦的病人，使用预防性的特殊床垫和垫子，进行皮肤按摩，可以改善皮肤毛细血管的血液循环，减少局部组织缺血，还可促进淋巴回流，从而减少周围组织水肿，预防压疮。

6. 对于大小便失禁的病人，应该及时更换污染衣服，清洗皮肤，保持局部皮肤干燥，预防皮肤感染。

总之，临终病人的皮肤更易发生湿疹、压疮、感染等问题，所以在平时的生活照护中要更加细心，以足够的耐心和百分之百的用心尽量避免并发症的发生。

四、临终病人的排泄照护

（一）临终病人常见的排泄问题

1. 大便失禁　指病人的排便不能自主控制的状态。临终病人常常因全身衰弱、耻骨直肠肌或肛门括约肌张力减弱、长期卧床致直肠对粪便刺激的敏感性降低、直肠肿瘤压迫致直肠括约肌失去控制等因素，均可使病人不能自主控制粪便及气体从肛门排除，排便活动失去控制。

2. 小便失禁　指尿液不能自我控制，从膀胱经尿道自行流出，在临终病人中比较常见。尤其服用阿片类药物镇痛的病人，致使逼尿肌的收缩力减弱，导致尿潴留和遗尿性失禁。此外，服用强作用的安定剂、胃肠道抗痉挛药及抗组织胺等药也可引起尿失禁。

3. 便秘　临终病人常发生便秘症状，主要是病人活动减少、食欲不振、长久缺乏纤维素食物或饮水不足等所致。此外，镇痛和镇静药物的作用、肿瘤压迫或阻塞均可发生便秘。

4. 尿潴留　当膀胱内积有大量尿液而不能排出，即为尿潴留。原因可分为阻塞性和非阻塞性两类。尿潴留按病程可分为急性尿潴留和慢性尿潴留。不管是急性尿潴留还是慢性尿潴留，发生尿潴留时，膀胱胀满而无法排尿，常伴随明显尿意而引起的疼痛和焦虑，严重影响病人的生活质量。

（二）临终病人排泄照护方法

1. 大便失禁照护

（1）每天提醒病人大便，并定时给予便盆鼓励病人排便。

（2）需要时使用成人纸尿片，但最好先和病人商量，征得同意，以减低病人心理上的不适应和反感。

（3）如有腹泻情况，应特别留意病人饮食，关注其有无脱水和电解质紊乱，严重时要及时告诉医生。避免太多纤维类的食物，如生果、蔬菜，以减低肠蠕动，直至病人腹泻改善。

（4）使用胶单及横中单或纸尿片，可减少衣物清洗次数。

（5）使用空气清新剂，以减低病人心理上的不快及不安。

（6）对便秘或粪便嵌顿引起大便失禁的临终病人，可用手挖粪结石，每天灌肠1～2次，防止结肠排空困难所致粪便嵌塞。

2. 小便失禁照护

（1）定时给予便盆、小便壶，或提醒病人小便。

（2）需要时使用成人纸尿片。

（3）在使用纸尿片时，要注意观察病人有无皮肤发红，湿疹，或尿片破损等情况，以防压疮形成。

（4）如失禁情况严重，可在床单下加上胶单以保持床褥清洁。鼓励病人适量进水，达到冲洗尿道、降低尿道感染发生的目的。

（5）如情况严重或有压疮形成，可能就需要导尿管，但是应该先请示医生，以便给予适当处理。

3. 便秘照护

（1）病人使用强效镇痛药物镇痛时，可考虑服用通便药物。

（2）鼓励病人尽量活动，长期卧床者应进行主动或被动的肢体活动，以及腹式呼吸，增加腹肌张力，有助于排便。长期卧床的病人在身体状况允许条件下，可进行下列活动：仰卧起坐，保持膝部伸直做抬腿，顺肠蠕动方向做腹部按摩，按摩顺序是右下腹—右上腹—左上腹—左下腹，一日数次，可起到促进排便的作用。

（3）饮食中增加适量的纤维素食物和水分，鼓励病人饮用果汁等。通过改善食物种类的供给，起到促进排便的目的。

（4）暂时便秘的处理：

1）肥皂栓塞肛法：将普通肥皂削成圆锥形，底部直径为1～1.5 cm、长3～4 cm，用热水蘸湿变得润滑后塞入肛门，可以起到肥皂刺激肠壁蠕动引起排便的作用。

2）开塞露通便法：开塞露内装缓泻剂，有润肠和软化粪便的作用。

（5）长期便秘的处理：体积较大的硬结粪便堆积于直肠，在使用一般通便法无效时，可用手抠法。

4. 尿潴留照护

（1）心理护理及健康指导：如尿潴留是因情绪紧张或焦虑不安所致，则需消除病人紧张和焦虑，诱导病人放松心情，有助于缓解尿潴留。

（2）提供隐蔽的排尿环境：尽量提供单人病房，或用屏风遮挡病人，提供温暖便器，使病人感到舒适。

（3）调整排尿的体位和姿势：协助卧床病人抬高上身或坐起，以手加压腹部以增加腹内压，尽可能使病人以习惯姿势排尿。

（4）诱导排尿：利用某些条件反射诱导排尿，如听细细的流水声，用温水冲洗会阴或温水坐浴。也可采取中医针刺等方法刺激排尿。

（5）热敷、按摩：热敷下腹部及用手按摩下腹部，可使肌肉放松，促进排尿。不可强力按压，以防膀胱破裂。

（6）药物治疗：积极配合原发病治疗，避免药物应用不当造成尿潴留。必要时根据医嘱使用药物治疗。

（7）导尿术：上述处理仍不能解除尿潴留时，可采用导尿术，以缓解病人的不适和痛苦。

五、 临终病人疼痛照护

疼痛是一种令人不快的感觉和情绪上的感受，它包括痛觉和痛反应两个方面。临终病人的疼痛主要发生在癌症病人人群中，$50\%\sim70\%$ 的晚期癌症病人会遭受不同程度的疼痛。这类疼痛的发生主要与癌症疾病本身、诊断和治疗等因素有关。

（一）疼痛分级

WHO 将疼痛分为以下 4 级（四级三度分类法）：

1.0 级（无痛）　病人尚未感到任何疼痛。

2.1 级（轻度疼痛）　平卧时无疼痛，翻身咳嗽时有轻度疼，强迫体位，疼痛剧烈，不能忍受，睡眠痛，但可以忍受，睡眠不受影响。

3.2 级（中度疼痛）　静卧时痛，翻身咳嗽时加剧，不能忍受，睡眠受干扰，要求用镇痛药。

4.3 级（重度疼痛）　严重受干扰，几乎彻夜难眠，甚至有自主神经紊乱，需要用镇痛药。

（二）疼痛的三阶梯止痛法

目前临床上最常用的止痛方法是药物治疗。在服用药物止痛时，要遵照世界卫生组织推荐的药物治疗癌痛的 5 个要点，即：口服、按时、按阶梯、个体化给药、注重具体细节，核心是"按时"给药和"按阶梯"给药，其中"按阶梯"给药是指 WHO 推荐的最经典的三阶梯止痛原则。

1. 第一阶梯止痛　轻度疼痛，给予非阿片类（非甾体类抗炎药）加减辅助止痛药。常用药物有对乙酰氨基酚（扑热息痛）、阿司匹林、双氯芬酸盐、布洛芬、消炎痛（吲哚美辛）等。

2. 第二阶梯止痛　中度疼痛，给予弱阿片类加减非甾体类抗炎药和辅助止痛药。常用药物有可待因、布桂嗪（强痛定）、曲马多、双克因（可待因控释片）等。重度疼痛，给予阿片类加减非甾体类抗炎药。

3. 第三阶梯止痛　辅助止痛药。此阶梯常用药物有吗啡片、美菲康（吗啡缓释片）、美施康定（吗啡控释片，可直肠给药）。

2000 年，WHO 提出"让每一个癌症病人无痛"。病人在癌症晚期，医护人员的主要任务不是治愈疾病，延长寿命，而是减轻痛苦，让病人舒适，提高生存质量。及时给予评估疼痛的指数，根据疼痛指数来描绘疼痛曲线图，找出疼痛的规律，在疼痛发作前给予止痛剂。绝对不能让病人强忍疼痛，违反医疗的人性化护理原则。护理上应注意吗啡类药物的效果及不良反应，防止呼吸抑制，当出现上述情况时，及时报告医生，并做出相应的处理。

（三）中医止痛方法

1. 中药止痛擦剂　大黄粉、冰片、土鳖虫粉、麝香粉、食用醋均匀调和涂于疼痛部位，每天更换。

2. 按摩法　将搓热的手放于疼痛部位适度地按摩，可改善局部皮肤的血液循环，缓解疼痛。

3. 中药热盐包（吴茱萸）　将加热的热盐包敷于疼痛部位，利用中药与热的作用，可达到解除肌肉的痉挛与紧张度，进而缓解疼痛。

4. 中频贴片脉冲点刺激　对不同癌症疼痛有止痛作用，用疼痛部位或是主穴与配穴相结合，采取平补平泻手法，以病人酸麻胀沉感为度。如肺癌取主穴孔最，配穴取内关、膻中、肺腧、风门等；肝癌取主穴足三里，配穴取胆囊穴、中都、太冲、奇门等；胃癌主穴取足三里、三阴交，配穴取上巨虚、下巨虚、手三里等。

5. 放松疗法　教会病人做缓慢地深呼吸，指导其从印堂穴开始放松，逐步使全身肌肉慢慢放松。听音乐或是看轻松愉悦的电视节目，或是与病人讨论感兴趣的话题，回忆愉快的事情来分散注意力，去除病人的焦虑与恐惧。

六、 临终病人癌因性疲乏照护

癌因性疲乏是由癌症及其相关治疗引起的病人因长期紧张和痛苦而产生的一系列如虚弱、耐力差、注意力不集中、动力或兴趣减少等主观感觉。主要表现为病人身体虚弱、异常疲乏、不能完成原先能完成的活动，对周围事物缺乏激情、情绪低落，注意力不集中、思维和反应迟钝，有些根本无法进行某些活动，比如移动椅子等。癌因性疲乏是癌症最具破坏性的症状之一，也是癌症治疗中最令病人痛苦的症状之一。

（一）癌因性疲乏的表现

癌因性疲乏的表现发展快、程度重、能耗大、持续时间长，通常不能通过休息和睡眠来缓解。癌因性疲乏病人往往无法独自完成日常生活活动，如行走、简单的家务劳动等。

临终病人由于自身疾病的原因，经历疼痛、抑郁、恶心呕吐等不适症状的困扰，而癌因性疲乏会加重这些症状的严重程度，并且这些症状之间会相互作用，最终使得这些病人痛不欲生，有些病人甚至因此产生了自杀的念头。

（二）癌因性疲乏的照护方法

1. 西医治疗癌因性疲乏的方法　目前有营养免疫调节、改善睡眠、运动、调整情绪、药物治疗等。其中药物治疗主要包括中枢神经兴奋剂和皮质类固醇这两类，药物作用迅速，但其不良反应可能引发疲乏加重。因此，鼓励病人适量参加一些以增强人体吸入、输送和使用氧气能力为目的的耐力性运动，如步行、跑步、游泳、骑自行车、登山、跳健身操等有氧运动。最常用有效的有氧运动方式就是"持之以恒"的步行，重在坚持。

无法下床活动的病人可采用蹬床上自行车来进行运动。

2.中医中药和中医适宜技术应用 中医认为癌因性疲乏是由积劳内伤、久病不复引起的阴阳失调，与脾肾关系密切，主张以虚论治。因此，中医治疗癌因性疲乏时，重视扶正补虚，补益脾胃，补肾生髓，回复增强其化生气血的功能，使病人的阴阳气血调和。目前常用的中医疗法有服用中药方剂或中成药（生脉饮、复方阿胶浆、健脾消积汤、补中益气汤等）和艾灸、耳压贴穴等中医适宜技术应用。

七、 临终病人活动照护

临终病人大多身体虚弱，但不应限制他们的活动。大多数家属认为临终病人的身体虚弱，不仅不允许他们下床活动，更时常帮助或替代他们完成日常生活的料理。其实，对于尚有活动能力的临终病人，家属不应代替他们完成所有的事，让临终病人消极地躺在床上等待最后时刻的来临，而应当积极鼓励他们完成适当的日常生活的料理和适当活动，让他们保持基本的活动状态，以维护病人的尊严及自我价值。照护方法如下：

1.鼓励适当活动 鼓励有活动能力的临终病人适当活动，如洗脸、刷牙、梳头、自己进餐、床边站立，室内行走、下床排便等。也可以让病人按照自己的意愿进行适当的活动，如听音乐、看电视。家属也可推轮椅陪着病人在阳台或院子里晒太阳，让病人暂时忘却痛苦，和家人共同度过最后的时光。

2.增强交流 在保证病人有充足的休息及睡眠情况下，只要病情允许，鼓励其与亲友通过电话、微信、信件等联系，增强心灵交流，勇于面对现实。

八、 临终病人静脉血栓照护

静脉血栓栓塞症是指血液在静脉内不正常地凝结，使血管完全或不完全阻塞，属静脉回流障碍性疾病。

（一）临床表现

包括两种类型：深静脉血栓形成和肺动脉血栓栓塞症，即静脉血栓在不同部位和不同阶段的两种临床表现形式。

1.深静脉血栓形成 可发生于全身各部位静脉，以下肢深静脉多见。

下肢近端（腘静脉及其近侧部位）深静脉血栓形成是肺栓塞血栓栓子的主要来源。

2. 肺动脉血栓栓塞症　指来自静脉系统或右心的血栓阻塞肺动脉或其分支，导致的肺循环和呼吸功能障碍疾病。此外，癌性栓塞，是指癌细胞在生长、繁殖、转移过程中，侵袭或堆集血管和淋巴系统，或引起血液的凝血异常，从而导致血管功能和血液运行障碍、异常凝血、血栓形成产生一系列病理生理改变的肿瘤并发症。

（二）照护方法

对于静脉血栓栓塞症易发的高危病人，可从以下 3 方面来预防静脉血栓栓塞症。

1. 一般预防　对静脉血栓栓塞症的高危病人应该采取主动或被动活动、深呼吸及咳嗽、避免损伤血管内膜、低脂饮食、多饮水、控制血糖和血脂等措施，预防发生静脉血栓栓塞症。

2. 物理预防　可以采用梯度压力袜、间歇充气加压装置、足底静脉泵等，利用机械原理促使下肢静脉血流加速，减少血液潴留，降低下肢深静脉血栓形成的发生率。推荐与药物预防联合应用。

3. 药物预防　普通肝素、低分子肝素、Ⅹa因子抑制剂（利伐沙班），维生素 K 拮抗剂（华法林）可有效预防静脉血栓栓塞症的发生。

第三节　临终病人心理照护与人文关怀

一、　临终病人心理活动不同阶段的照护方法

临终病人因疾病的折磨及对生的渴望、对死的恐惧，心理反应十分复杂。美国医学博士伊丽莎白·库布勒·罗斯在观察 400 位临终病人的基础上，将临终病人的心理活动分为 5 个发展阶段，即否认期、愤怒期、协议期、忧郁期及接受期。根据不同阶段的心理变化给予相应的心理关怀是临终病人照护的重点。

（一）否认期心理照护

1. 临床表现　当病人间接或直接听到自己可能会面临死亡时，他第一

个反应就是否认:"不可能""他们一定是搞错了",否认病情恶化的事实,希望出现奇迹。有的病人到临终前一刻仍乐观地谈论未来的计划及病愈后的设想。此期的持续时间因人而异,大部分病人能很快度过,也有部分病人会持续否认直至死亡。

2. 照护方法 对此期病人,不可将病情全部揭穿。与病人交谈时,要认真倾听,表示热心、支持和理解。家属应该经常出现在病人的身边,让他感到没有被抛弃,而时刻受到人们的关怀。同时也要预防少数病人心理失衡,以扭曲方式对抗此期的负重感。

病情告知因人而异,需要灵活掌握,以下 5 点可供参考:

(1)何时告知:此期病人可能已经知道自己的病情,但不愿从别人的口中加以证实,自己也对之回避。因此,医护人员应满足病人的心理需求,对病人可采取相应的柔性回避态度,不必急于将实情告诉病人,以达到不破坏病人的防御心理的目的,但也不要有意欺骗病人。根据病人的接受程度,应用不同的方法,可以试着让病人抱有一丝生存的希望,或可以用"渗透"的方法慢慢地告诉病人实情,必要时让病人回避到最后。

(2)何人告知:病情告知可分为主动与被动,主动告知常是医护人员尊重病人的知情权而为之,被动告知则是因应病人询问,医师和家属不得以为之。病情告知者必须具备两个条件,即信任和亲善。

(3)何地告知:告知病情的地点,应选择具有隐蔽性、不被干扰、病人感觉舒适安全的环境。如四下无人的花园草地或单人病房是最理想的地点。告知者应用心布置四周环境,尽量营造温馨气氛,使得病人在与告知者沟通时能身心专注,畅所欲言,尽情表达内心想法。

(4)告知什么:病情告知并非宣判死刑,必须依照病人个性,留意病人的反应,适当告知。切忌将一堆实情简单地塞给病人,而要看病人的具体需要。告知者应仔细聆听病人的提问,针对他的问题必要的作答。

(5)如何告知:告知病情时,应态度中肯、语气温和、神情自然,坐下来与病人保持大约一手臂的距离,在其身侧约 45°位置,高度比他稍低,使他眼睛可轻微向下,不至于太疲累。当病人静默时,告知者不要急着找话讲,而应等他作出反应后,再接着下一个话题。在告知过程中要根据病人的反应适时采用肢体语言。

（二）愤怒期心理照护

1. 临床表现　当病人经过短暂的否认期而确定无望时，一种愤怒、妒忌、怨恨的情绪油然而起"为什么是我？这太不公平了"，于是把不满情绪发泄在接近其的医护人员及亲属身上。

2. 照护方法

（1）要谅解、宽容、安抚、疏导病人。临终病人的这种"愤怒"是正常的适应性反应，是一种求生无望的表现。应让其倾诉内心的忧虑和恐惧，不要对病人采取任何个人攻击性或指责性行为。

（2）通过建立高度信任关系，使病人认同不论自己感觉如何，不论有什么挫折和愤怒，这都是正常的心理应激反应。当临终病人被压抑的情绪影响时，尽量提供发泄机会，帮助病人学会倾述，表达及发泄其情感及焦虑。当痛苦和悲伤的情绪爆发时，要与他们共同承担、接受。耐心的了解和时间的推移，会让情绪反应慢慢退去，让临终病人回到真正属于他们的尊严、宁静和理智的状态。

（3）应用治疗性的沟通技巧，适时地聆听、沉默、触摸，以缓解病人的怒气。

（4）对有过激行为的病人，应采取安全措施，保护病人免受伤害。

（三）协议期心理照护

1. 临床表现　协议期是临终病人经历的一个特殊时期，是从否认到接受、从愤怒到平静的过渡时期。承认死亡的来临，为了延长生命，病人会提出种种"协议性"的要求，希望能缓解症状。有些病人认为许愿或做善事能扭转死亡的命运；有些病人则对所做过的错事表示悔恨。

2. 照护方法　应看到这种情绪对病人是有益的，病人能主动配合治疗，延缓死亡进程。因此，要尽可能地满足病人的需求，即使难以实现，也要做出积极努力的姿态，鼓励病人积极配合治疗，减轻病痛。

（四）忧郁期心理照护

1. 临床表现　此期病人已接受事实，哀伤其生命将走到终点，心情极度伤感，抑郁寡欢。此期病人很关心死后亲人的生活，同时急于交代后事。

2. 照护方法

（1）对此期病人，创造一个安静的环境，鼓励病人及时表达自己的哀伤与抑郁，并耐心倾听，使病人能顺利度过自己的死亡心理适应期。

（2）家属应多探望和陪伴病人，让他们按自己的需要去表达感情，而不应加以非难和阻拦。不离不弃的陪伴本身就是一种强大的力量，相依相偎的倾听更是一种巨大的安慰。在病人情绪平复的间歇鼓励他们说出最终的愿望，并尽量满足病人的需要。

（五）接受期心理照护

1. 临床表现　经历一段忧郁后，病人已经从心理及行为上完全接受了将要死亡的现实，心情得到了抒发，面临死亡已有准备，但病人极度疲劳衰弱，常处于嗜睡状态，表情淡漠，却很平静。

2. 照护方法

（1）尊重病人的信仰，延长护理时间。在征得临终病人及亲属同意后，停止一切侵入性的治疗，避免任何附加的刺激及痛苦。因为让临终病人在死前尽可能保持宁静，是非常重要的。

（2）允许病人保持冷静、安静及孤立的态度，不要强求病人与其他人接触。照护者继续陪伴病人，并给予适当的支持，以维持病人安静、祥和的心境。

（3）帮助病人做好工作、家庭的安排，协助病人完成未了的心愿，使病人平静地度过生命的最后时光。

二、 临终病人中医情志护理

对于临终病人，中医伦理提示要利用"形神一体"的整体观，给予其情志干预，做到"身心兼治，身心并调"，利用中医情志疗法改变临终病人的心理状态，从而提高生命质量，安宁地面对现实。中医情志护理学对于临终病人往往采取因人、因病、因时实施护理，采用语言疏导、暗示移情、排除杂念等方法对不同心理反应期分期护理，以达到提高生命质量、影响和改变临终病人心理状态与行为，使之平稳度过临终阶段。

临终病人心理变化复杂，要严密地观察病人的心理变化，根据个体差异实施个性化情志护理，使用疏导、移情、换位等方法，缓解病人的心理压力。例如，中医情志疗法中的顺情从欲法、移情易性法和开导劝慰法对临终病人有"身心兼治"的作用。宋代陈直撰著的《寿亲养老新书·卷一》总结道："等闲喜怒，性气不定，止如小儿，全在承奉颜色，随其所欲。"说明对老年人应顺他们的心意，尊敬而避免触犯。顺情从欲法是医护人员和家属应尽一切可能来满足他们的心理需要，以改善病人不良情绪状态。在老年人生命的最后一段时光，尊重老年人的要求和愿望，把他们吩咐的事情或口头叮嘱落实；或者帮助老年人实现其最终的人生价值，还原其社会归属感。《临证指南医案》指出："情志之郁，由于隐情曲意不伸，郁症全在病者，能移情易性。"移情易性法也称"移精变气法"，就是转移临终病人的精神意志和注意力，通过各种方式帮助其排遣情绪，改变心志，使之摆脱不良情绪的一种心理治疗方法。例如，很多安宁疗养院会到当地大学或文工团请一些志愿者给临终病人表演文艺节目，丰富他们的生活，转移他们的注意力。《灵枢·师传》曰"人之情，莫不恶死而乐生。告之以其败，语之以其善，导之以其所便，开之以其所苦"，其中的告、语、导、开就是运用语言开导治疗，开导劝慰法是对临终病人进行死亡教育，从恐惧死亡到接纳死亡，静待死亡，安详、平静超越死亡等。

此外，临终关怀的全方位也包括对于临终病人家属的服务和关照。在陪伴和面对被病痛折磨已久或即将失去的亲人，悲痛和压抑同样给家属带来身心上的折磨。我国传统的"家庭为主"的养老模式，把"养老送终"的任务落在子女的肩上。面对家庭模式结构的变化、现代社会的工作压力、面对临终的亲人，"双独"夫妻经济上和情感上的压力更大，往往也会产生抑郁、焦虑、悲忧等情志失调现实。因此，从整体观的角度，应为临终病人家属提供身体、心理、精神和社会全方位的指导和帮助，让家属在陪伴临终亲人时，感到不是一个人、一个家庭的孤军奋战。中医伦理提倡的临终关怀是要能够满足临终病人及其家人的"身—心—社—灵"，给予"全人、全程、全家、全方位"的照护。现代临终关怀应注重临终病人的心理和精神状态，"形神一体，身心兼治"，对临终病人身心一体的照护，引导其编导自己的感受，包括身体上的不适和情绪上的压抑，并用科学方法减少其焦虑、恐惧、愤怒、无助、绝望的不良情绪，在精神上给予他们安慰与寄托。对于家属的心理抚慰必不可少，家属的身心疾病不可忽视，绝不能先于病人被精神折磨压垮。

三、临终病人人文关怀

人文关怀，其核心在于肯定人性和人的价值，要求人的个性解放和自由平等，尊重人的理性思考，关怀人的精神生活，尊重人的主体地位和个性差异，关心人丰富多样的个体需求，激发人的主动性、积极性、创造性，促进人的自由全面发展。将人文关怀模式融入临终关怀模式中，使病人自始至终感受到人文关怀的医疗和照护服务。能满足临终病人的知情权，缓解紧张心理，使临终病人能无痛苦，安宁、舒适地走完人生的最后路程。

(一) 临终病人心理建设

心理建设是通过长期的学习、接受指导建立一种健康、正确的心理状态。而对临终病人来说，在濒临死亡的临终阶段，帮助和指导病人坦然面对死亡并珍惜身边的人和物。

1. 高龄老年人临终的心理特点

(1) 高龄老年人的生理功能逐渐衰退，心理感知反应迟钝，一旦患病，不仅病情严重发展，而且迅速恶化。

(2) 高龄老年人临终者面临死亡，已预感到了死亡不可抗拒性，心理特点以抑郁、绝望为主要特征，并且往往有自杀的念头。

2. 照护方法　临终病人在生命最后时刻都会有一些特殊的要求和愿望，或许合理，或许无理，或许物质，或许精神。作为照护者包括亲属应细心地询问、尽力地揣摩、努力地满足，这是对临终病人最后，也是最好的礼物。

(1) 向病人和家属提供积极、理性的信息，讲述在生命最后时刻要做的事，告知病人死亡时的注意事项，鼓励病人书写遗书，对活着的人提出希望。

(2) 陪伴、教会临终病人勇敢、平静、坦然地面对死亡。让临终病人得到人间真诚、坦率与信任的爱，使其无痛苦、无遗憾地离开世界。

（3）对病人家属进行人文关怀。最主要关怀对象是病人，但同时家属也是人文关怀的重要对象。多与家属进行沟通，了解家属的心理变化，并给予安慰，帮助家属认清现实，有效抚慰家属情绪。防止家属在病人治疗期间，增加较大的心理压力，缓解他们失去亲人的悲伤情绪。

（二）临终照护的"五感疗法"

"五感疗法"即针对临终病人的视觉、听觉、嗅觉、味觉和肤觉，通过对临终者给予各种感官刺激而引起生理和心理上的调整，使病人身心得以恢复协调，消除忧郁、焦虑、烦闷、愤怒等情绪和疲惫感，继而达到一种身、心、灵舒畅的感觉。

1. 视觉护理——色彩　颜色是人体外表和内心之间的桥梁。任何颜色对人的内心都会产生一定的影响。颜色能"渗入"人体组织，可使人的肌肉或松弛、或紧张，对临终病人的部分症状有一定的缓解作用。色彩光疗法在临终病人中的应用：

（1）白色光：具有安抚作用。由于它的纯净平和，可对临终病人起到很好的安抚作用。此外白色光还可以减轻疼痛。

（2）蓝色光：具有降温、冷却的作用。可以减轻病人痉挛症状，可明显化解临终病人烦躁、愤怒等情绪。由于蓝色有催眠作用，所以有震惊、镇痛、止血作用。

（3）红色光：具有激励兴奋作用。恰似一种强烈燃烧的能量，这是一个带来行动的颜色，它会引起心跳加快，血压升高，并促进食欲，增加对话交流。

（4）橙色光：具有与肾上腺素相关的作用。它是一种温暖的颜色，还有增加免疫力的功效。

（5）紫色光：一种极佳的刺激色，由温暖的红色和冷静的蓝色融合而成，有一种神秘的观感，属冷色调。具有减轻疼痛、减缓僵硬感作用。

（6）绿色光：这是大自然中的一种最悦目的颜色，可以解除眼睛疲劳，给人一种宁静的感觉。同时它可以消除神经紧张，具有安定和谐的功效。

（7）黄色光：有轻泻和利尿作用，它能够刺激大脑、肝脏和脾脏，它会引起人们过度的兴奋。

（8）靛蓝色光：可调和肌肉，减少或停止出血。能影响视觉、听觉和嗅觉，可减轻身体对疼痛的敏感性。

2. 味觉护理——调和　临终病人饮食护理的重点就是尽可能满足临终者的口腹之欲，让病人心满意足地告别人生。

（1）根据视、味、嗅的通感作用，为病人提供一个舒适、整洁、明亮的就餐环境。在烹调时，注意菜品色、香、味的调配，多采用蒸、煮、炖的烹饪方法，尽量少用油炸、煎的烹饪方法。存放食物的器皿色彩宜多用白色，以衬托食物色彩的本来面目。

（2）临终病人味蕾功能减退，食欲下降，口内常有酸苦的感觉，餐前应予清新的漱口水含漱，餐次也非固定，宜按需进餐，少量多餐。

（3）减少有害物质的摄入，多用天然和野生食材，少用人工合成与精加工的食品。避免酸渍、盐腌、霉变、烟熏食品以及色素、香料、烈性酒等的摄入。

（4）肿瘤病人还可以选择相应的食物，加速味觉的恢复。如化疗病人可以饮用陈皮熬水，多喝薏米粥，多吃山药、青萝卜、大枣，以恢复脾胃。放疗病人可多吃芦根，喝菊花茶、银耳茶和绿豆汤，以清热解毒。

3. 嗅觉护理——芳疗　芳香疗法起源于古埃及等古文明地区，近代盛行于欧洲，是使用芳香植物蒸馏萃取出的精油来舒缓精神压力与增进身体健康的一种疗法。

对于临终病人而言，或许在他（她）生命尽头弥漫着医院里药物、消毒水、排泄物等的异味。因此通过芳香疗法，借助嗅觉中介，一起唤起临终病人貌似遗忘而非完全消失的那种深层的记忆，使临终病人在现实的香氛中，带着美好的回忆告别人世就显得特别珍贵。

建议在专业人员指导下开展芳香护理。当临终病人疼痛和抑郁时，在药物治疗的基础上，可取香精油、桉油、薄荷油等芳香油剂中的一种或数种稀释后，轻轻按摩病人足部的有关反射区，也可选用中草药、针灸、推拿、催眠等中医中药疗法。实验表明，把上述芳香油混合在一起按摩病人的反射区（人体各器官和部位在足部有着相对应的区域，可以反映相应脏腑器官的生理病理信息，这就是所谓的"足部反射区"，如合谷穴、太冲穴等），既向病人表达了爱和温暖，也是最好地与他（她）告别的方式，不仅可解除病人的紧张，也减少了用药。注意部分敏感肤质的病人可能会对精油过敏。

4. 肤觉护理——抚触　人体的肌肤和胃一样需要进食以消除饥饿感，而进食的方式便是接受抚爱和触摸。研究表明，照护者用双手对临终病人的肌肤进行科学的、有规则的、有秩序的、传递温馨的爱抚，可提高临终病人的大脑神经功能，能起到一定的止痛及兴奋效应。因此，照护者可以通过接触和抚摸临终病人躯体、头部、四肢的皮肤，使其疼痛和焦虑激素水平下降，从而减轻临终病人的焦虑和恐惧，使他们的情绪趋于安宁。具体实施抚触的方法如下：

（1）保持适宜的房间温度（25℃左右）和抚触时间（5～15分钟），确保舒适及抚触时不受干扰。

（2）保持病室安静及光线柔和，可根据病人的喜好播放一些轻柔的音乐。

（3）选择适当的时机进行抚触。以病人充分休息后及两餐之间为宜，皮肤清洁后抚触效果更佳。

（4）在抚触前按需准备好毛巾、替换的衣物、润肤油、精油等，操作者先倒一些精油或润肤油于掌心，并相互揉搓使双手温暖。

（5）要求抚触操作者心情愉悦，充满爱意，同时保持以亲切目光和温馨言语与病人交流。

（6）抚触按摩手法要轻柔，根据病人病情及需要，抚触其头面部、腹部、四肢及背部。

（7）始终保持病人处于舒适体位，如果在抚触过程中，病人有任何不适都应立即停止操作。

（8）对临终病人的抚触可由专业医护人员进行，也鼓励家属积极参与。

5. 听觉护理——音乐　人在濒临死亡时，各种感觉都渐渐衰退，听觉却留到最后。而音乐是人类的灵魂，是人生不可缺少的一种抒情活动。音乐疗法可以让身体放轻松，纾解压力；可以敲开封闭的心灵，纾解忧郁苦闷的心情；可以刺激脑部，活化脑细胞，诱发其对过去的回忆。照护者如何为临终病人选择音乐呢？

（1）安定心绪：《春江花月夜》《第八交响乐》《平沙落雁》《塞上曲》等。

（2）减轻躁狂：《梅花三弄》《平沙落雁》《塞上曲》《空中鸟语》等。

（3）缓解忧郁：《三六》《步步高》《百鸟行》，现代京剧《蝶恋花》《喜洋洋》《江南好》等。

（4）安抚悲伤：柴可夫斯基的第六号交响曲《悲怆》、贝多芬的第五交响乐《命运》等。

（5）缓解疲劳：《假日的海滩》《锦上添花》《矫健的步伐》《十五的月亮》，京剧《八月十五月光明》等。

（6）舒缓压力：艾尔加《威风凛凛》、布拉姆斯的《匈牙利舞曲》等。

（7）改善食欲：《欢乐舞曲》《花好月圆》《嬉游曲》等。

（8）治疗失眠：《平湖秋月》《烛影摇红》、莫扎特的《催眠曲》及《二泉映月》《军港之夜》等。

（9）精神寄托：与病人信仰相关的宗教音乐（如果病人信仰宗教的话）。

中医的五行音乐疗法是将"宫、商、角、徵、羽"的五个音阶与相对应的五脏联系起来，认为"脾在音为宫，肺在音为商，肝在音为角，心在音为徵，肾在音为羽"，五脏又对应五志（喜、怒、忧、思、恐等），这样便可以通过"五音"来调节"五志"。研究表明，医护人员通过给临终病人予以相应音阶的音乐，可以减少临终关怀病人的焦虑、抑郁，在一定程度上舒缓痛苦，振奋精神，改善生命最后阶段的生命质量。

第四节 临终病人家庭照护

"叶落归根"的传统文化思想和家中熟悉的环境等因素，使得越来越多的老年临终病人选择居家临终。研究显示，良好的家庭环境，尤其是亲人间和睦的关系、彼此关爱的家庭氛围，能降低晚期临终病人对死亡的恐惧和不安，有利于家属陪伴病人走完人生最后的旅程。在家庭实施临终关怀服务，病人可以获得最安全、温馨、舒适及经济、负担最轻的照护。在自己最熟悉的环境中，在亲人的陪伴和关注下离开人世，可实现病人真正意义上的有尊严的死亡，体现了生命价值与质量，是实现临终关怀服务内容的有效形式。

一、 家庭照护内容

1. 病人疼痛和症状的控制：如镇痛、镇静、抗惊厥、止吐、通便、利尿等。

2. 病人的基础护理。

3. 病人心理护理和社会精神支持。

4. 支持和关心家属，尊重病人的自主权，让病人和家属参与症状控制计划。

5. 非药物治疗和哀伤辅导。

6. 发挥中医药优势和特色，如中药内服、姑息治疗、经络疗法、中医外治法、食疗药膳等。

二、 家庭照护方法

1. 在家中为病人开展良好的支持服务。

2. 营造舒适安全的家庭环境，让病人在熟悉的环境中享受温馨的亲情。

3. 可以让病人接受朋友的探视。

4. 通过社区全科团队设置家庭病床的方式，医护人员根据病人的需要定期的巡诊，开展生命指征的观察；并发症的预防和指导；压疮的处置和预防；对病人实施有效镇痛；指导家属做好病人的饮食和皮肤护理等医疗护理服务；同时为病人及其家属提供心理支持。

5. 对失去亲人的家庭进行哀伤辅导。

第五节 临终病人姑息照护

姑息照护是对所患疾病不能治愈、生存期受限、无救治希望的病人的一种积极的整体性的护理。由专业的医护人员为病人和家属提供身体、心理、社会和精神全方位的照顾和支持，其方法主要是控制疼痛和其他不适症状，帮助其尽可能的积极生活，提高其生存质量。姑息照护强调四全服务，即全人、全家、全程、全队。通过团队的方法提供整体照护，把病人、家属作为照护单元，不主张实施可能给病人增添痛苦和无意义的治疗或过度治疗。强调减轻各种痛苦，让病人平静、安然、有尊严地离开人世，即优化生命末端质量。

一、脑死亡的照护

在姑息治疗中，这里我们着重介绍脑死亡和气管插管。脑死亡医学所指的脑死亡，是指包括脑干在内的全脑功能丧失的不可逆转的状态。病人一旦被确诊脑死亡，就意味着死亡之门已经打开，病人即将离世。

（一）脑死亡的判断标准

1. 不可逆昏迷和大脑无反应性：前者指不能逆转的意识丧失，后者指对外界刺激不发生任何反应。

2. 自主呼吸停止：进行15分钟人工呼吸后仍无自主呼吸。

3. 颅神经反射消失：如瞳孔散大或固定，对光反射、角膜反射、咳嗽反射、吞咽反射等脑干反射消失。

4. 无自主运动。

5. 脑电波消失，又称大脑电沉默。

6. 脑血液循环停止，必要时可经颅脑多普勒超声检查或脑血管造影，证明脑循环停止是确诊脑死亡的最可靠指征。

（二）照护方法

脑死亡是不可逆的，生命从确诊脑死亡的这一刻起已经终止。脑一旦死亡（全脑机能不可逆性丧失），即便是使用人工呼吸机，心跳（血液循环）在一定时间内还能维持，但人的意识不可能恢复，更不可能维持正常的生活，并且这种强制性的心跳和呼吸也只能在短期（通常是 1～2 周）内存在。而在此期间所耗费的人力、物力、财力，会给家庭经济带来巨大负担，对整个社会医疗资源也是一定程度的浪费。从尊重生命的角度来说，面对脑死亡的病人，应当尊重其生命尊严，进行积极又明知无效的抢救，并不是最佳选择。

二、 临终病人气管插管的照护

气管内插管是将一种特制的气管内导管经声门置入气管的技术，它能为维持气道通畅、通气供氧、呼吸道吸引和防止误吸等提供保证。经口气管内插管的使用快速而方便，在呼吸、心搏骤停抢救时较常使用，但经口气管内插管固定困难，大多数病人在意识恢复初期，可因烦躁不安或难以耐受出现抵触，因此需要进行镇静治疗。经鼻气管内插管有效方便，容易固定，但经鼻气管内插管气道死腔大，容易导致痰液引流不畅和痰栓形成，甚至阻塞管腔。做好气管插管的护理尤为重要。

1. 维持呼吸道通畅，及时吸痰或除去异物。

2. 给予高浓度吸氧。

3. 妥善固定并记录插管深度。

4. 勿使用门齿为着力点。

5. 插管完成后应听诊腹部、胸部呼吸音，确定插管的正确位置。

6. 导管留置时间一般不超过 72 小时，避免压迫时间过久引起气管黏膜水肿、溃疡、坏死。

7. 气管插管气囊须定时检查压力。

8. 备齐气管插管用物，以防脱落。

三、 中医的自然疗法和环境疗法

（一）自然疗法

中医除了中药以外，针灸疗法、心理疗法、音乐疗法、饮食疗法、环境疗法等特色疗法都属于自然疗法。因此，中医治疗讲究"因势利导"，所谓的"势"就是机体自我调节的趋势，这就是顺应自身正气的自然排邪途径，协助机体排邪于外以治疗疾病。中医伦理吸收中医"阴阳自和，因势利导"的观点，提倡对临终病人的自然疗法，促进临终病人自我修复、自我防御、自我调节，把临终病人的生命质量放在第一位。这种伦理关照即是"优逝"的伦理需求。目前，一些医院成立肿瘤康复和舒缓治疗中心，就是依托中医治疗，对于癌症后期病患多进行非药物舒缓治疗，缓解病人疼痛，调节病人情绪，改善病人食欲等，为终末期的肿瘤病人减轻痛苦，提高生活质量。这种与中医药结合的创新照护方法值得广大临终关怀机构借鉴。例如，对于肿瘤癌痛的临终病人，可以利用针刺方法疏通经络，调节气血，激活脑腓肽神经元抑制疼痛，刺激提高机体痛阈，从而达到镇痛效果，针灸还可以提高人体免疫防御机能。通过推拿、按摩等舒缓的手法也可以有效缓解临终病人不适，并可以在一定程度上调节机体功能、缓解疾病疼痛。

（二）环境疗法

中医还认为人与环境相统一，应用"环境疗法"，强调居住环境对人体健康的重要性，如《寿亲养老新书》记载"栖息之室，必常洁雅，夏则虚敞，冬则温密"。因此，临终关怀病房的环境讲究具有明亮、宽敞、安静、温暖、舒适的特点，病房墙壁多为粉色或暖色调，有的还配备家庭式厨房，意在临终者和其家属能在亲切、温馨的关怀氛围中最大限度地获得温馨的感受，如置身家庭般的温暖。落叶归根是绝大部分中国人根深蒂固的思想，温馨、轻松的家居式环境，也有助于帮助临终病人舒缓压力，提高生命质量。

第六节　"互联网＋"信息技术在临终关怀中的应用

中国的临终关怀教育要吸取国外的优秀经验，在寻求中国模式的过程中可借鉴国外安宁疗护模式；综合国外专业医护人员对临终关怀的教育模式，创立中国特色的临终关怀事业。由于中国社会老龄化越来越严重，估计到 2025 年前后 65 岁及以上老年人口在全国的比例将达 14％；老年人临终关怀的需求量也会越来越大。虽然我国临终关怀事业起步相对于其他西方国家而言较晚，但可以在国家、政府及社会的支持下，抓住机遇，改革创新驱动，化挑战为动力，大力发展和完善我国的临终关怀事业。

一、 "互联网＋临终关怀" 的概念及内涵

"互联网＋临终关怀"是依托互联网信息技术实现互联网与临终关怀的联合，以促进资源整合、扩大资源共享、优化服务模式、提高服务质量等途径来完成临终关怀传统模式的转型和升级。"互联网＋临终关怀"的目的在于充分发挥互联网的优势，将互联网与临终关怀深入融合，以模式升级提升服务质量，最后实现社会资源的有效整合。

二、 "互联网＋临终关怀" 的形式

(一) 基于"互联网＋"的家庭-社区-专业医护人员的临终关怀服务体系

"互联网＋临终关怀"主要通过建立临终关怀官网与培训机构，增加与政府卫生部门合作，提供基于"互联网＋"的家庭-社区-专业医护人员的临终关怀服务以及创办临终关怀杂志5个方面，为临终关怀知识的传播与临终关怀医疗服务提供一个科学可靠的保障，帮助临终病人保持生命最后的尊严。临终关怀官网负责搜集病人服务需求信息并及时反馈给专业服务人员，共享培训视频、课件等资源来加强社会宣传和价值观引导；培训机构负责培训专业服务人员和志愿者；加强与政府卫生部门的合作，募集服务资金；创办临终关怀杂志来加强从业人员之间的交流，最终实现个体化、规范化、智能化的"互联网＋"家庭-社区-专业医护人员的临终关怀服务。

(二) 基于互联网的临终关怀知识传播及培训

1. 临终关怀知识的宣传　中国传统对死亡的观点是畏惧死亡，避忌死亡，想要更新观念，就要揭开死亡神秘的面纱，让人们理解死亡，认识死亡。互联网就能做到这一点，互联网能提供优质的宣传，且互联网的用户众多，年龄段覆盖范围广，通过这些优势传播对死亡的正确概念，让人们认识死亡，了解死亡，进而改变人们传统的生死观。互联网能将图片、文字、声频、视频相结合，更加直观、具体、生动地宣传临终关怀相关知识。并且不受时间和空间的制约，制作成本低，内容易于修改与更新、方便快捷，这为知识宣传提供了可能。

2. 为医护人员提供临终关怀的继续教育　与此同时，互联网还有用于

为医护人员提供临终关怀的继续教育。相比传统的继续教育，互联网可以集合国内外优质资源，及时更新最新的相关信息，为医护人员提供优质的继续教育，医护人员学习国内外最先进的临终关怀的课程和知识，方便快捷简单，又不耽误正常的工作。

3. 基于互联网的临终病人及家属服务平台　可通过互联网建立网站、微信公众号或QQ平台，以根据医院自身的特点与优势设置临终关怀方面的预约就诊、居家诊疗服务、线上咨询、心理咨询与健康咨询、健康管理、知识宣教等便民服务。同时，让医护人员、临终病人、家属、志愿者之间能有沟通交流的平台，还可在互联网上建立临终关怀捐赠网站。

（三）人工智能在临终关怀中的应用

1. 运用人工智能预测病人死亡　使用人工智能预测死亡率的方法可能是临终治疗、保健未来的变革因素。人工智能（AI）有可能帮助医疗服务提供者和医生显著改善临终关怀病人的护理服务。

（1）原理：AI系统主要利用深度学习获得对病人的预测，在NPJ研究中，研究人员将近480亿个数据点（包括医生的病人记录、病人人口统计学、程序、药物、实验室结果和生命体征）提供给深度学习模型。该模型分析了数据，并以90%的准确度预测了医疗问题，如死亡率，更长的住院时间，计划外再入院率和病人的最终诊断。与传统的预测模型相比，深度学习模型更加准确和可扩展。

（2）意义：一方面运用AI诊断系统准确地预测病人的死亡率，医院和医生可以使用更好的估计来调整治疗计划，优先考虑病人护理，并在疾病发生之前预测负面结果，不仅可以拯救生命，还可以帮助医院节省资金。另一方面AI可以帮助识别病情严重的病人，预测大致死亡的时间，这样可以帮助他们更快地获得所需的临终关怀，避免过度医疗，同时病人及家属便于做好善终准备。美国斯坦福大学的研究人员最近利用人工智能（AI）算法，预测危重病人的大致死亡时间，准确率高达90%。研发人员希望该系统能够为处于不治之症终末期的病人，提供更好的临终关怀。

2. VR技术　利用VR技术创造一个虚拟的临终关怀环境，再配合医护人员的服务，既能减轻病人痛苦，还可以为那些发现自己被限制在一个房间或一张床上的病人带来一个更大的世界，完成他们的遗愿清单，比如在伦敦的皇家三位一体临终关怀中，一位濒临死亡的女性和她的丈夫再次"来到"威尼斯，那是他们订婚的地方，这是 VR 体验对于生命即将结束的病人身体和心理的影响研究的一部分。另一名妇女则通过 VR 体验"走在"马尔代夫的海滩上。还有一名妇女"回到了"她长大的城市耶路撒冷。VR 还可用于帮助临终关怀工作者"体验"死亡，如位于缅因州的新英格兰大学骨科医学院和临终关怀医院正在使用 Embodied Labs 开发的虚拟现实模拟来帮助护士、临终关怀工作者和学生学习并对病人产生同理心。新英格兰大学二年级医学生 Victoria Nguyen 体验了"Clay"模拟。作为老年病学课程的一部分，学生可以化身临终关怀护士 48 小时。这将有助于他们增加对病人的同情。通过虚拟现实体验，使学生尽可能地了解临终病人的感受和心情以及某种挫败感。

3. 临终关怀机器人　据美国 CNBC 网站报道，一项为期 3 年的临床研究得到了美国国立卫生研究院超过 100 万美元的资金支持，探讨临终关怀机器人是否比医护人员更能帮助病人获得心灵慰藉。来自美国波士顿医学中心和东北大学的研究人员共同设计了一款能和病人聊天的临终关怀机器人软件。她以中年女性的形象出现，并预设了许多功能，包括测量病人的疼痛程度、监测病人是否按时服药、分析病人的心理压力等。与其他聊天机器人不同的是，临终关怀机器人可用于姑息治疗，会主动寻找病人交谈，分析他们是否愿意倾诉病情症状，并相应地进行心理疏导。研究表明，这些病人很愿意和临终机器人交谈。

虽然"人工智能"和"互联网＋"在我国已大规模普及，有越来越多的工作均可被机器所取代，但对晚期病人的"临终关怀"仍需医疗护理人员投入耐心、细心、责任心，需要对病人投入 100% 的热情。在这一过程中需要医疗护理人员付出感情，这是冰冷的机器不能取代的。所以，在未来很多工作可能均会被人工智能所取代，但临终关怀服务的需求会越来越大，需要更多的医疗护理人员的投入，需要人工智能与互联网技术、医疗护理人员相配合，在临终关怀事业中发挥更大的作用。

参考文献 >>>

[1] 唐钧，冯凌．长期照护的全球共识和概念框架 [J]．社会政策研究，2021 (1)：18-38．

[2] 黄安乐，卜子涵，薛梦婷，等．国内外长期照护研究热点的共词聚类分析 [J]．解放军护理杂志，2021，38 (4)：45-48．

[3] 杨良琴，吴琼满，黄红橙，等．中国台湾高龄及长期照护人才培养及启示 [J]．中国老年学杂志，2021，41 (7)：1542-1545．

[4] 陈静．城乡失能老年人长期护理服务的需求与供给分析 [D]．南昌：江西财经大学，2020．

[5] 樊天玉．"互联网＋"在农村失能老年人长期照护中的应用 [J]．智能计算机与应用，2020，10 (9)：217-218．

[6] 张倍倍，张艳，韩二环，等．长期照护护理人才培养的现状 [J]．中华护理教育，2017，14 (7)：535-538．

[7] 姜鑫明．"互联网＋医养结合"智慧养老模式的实践和探索 [D]．上海：华东政法大学，2020．

[8] 童峰．多系统互动智慧养老服务体系的构建与应用对策 [J]．南通大学学报（社会科学版），2021，37 (2)：89-96．

[9] 刘敦博，何佳洁．老年人社区照顾中的可穿戴心电监测系统设计及其应用 [J]．科技创新与应用，2021 (5)：36-38．

[10] 陈发俊，姜子豪．老年智能产品的应用前景与伦理风险 [J]．山东科技大学学报（社会科学版），2021，23 (1)：21-28．

[11] 陈伟."去家庭化"与"商品化"：老年失智群体长期照护服务体制的供给侧治理 [J].河北学刊，2021，41（3）：187-195.

[12] 何乐.破题长期照护困局的创新实践 [J].群众，2020（23）：30-31.

[13] 吴琼.居住模式与健康状况对老年人长期照护意愿的影响研究 [D].咸阳：西北农林科技大学，2020.

[14] 唐钧.健康社会政策视域中的老年服务、长期照护和"医养结合"[J].中国公共政策评论，2018，14（1）：16-32.

[15] 李琦，吴宪.我国中医药健康养老服务模式的实践成果、面临挑战及优化对策 [J].老年医学研究，2021，2（2）：32-38.

[16] 黄飞萍.老年人中医药健康管理现状与创新模式探讨 [J].中医药管理杂志，2020，28（6）：158-160.

[17] 龚娟芬，贾翔，何迎春.中医体质辨识在老年人群健康管理中的应用 [J].中医药管理杂志，2019，27（24）：156-157.

[18] 刘莎莎，方森，陈燕.基于"治未病"理论对老年常见慢性病预警管理的研究进展 [J].护理研究，2017，31（26）：3225-3228.

[19] 李春辉.老年常见慢性病的康复治疗研究进展 [J].实用老年医学，2019，33（8）：729-733.

[20] 戴芹，余小燕，陈兰玲，等.老年慢性病病人群"中医＋"居家护理服务模式的应用 [J].护士进修杂志，2021，36（10）：939-943.

[21] 全毅，袁红霞，胡蒂宝，等.健康老龄化视角下中医药参与医养结合模式 SWOT 分析 [J].天津大学学报（社会科学版），2020，22（3）：282-286.

[22] 刘婉莹，金瑞华，凌陶.中医情志护理在老年病人中的应用进展 [J].护理学报，2019，26（14）：30-33.

[23] 刘珍，张艳，余自娟，等.老年痴呆病人安宁疗护的研究进展 [J].中华护理杂志，2019，54（4）：598-602.

［24］ 景军. 大渐弥留之痛与临终关怀之本 ［J］. 中央民族大学学报（哲学社会科学版），2021，48（3）：121 - 129.

［25］ 张秋菊，刘强，蒋辉，等. 从中国传统文化视域谈临终关怀 ［J］. 中国医学伦理学，2019，32（8）：1033 - 1036.

［26］ CONNIE EVASHWICK. The Continuum of Long-term Care ［M］. Boston：Cengage Learning，2005.

［27］ REICH. R. RAPOLD. An empirical investigation of the efficiency effects of intergraded care models in Switzerland ［J］. International journal of integrated care，2012，12：1 - 12.

［28］ SATOSHI，SHIMIZUTANI. The future of long-term care in Japan ［J］. Asia-Pacific Review，2014（1）：88 - 119.

图书在版编目（ＣＩＰ）数据

"互联网+"老年人中西医整合长期照护研究 / 李春艳，李潘，陈敬胜著. — 长沙：湖南科学技术出版社，2022.11
　ISBN 978-7-5710-1517-6

　Ⅰ. ①互… Ⅱ. ①李… ②李… ③陈… Ⅲ. ①互联网络—应用—老年人—中西医结合—护理学—研究 Ⅳ.①R473.59-39

中国版本图书馆 CIP 数据核字(2022)第 052634 号

"HULIANWANG + "LAONIANREN ZHONGXIYI ZHENGHE CHANGQI ZHAOHU YANJIU

"互联网+"老年人中西医整合长期照护研究

著　　者：李春艳　李　潘　陈敬胜

出 版 人：潘晓山

责任编辑：王　李

出版发行：湖南科学技术出版社

社　　址：长沙市芙蓉中路一段 416 号泊富国际金融中心

网　　址：http://www.hnstp.com

湖南科学技术出版社天猫旗舰店网址：

　　　　http://hnkjcbs.tmall.com

邮购联系：0731-84375808

印　　刷：长沙市宏发印刷有限公司

　　　　（印装质量问题请直接与本厂联系）

厂　　址：长沙市开福区捞刀河大星村 343 号

邮　　编：410153

版　　次：2022 年 11 月第 1 版

印　　次：2022 年 11 月第 1 次印刷

开　　本：710mm×1000mm　1/16

印　　张：19.5

插　　页：2 页

字　　数：306 千字

书　　号：ISBN 978-7-5710-1517-6

定　　价：80.00 元